Grundlagen der Anästhesiologie und Intensivmedizin für Fachpflegepersonal

Band I

Anatomie und klinische Physiologie 1

Herausgegeben von:
K. Taeger
G. Rödig
U. Finsterer

 Wissenschaftliche Verlagsabteilung
Abbott GmbH, Wiesbaden

K. Taeger

Institut für Anästhesiologie der Ludwig-Maximilians-Universität München
Innenstadtkliniken, Nußbaumstraße 20,
8000 München 2

G. Rödig
U. Finsterer

Institut für Anästhesiologie der Ludwig-Maximilians-Universität München,
Klinikum Großhadern, Marchioninistraße 15,
8000 München 70

CIP-Titelaufnahme der Deutschen Bibliothek

Grundlagen der Anästhesiologie und Intensivmedizin
für Fachpflegepersonal/hrsg. von K. Taeger... – Wiesbaden:
Wiss. Verl.-Abt. Abbott.
  Bd. 1, 1. Aufl. mit d. Verl.-Angabe Wiss. Verl.-Abt. Dt. Abbott,
  Wiesbaden
NE: Taeger, Kai [Hrsg.]

Bd. 1. Anatomie und klinische Physiologie. – 1.–2. Aufl. – 1989
ISBN 3–926035–14–5

1. Auflage 1988
2. Auflage 1989

DM 17,00

Vorwort

Die Qualität der Patientenbetreuung in der Anästhesie und Intensivmedizin hängt entscheidend von der Güte der Ausbildung des ärztlichen Personals und des Pflegepersonals ab. Weltweit ist man daher bemüht, die Qualität der Ausbildung von Pflegepersonal in der Anästhesie und Intensivmedizin zu steuern und zu verbessern.

Der Deutschen Gesellschaft für Anästhesie und Intensivmedizin kommt hier das große Verdienst zu, die Lehrinhalte erarbeitet zu haben. Es ist aber nicht gelungen, den Lehrinhalten entsprechendes Lernmaterial zur Verfügung zu stellen. Schwestern und Pfleger sind gezwungen, entsprechenden Lernstoff in den vorhandenen Ausbildungsbüchern für Pflegepersonal oder in der allgemeinen medizinischen Literatur zu suchen. Dieser Weg ist mühselig und führt nicht immer zu einem optimalen Ergebnis.

Es ist das Ziel des vorliegenden Buches, diese Lücke zu schließen und so dazu beizutragen, die Qualität der Ausbildung zu verbessern.

Herr Professor Dr. K. Taeger hat in der Nachfolge von Professor Dr. U. Finsterer mit seinen über zehnjährigen Erfahrungen als Leiter der Kurse für Anästhesie und Intensivpflege gemeinsam mit einem Autorenteam aus dem Institut für Anästhesiologie der Universität München den notwendigen Lernstoff zusammengestellt und in diesem Buch übersichtlich präsentiert.

So erscheint es jetzt möglich, das notwendige medizinische Basiswissen sowie Kenntnisse darüber hinaus für die Weiterbildung in der Anästhesie und Intensivpflege für den Kursteilnehmer anzubieten.

Der Aufbau des Buches folgt didaktischen Gesichtspunkten. Anatomische, physiologische und biochemische Grundlagen werden umfassend dargestellt. Ein besonderes Gewicht wird auf die Darstellung von Herz-Kreislauf, Lunge, Zentralnervensystem und Niere gelegt. Einen weiteren Schwerpunkt bildet die spezielle Anästhesie.

Ich wünsche diesem Buch einen großen Erfolg, wünsche, daß es einen Beitrag zu einer verbesserten Weiterbildung der Intensivschwestern und -pfleger leistet.

Der Firma Abbott GmbH, besonders Herrn Dr. Wiethoff, Frau Dr. Petry und Herrn Reis, gilt Dank dafür, daß sie die Herausgabe dieses Leitfadens ermöglicht hat.

Professor Dr. K. Peter
Direktor des Instituts

Inhaltverzeichnis

Eine Inhaltsübersicht über die Bände II und III der „Grundlagen der Anästhesiologie und Intensivmedizin für Fachpflegepersonal" wird im Anhang dieses Buches dargestellt.

In Vorbereitung

Grundlagen der Anästhesiologie und Intensivmedizin für Fachpflegepersonal

Band 4: Intensivmedizin

Infektion
- Hygiene
- Bakteriologie
- Antibiotikatherapie
- Sepsis, septischer Schock

Stoffwechsel
- Intermediärstoffwechsel
- Energie- und Wärmehaushalt
- Das Endokrinium, Physiologie und Krankheitsbilder
- Künstliche Ernährung

Spezielle Intensivmedizin
- Schädelhirntrauma
- Neurologische Notfälle
- Thoraxtrauma
- Tetanus
- Klinik und Therapie von Vergiftungen

Autorenverzeichnis

Beyer, A., Frau Dr. med.
Institut für Anästhesiologie der Ludwig-Maximilians-Universität München,
Klinikum Großhadern, Marchioninistraße 15, 8000 München 70

Finsterer, U., Professor Dr. med.
Institut für Anästhesiologie der Ludwig-Maximilians-Universität München,
Klinikum Großhadern, Marchioninistraße 15, 8000 München 70

Franke, N., Priv. Doz. Dr. med.
Institut für Anästhesiologie der Ludwig-Maximilians-Universität München,
Klinikum Großhadern, Marchioninistraße 15, 8000 München 70

Grabs, G., Dr. med.
Anästhesieabteilung Johaniterkrankenhaus,
Johaniterstraße 3–5, 5300 Bonn 1

Hasselbring, H., Dr. med.
Anästhesieabteilung Augusta Krankenhaus Bochum,
4630 Bochum 1

Jensen, U., Frau Priv. Doz. Dr. med.
Anästhesieabteilung Städtisches Krankenhaus München-Neuperlach,
Oskar-Maria-Graf-Ring 51, 8000 München 83

Jesch, F., Professor Dr. med.
Anästhesieabteilung Städtisches Krankenhaus München-Harlaching,
Sanatoriumsplatz 2, 8000 München 90

Lühr, H.-G., Dr. med.
Anästhesieabteilung und operative Intensivmedizin St. Antonius Hospital,
Dechant-Deckerstraße 8, 5180 Eschweiler/Aachen

Taeger, K., Professor Dr. med.
Institut für Anästhesiologie der Ludwig-Maximilians-Universität München,
Nußbaumstraße 20, 8000 München 2

Weber, R.
Institut für Anästhesiologie der Ludwig-Maximilians-Universität München,
Klinikum Großhadern, Marchioninistraße 15, 8000 München 70

Zwissler, B., Dr. med.
Institut für Anästhesiologie der Ludwig-Maximilians-Universität München,
Klinikum Großhadern, Marchioninistraße 15, 8000 München 70

HERZ UND KREISLAUF

1.1   Anatomie von Herz und Gefäßen (U. FINSTERER)

1.1.1   Blutkreislauf

Jeder Organismus hat einen Stoffwechsel, der einen entsprechenden Stofftransport voraussetzt. Beim einzelligen Lebewesen ist dieser Stofftransport sehr einfach. Im Wasser schwimmend entnimmt es seine Nahrung direkt seiner Umgebung und gibt Abfallprodukte ebenso an sie ab. Beim vielzelligen Organismus haben jedoch nicht mehr alle Zellen eine direkte Berührung mit der Umwelt. Darum ist hier ein eigenes Kreislaufsystem notwendig, damit jeder einzelnen Zelle optimale Lebensbedingungen geboten werden können. Die Aufgaben des Blutkreislaufsystems sind also:

- Versorgung der Zellen mit Sauerstoff und Nährstoffen,
- Abtransport von Kohlensäure und Abfallprodukten,
- Konstanterhaltung von Ionenmilieu und Temperatur,
- Transport von Hormonen zur Steuerung wichtiger Organfunktionen,
- Schutzfunktionen (z.B. zelluläre und humorale Infektabwehr).

Das ganze Organsystem, das diese vielfältigen Aufgaben erfüllen muß, besteht aus dem Blut einschließlich Blutbildungs- und Abbaustätten und den Kreislauforganen. Die Kreislauforgane sind das Herz als Motor, die Gefäße als Rohrleitungssystem und die Kapillaren als 'Feinverteiler'. Die Bezeichnungen 'arteriell' und 'venös' geben die Strömungsrichtung des Blutes an. Blut, das vom Herzen kommt, ist arterielles Blut. Blut, das zum Herzen zurückströmt, ist venöses Blut. Blut, das vom Herzen kommt, fließt in Arterien. Blut, das zum Herzen zurückströmt, fließt in Venen.

Das Blut bewegt sich in einem Röhrensystem. Aus dem linken Ventrikel wird das Blut stoßweise in die Aorta getrieben. Über die Arterien und Arteriolen gelangt es schließlich in die feinsten und nur mikroskopisch sichtbaren Verzweigungen, die Kapillaren. Durch die dünne Kapillarwand vollzieht sich der Stoffaustausch mit den Geweben. Nachdem das Blut hier seine Nährstoffe abgegeben und Stoffwechselabfälle aufgenommen hat, strömt es über Venolen und Venen zum rechten Vorhof des Herzens und von dort zum rechten Ventrikel. Die rechte Herzkammer pumpt das Blut über die Pulmonal-Arterie in die Lungenarterien und Lungenarteriolen. Nachdem das Blut in den Lungenkapillaren Sauerstoff aufgenommen und Kohlensäure abgegeben hat, strömt es über die Lungenvenolen und Lungenvenen in den linken Vorhof und von dort in den linken Ventrikel zurück, und der

Kreislauf beginnt von neuem (Abb. 1). In manchen Organen kommt
es, bedingt durch ihre speziellen Aufgaben im Organismus, zu besonderen Konstruktionen des Kreislaufs, so z.B. in Leber, Lunge und
Niere.

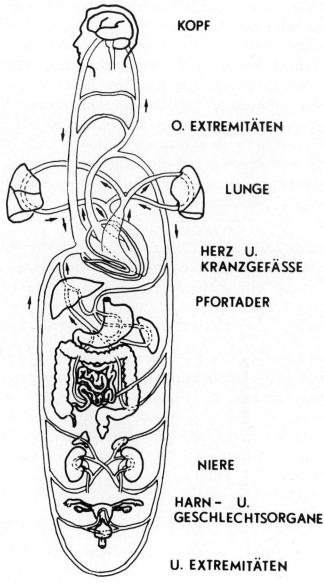

KOPF

O. EXTREMITÄTEN

LUNGE

HERZ U. KRANZGEFÄSSE

PFORTADER

NIERE

HARN- U. GESCHLECHTSORGANE

U. EXTREMITÄTEN

Abb. 1:   Kreislaufschema

Beispiel Leber: Die Venen des Magen-Darmtrakts vereinigen sich zur
Vena portae (Pfortader). Die Pfortader verästelt sich in der Leber in
Pfortaderkapillaren. Diese gehen nun in Lebervenolen und ableitende
Lebervenen über, die in die Vena cava inferior (untere Hohlvene)
münden. Es findet sich also, eingeschaltet in den venösen Schenkel
des Körperkreislaufs, ein intrahepatischer Kreislauf, dessen Aufgabe
es ist, die vom Magen-Darmtrakt resorbierten Substanzen der Leber
zuzuführen. Daneben wird die Leber auch noch durch eine Arterie
versorgt, die den Sauerstoff und die Nährstoffe für den Eigenbedarf

des Organs liefert (vgl. Kap. 4). Periphere Arterien und Arterienäste stehen im allgemeinen durch <u>Anastomosen</u> miteinander in Verbindung, bevor sie sich in das zugehörige Kapillargebiet aufzweigen. Anastomosen, die parallel zur Hauptstrombahn das Versorgungsgebiet erreichen, bezeichnet man als <u>Kollateralen</u> (Abb. 2). Durch die Ausbildung eines Kollateralkreislaufs kann einem Versorgungsgebiet Blut zugeführt werden, auch wenn die Hauptstrombahn verschlossen ist (die operative Unterbindung eines größeren Gefäßes darf nur an solchen Stellen erfolgen, die durch Ausbildung eines Kollateralkreislaufs umgangen werden können).

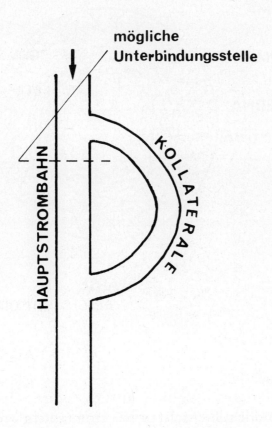

Abb. 2:   Kollateralkreislauf

Arterien, die keine oder keine ausreichenden Kollateralen besitzen,
bezeichnet man als Endarterien. Ihr Versorgungsgebiet wird blutleer
und schwer geschädigt oder stirbt ab, wenn die Arterie, z.B. durch
einen Thrombus, verschlossen wird (Leberarterie, Nierenarterien,
Herzkranzarterien, Hirnarterien).

1.1.2   Bau und spezielle Funktion der Arterien und Venen

Arterien- und Venenwand lassen sich auf einen gemeinsamen Bauplan
zurückführen. Die Gefäßwand ist in drei Schichten gegliedert, nämlich
von innen nach außen in Tunica intima, Tunica media und Tunica externa (Abb. 3).

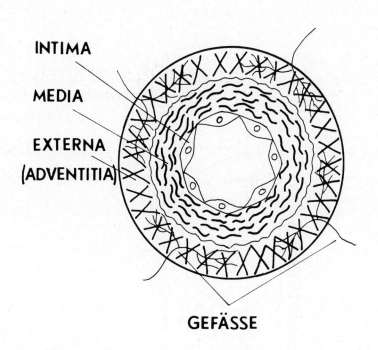

Abb. 3:   Gefäßwandbau

Die innerste Wandschicht (Tunica intima oder einfach 'die Intima')
besteht aus einer Endothelschicht und einer dünnen Bindegewebslage.
Die Intima ist glatt und nicht benetzbar. Das Blut kann daher an ihr
nicht gerinnen. Die mittlere Wandschicht (Tunica media oder 'Media')
ist vornehmlich aus zirkulären und spiraligen glatten Muskelfasern
aufgebaut. Durch Anspannung dieser glatten, nicht der Willkürinner-
vation unterworfenen Gefäßmuskulatur wird die Arterie verengt und
der Blutzufluß zum Organ gemindert. Durch Anspannung oder Erschlaffung der glatten Gefäßmuskulatur können Blutangebot und Blutbedarf in den verschiedenen Organen aneinander angepaßt werden
(vgl. Kap. 1.2.8). Die Tunica externa oder Adventitia erfüllt Stütz-

funktionen. Außerdem verlaufen in ihr Nerven und kleine Blutgefäße, die der Ernährung der äußeren Wandschichten größerer Arterien dienen. Von diesem grundsätzlichen Aufbau der Arterien gibt es zwei Varianten. Arterien, bei denen die Media nicht aus Muskelfasern, sondern vorwiegend aus elastischen Fasern besteht, bezeichnet man als Arterien vom elastischen Typ. Sie erfüllen die Windkesselfunktion. Durch die Windkesselfunktion wird die stoßweise Pumpaktion des Herzens in eine kontinuierliche Strömung umgewandelt. Arterien vom elastischen Typ sind die großen herznahen Arterien, z.B. die Aorta (vgl. Kap. 1.2.5). Arterien, bei denen die Media dagegen vorwiegend aus Muskelfasern besteht, bezeichnet man als Arterien vom muskulären Typ. Sie regeln durch Erweiterung oder durch Verengung den Blutfluß zu den Versorgungsgebieten.

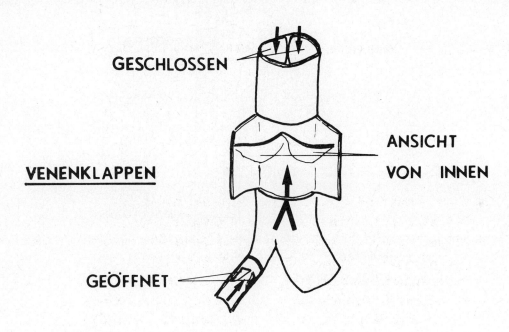

GESCHLOSSEN

ANSICHT

VON INNEN

VENENKLAPPEN

GEÖFFNET

Abb. 4:   Venenklappen

Der Wandbau der Venen ist viel weniger einheitlich als die Struktur der Arterien, da die funktionelle Beanspruchung der Venenwand in den einzelnen Körperregionen sehr verschieden sein kann, bedingt durch wechselnden hydrostatischen Druck (d.h. Druck der Blutsäule auf die Gefäßwand). Ganz allgemein sind die Venenwände dünner und muskelschwächer als die Arterienwände. Viele Venen, vor allem Extremitätenvenen, besitzen Venenklappen (Abb. 4). Venenklappen sind taschenartige Intimafalten. Sie verhindern ein Rückfließen des Blutes, indem sie sich aneinanderlegen und das Venenlumen verschließen. Die Venen verlaufen im allgemeinen als Begleitvenen der Arterien. Die

oberflächlichen Hautvenen, besonders am Handrücken, verlaufen dagegen isoliert ohne Arterien. Aus diesem Grund werden die Hand-
rückenvenen als venöser Zugang bevorzugt, da die Gefahr einer ver-
sehentlichen intraarteriellen Injektion gering ist (vgl. Kap. 8.2).
Venen und Arterien sind zusammen mit den Nerven in den Extremitäten in einer Gefäßnervenscheide in den Muskel eingebettet. Jede
Muskelkontraktion und jede arterielle Pulswelle erzeugt einen Druck
auf die Venenwand. Da die Venenklappen nur eine Strömungsrichtung
zulassen, strömt das Blut zum Herzen hin ('Muskelpumpe', Abb. 5).

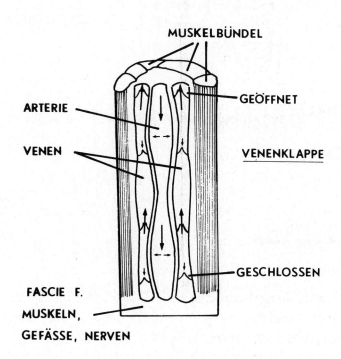

Abb. 5:   Venöser Rückstrom und Gefäßnervenstraße

1.1.3   Bau des Herzens

Das menschliche Herz hat die Form eines von vorn nach hinten etwas
abgeplatteten Kegels. Die Kegelbasis liegt rechts oben, die Kegelspit-
ze links unten. Einen Anhalt für die normale Größe eines Herzens
gibt die geballte Faust des Menschen. Das Herz liegt asymmetrisch im
vorderen unteren Mediastinum, im Durchschnitt etwa 3 - 5 cm nach
rechts und 8 - 10 cm nach links von der Mittellinie des Brustbeins in
Richtung der 3. - 5. Rippe. Das Herz ist um seine Längsachse so
gedreht, daß die rechte Herzhälfte vorwiegend nach vorn und die
linke Herzhälfte vorwiegend nach hinten liegt (Abb. 6).

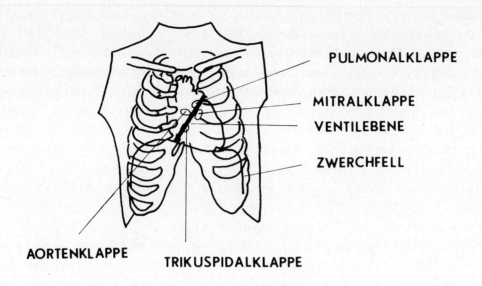

PULMONALKLAPPE

MITRALKLAPPE

VENTILEBENE

ZWERCHFELL

AORTENKLAPPE   TRIKUSPIDALKLAPPE

Abb. 6:   Lage des Herzens im Thorax

Nach Funktion und Lage unterscheidet man das rechte Herz und das linke Herz. Die beiden Herzhälften sind voneinander durch eine Scheidewand (Septum) getrennt. Jede Herzhälfte besitzt einen Vorhof (Atrium) und eine Herzkammer (Ventrikel). Vorhöfe und Kammern können durch dazwischenliegende Ventile (Herzklappen) voneinander abgeschlossen werden. Aus der rechten Kammer entspringt die Lungenschlagader (Arteria pulmonalis), aus der linken die Körperschlagader (Aorta). Rechter Ventrikel und Arteria pulmonalis können durch die Pulmonalklappe, linker Ventrikel und Aorta können durch die Aortenklappe voneinander abgeschlossen werden. Der rechte Vorhof empfängt das Blut aus der oberen und unteren Hohlvene, den zwei großen Sammelvenen der Körpervenen und aus der großen Herzvene (Sinus coronarius). Die Verbindung zum rechten Ventrikel bildet die dreisegelige Trikuspidalklappe. Der linke Vorhof empfängt das Blut aus den Lungenvenen. Die Verbindung zum linken Ventrikel bildet die zweisegelige Bikuspidalklappe (Mitralklappe). Mitralklappe und Trikuspidalklappe sind sogenannte 'Segelklappen', deren zwei bis drei Klappensegel über Sehnenfäden an Papillarmuskeln fixiert sind, die ihrerseits aus der Herzwand entspringen und sich wie die

Muskulatur der Herzkammern kontrahieren. Damit können die Segelklappen bei der Ventrikelkontraktion nicht in die Vorhöfe zurück-
schlagen. Im Gegensatz zu den Segelklappen sind die Aorten- und
Pulmonalklappen jeweils sogenannte Taschenklappen. Sie werden
geöffnet, wenn der Druck im linken bzw. rechten Ventrikel denjenigen in der Aorta übersteigt, und schließen sich mit Beginn der
Erschlaffungsphase der Ventrikel. Sie verhindern damit, daß in dieser
Phase Blut aus den großen Gefäßen in die Ventrikel zurückströmt.

Die Gefäßversorgung des Herzens erfolgt über die beiden Herzkranzarterien (Koronararterien). Beide Koronararterien entspringen aus der
Aorta, unmittelbar hinter der Aortenklappe (Abb. 7). Die rechte
Kranzarterie verläuft an der Vorhof-Kammergrenze des rechten Herzens und im hinteren Kammerseptum. Die linke Kranzarterie teilt sich
in einen vorderen Ast (Ramus interventricularis anterior), der im vorderen Kammerseptum verläuft, und in einen Ringast (Ramus circumflexus), der an der Vorhof-Kammergrenze des linken Herzens zur Hin-
terwand läuft. Die Blutversorgung des Herzens erfolgt im wesentlichen in der Erschlaffungsphase der Ventrikel bei geschlossener Aortenklappe.

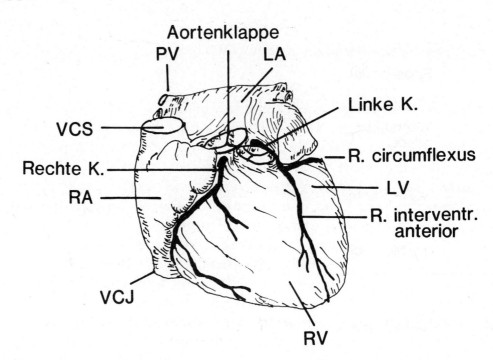

Abb. 7:   Ansicht des Herzens von vorn mit Koronararterien.
           PV = Pulmonalvenen, VCS = Vena cava superior, RA = rech-
           ter Vorhof, LA = linker Vorhof, VCI = Vena cava inferior,
           RV = rechter Ventrikel, LV = linker Ventrikel, K = Koronar-
           arterie

Die Herzwand besteht von innen nach außen aus drei Schichten, nämlich einem Endothel (Endokard), der Herzmuskulatur (Myokard) und
dem Epikard. Das Endokard kleidet die Herzinnenfläche vollkommen
aus. Die Herzmuskulatur besteht aus einem netzartigen Verbund quergestreifter Muskulatur, die spiralig und zirkulär angeordnet ist. Die
Wand der linken Kammer ist wesentlich dicker als die der rechten, da
sie stärker belastet wird. Das Epikard ist das innere Blatt des Herzbeutels und überzieht das Herz als feine, glatte Haut. Das Epikard
sondert geringe Mengen einer Flüssigkeit als Gleitsubstanz innerhalb
des Herzbeutels ab. Dadurch kann sich das Herz reibungsfrei im
Herzbeutel bewegen. Das Perikard ist das äußere Blatt des Herzbeutels. Es ist eine derbe Membran, die nur begrenzt dehnbar ist, und
damit einer akuten Überdehnung des Herzens entgegenwirkt.

Die Steuerung der Herzaktion wird vom Herzen selber übernommen.
Übergeordnete Zentren im Gehirn können die Herzaktion beeinflussen,
aber die elektrische Eigentätigkeit des Herzens nicht ersetzen. Eine
spezielle Form von Herzmuskelfasern, die elektrische Impulse bilden
und weiterleiten können, stellt das Reizleitungssystem des Herzens
dar (Abb. 8).

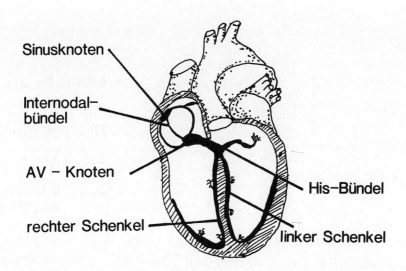

Abb. 8:   Reizbildungs- und Reizleitungssystem des Herzens

Es besteht aus dem Sinusknoten, dem Atrioventrikularknoten, dem
His-Bündel und den Purkinje-Fasern. Der Sinusknoten befindet sich
in der Wand des rechten Vorhofs am Übergang zur Vena cava superior. Der Atrioventrikularknoten (AV-Knoten) sitzt am Boden des
rechten Vorhofs an der Vorhof-Kammergrenze und geht in das
His-Bündel über.

Dieses hat einen Stamm und zwei Schenkel, die sozusagen auf dem Kammerseptum 'reiten' (vgl. Kap. 1.2.1 und 1.5).

1.1.4   Embryonalkreislauf

Während des intrauterinen Lebens findet der Gasaustausch in der Plazenta statt (Abb. 9).

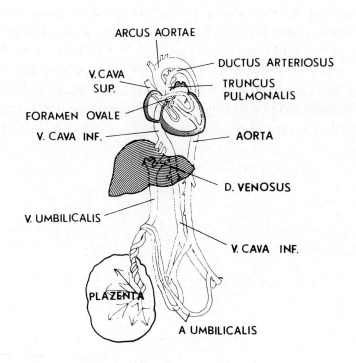

Abb. 9:   Fetaler Kreislauf

Da die Lunge des Feten nicht beatmet wird, ist der Lungenkreislauf weitgehend ausgeschaltet. Das in der Plazenta mit Sauerstoff angereicherte Blut strömt durch die Nabelvene (Vena umbilicalis) und unter teilweiser Umgehung der Leber über den Ductus venosus in die untere Hohlvene und in den rechten Vorhof. Von dort aus gelangt das Blut durch eine Öffnung in der Vorhofscheidewand, das Foramen ovale, in den linken Vorhof, dann in den linken Ventrikel und über die Aorta in den Körperkreislauf. Das sauerstoffarme Blut aus der oberen Hohlvene fließt über den rechten Vorhof, wo ein Kreuzen mit nur geringfügiger Durchmischung mit dem sauerstoffreicheren Blut der unteren Hohlvene erfolgt, zum rechten Ventrikel und zur Arteria pulmonalis.

Nur ein Drittel dieses Blutes durchströmt die Lunge, die noch nicht entfaltet ist und einen hohen Gefäßwiderstand hat. Zwei Drittel treten durch den <u>Ductus arteriosus Botalli</u> (unter Umgehung der Lunge) in die Aorta über. Da der Ductus Botalli unterhalb des Abgangs der Arterien des Kopfes mündet, erhält das Gehirn nur das sauerstoffreiche Blut aus der unteren Hohlvene. Für die untere Körperhälfte steht nur relativ sauerstoffärmeres Blut zur Verfügung, dessen Großteil über die Nabelschnurarterien wieder in die Plazenta gelangt, um neu mit Sauerstoff beladen zu werden. Mit dem ersten Atemzug nach der Geburt sinkt der Gefäßwiderstand in der Lunge. Mehr Blut strömt durch die Lunge und über die Lungenvenen in den linken Vorhof. Durch das Ansteigen des Drucks im linken Vorhof verschließt sich das Foramen ovale. Ebenso verschließt sich der Ductus Botalli durch Kontraktion seiner Wandmuskulatur und verödet später. Damit sind die Kreislaufverhältnisse des Erwachsenen entstanden. Körperkreislauf und Lungenkreislauf sind nun hintereinander geschaltet. Die Kenntnis des Embryonalkreislaufs erleichtert das Verständnis der Mißbildungen des Herzens und der großen Gefäße (vgl. Kap. 1.3.7).

1.2   Physiologie von Herz und Kreislauf (K. TAEGER)

1.2.1   Elektrophysiologie des Herzens

Das Herz ist ein vierkammeriges, muskuläres Hohlorgan mit der Funktion einer Ventilpumpe. Es hat die Aufgabe, den Blutkreislauf aufrecht zu erhalten und den jeweiligen Bedürfnissen des Organismus anzupassen. Die Pumpfunktion des Herzens wird ermöglicht durch charakteristische Eigenschaften des Herzmuskelgewebes. Der Aufbau des Herzmuskels aus einem Netzwerk von Muskelfasern und die schnelle Erregungsleitung durch spezielle Muskelstrukturen fassen das Herzmuskelgewebe zu einer funktionellen Einheit zusammen. Die überschwellige Erregung irgendeines Teiles der Herzmuskulatur führt stets zu einer Kontraktion des ganzen Herzens. Die Refraktärzeit der Herzmuskelfaser (die Zeit, in der der Herzmuskel nicht erregbar ist) ist im Vergleich zu der einer Skelettmuskelfaser sehr lang. Tetanische Kontraktionen (= Dauerkontraktionen) des Myokards sind nicht auslösbar. Beim Herzen erfolgt im Gegensatz zum Skelettmuskel die Reiz- und Impulsbildung innerhalb des Organs selber (Autorhythmie oder Autonomie des Herzens). Wie bereits angedeutet (vgl. Kap. 1.1.4), sind bei der Herzmuskulatur ihrem Bau und ihrer Funktion nach zwei Arten von Fasern zu unterscheiden, nämlich fibrillenarme und plasmareiche Muskelzellen, welche die spezifische Aufgabe der Erregungsbildung und -leitung haben, und die mengenmäßig weit überwiegenden, fibrillenreichen und plasmaarmen Muskelzellen, die sich verkürzen und Spannung entwickeln können. Diese Fasern leisten mechanische Arbeit und werden deshalb als <u>Arbeitsmyokard</u> bezeichnet.

Wie alle Zellen des lebenden Organismus tragen die Herzmuskelzellen eine Ladung, d.h. das Zellinnere ist gegenüber dem Extrazellulärraum negativ geladen. Anders formuliert, es besteht eine Spannungsdifferenz oder eine Potentialdifferenz zwischen den beiden Seiten der Zellmembran, die Membran ist 'polarisiert'. Diese Potentialdifferenz in Ruhe oder das <u>'Ruhemembranpotential'</u> beträgt am Herzen etwa minus 80 Millivolt (mV) und kommt folgendermaßen zustande: In der Zellwand befinden sich Ionenpumpen, sogenannte Natrium-Kalium-Pumpen, die ständig Na^+-Ionen aus der Zelle pumpen. Aus Gründen der Elektroneutralität (gleichviele positive Ionen auf beiden Seiten der Membran) kommt es zu einer reziproken Verteilung der K^+-Ionen. Dadurch werden erhebliche Konzentrationsunterschiede für diese beiden Ionen zwischen Zellinnerem und extrazellulärem Raum aufrechterhalten (zum Begriff 'Ion' vgl. Kap. 3.1). In der Zelle befinden sich viele K^+-, wenige Na^+-Ionen, außerhalb der Zelle befinden sich viele Na^+- und wenige K^+-Ionen. Der Zahl der positiven Ladungen auf beiden

Seiten der Membran steht eine entsprechende Zahl negativer Ladungen
gegenüber. In Ruhe ist die Zellmembran für Na^+ undurchlässig, ein
Konzentrationsausgleich durch Diffusion ist nicht möglich. K^+-Ionen
können in gewissem Umfang aus der Zelle diffundieren. Dadurch entsteht ein - winziger - Verlust positiver Ladungen im Zellinneren,
dessen negative Ladungen nun überwiegen. Das Zellinnere ist daher
gegenüber dem Extrazellulärraum negativ geladen, verursacht durch
die Kaliumdiffusion. Bei einer Erregung der Herzmuskelzelle erhöht
sich schlagartig die Zellwanddurchlässigkeit für Na^+. Na^+ strömt in
die Zelle ein und gleicht dadurch das Defizit an positiven Ladungen
aus; die Zelle wird depolarisiert (entladen) (Abb. 10).

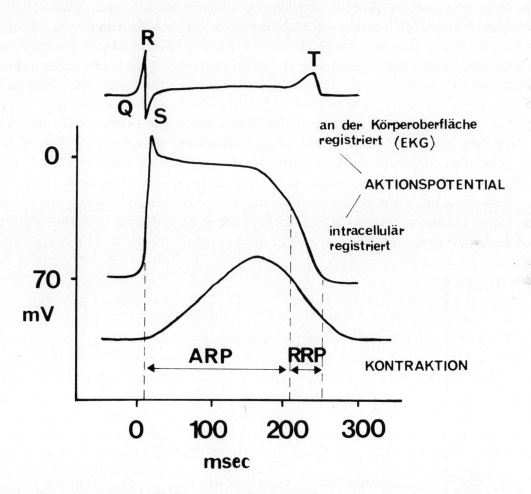

Abb. 10:   Aktionspotential und Kontraktion einer Herzmuskelfaser
            (ARP = absolute Refraktärphase, RRP = relative Refraktär-
            phase, Q, R, S, T: vgl. Kap. 1.5)

Die Depolarisation erfolgt schnell und überschießend wie beim Skelettmuskel und Nerv (vgl. Kap. 6.4). Die Repolarisation (Wiederaufbau
des Ruhepotentials) verläuft dagegen beim Herzmuskel langsam. Die
Depolarisation benötigt etwa 2 ms (Millisekunden), die Repolarisation
aber ca. 200 ms. Während des Ablaufs eines Aktionspotentials ist die
Herzmuskelzelle zunächst unerregbar, absolut refraktär, während des
Endabschnitts der Repolarisationsphase vermindert erregbar, relativ
refraktär. Die Refraktärzeit beträgt unter Normalbedingungen ca.
100 bis 300 ms. Wie aus Abb. 10 hervorgeht, ist während des größten
Teils der mechanischen Reizbeantwortung (Kontraktion) die Herzmuskelzelle absolut refraktär, d.h. unerregbar. Sie kann also einen
etwa eintreffenden zweiten Reiz nicht beantworten. In der relativen
Refraktärphase ist nur eine abgeschwächte Reizantwort möglich.
Durch die sehr lange Refraktärzeit (100 - 300 ms) ist es nicht möglich, durch hohe Reizfrequenzen (z.B. durch elektrische Stimulation)
am Herzen einen Tetanus, d.h. eine Dauerkontraktion, auszulösen.

Das Ruhemembranpotential wird im Reizbildungs- und -leitungssystem
des Herzens nicht konstant gehalten, sondern steigt nach jeder Repolarisation von seinem negativsten Wert von etwa minus 80 mV gleich
wieder so lange langsam an (sog. Präpotential), bis ein Schwellen-
potential erreicht ist. Dieses Phänomen wird auch spontane diastolische Depolarisation (von allein ablaufende Entladung in den Zellen in
der Diastole) genannt (Abb. 11).

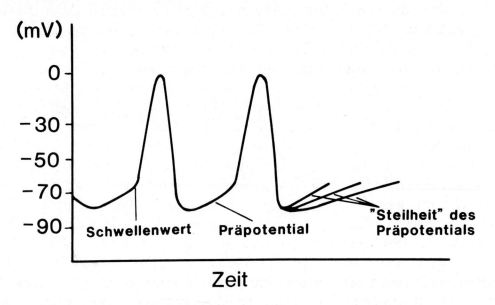

Abb. 11: Membranpotential des Schrittmachergewebes.

Bei Erreichen des Schwellenpotentials (ca. -50 mV) wird ein Aktionspotential und damit eine fortgeleitete Erregung ausgelöst. Je steiler
die Neigung des Präpotentials, desto schneller wird das Schwellenpo-
tential erreicht und desto höher ist die Impulsfrequenz des Schrittmachers. Umgekehrt gilt: je flacher das Präpotential, desto langsamer
die Impulsfrequenz des Schrittmachers. Zu- bzw. Abnahme der Herzfrequenz unter der Wirkung des Sympathikus bzw. Parasympathikus
wird durch unterschiedliche Steilheit des Präpotentials bewirkt. Das
Präpotential (spontane diastolische Entladung) wird durch langsame
Abnahme der Membranpermeabilität für Kalium verursacht. Fortschreitende Verminderung des Kaliumausstroms aus der Zelle führt zur Abnahme des Membranpotentials, das ja durch Diffusion von Kalium aus
der ruhenden Zelle entsteht. Im Arbeitsmyokard findet man keine Prä-
potentiale. In diesen Zellen ist die Kaliumpermeabilität der Zellwände
während der Diastole konstant.

Merke: Das Ruhemembranpotential der Herzmuskelfasern ist ein
           Kaliumdiffusionspotential, das Aktionspotential ist ein
           Natriumpotential. Die Automatie des Herzens beruht auf
           der Fähigkeit des spezifischen Schrittmachergewebes zur
           Steuerung des Kaliumausstroms aus der Zelle und damit
           zur diastolischen Spontandepolarisation. Die Steilheit dieser
           diastolischen Depolarisation ist im Sinusknoten am größten.
           Von diesem Schrittmacher ausgehende Impulse breiten sich
           daher auf das übrige Myokard aus und depolarisieren es,
           bevor es noch selbst spontan Impulse bilden kann. Deshalb
           ist der Sinusknoten der Schrittmacher des Herzens.

Wie aus Abb. 8 (vgl. Kap. 1.1.4) ersichtlich, liegt der Sinusknoten
an der Mündung der Vena cava superior in den rechten Vorhof. Vom
Sinusknoten aus bestehen bevorzugte Leitungsbahnen zum Atrioventrikularknoten (AV-Knoten) sowie zum linken und rechten Vorhof.
Der AV-Knoten geht in das His-Bündel über, das normalerweise die
einzige elektrisch leitende Verbindung zwischen Vorhöfen und Kammern darstellt. Der AV-Knoten und der größte Teil des His-Bündel-
Stammes liegen noch im Vorhofbereich. Das His-Bündel teilt sich in
den linken und rechten Kammerschenkel, die unter dem Endokard beiderseits der Kammerscheidewand verlaufen und sich dann in den
Fasern des PURKINJE'schen Systems verzweigen. Diese PURKINJE'-
schen Fasern stellen die Verbindung zu allen Teilen des Ventrikelmyokards her. Extern wird das Herz von einem Ast des parasympathi-
schen Nervus vagus und über die Nervi cardiaci vom Sympathikus

versorgt. Bedingt durch seine Autonomie kann das Herz zwar auch ohne äußere Nervenversorgung schlagen (vergleiche Herztransplantation!), die Anpassung der Herztätigkeit an den wechselnden Bedarf des Organismus ist jedoch an intakte Herznerven gebunden.

Die Koordiantion des Kontraktionsablaufes in der Vorhof- und Kammermuskulatur setzt eine gesetzmäßige Erregungsausbreitung voraus. Jede vom Sinusknoten gebildete Erregung breitet sich mit einer Geschwindigkeit von ca. 1 m/s in der Herzmuskulatur der Vorhöfe aus. Am AV-Knoten erfolgt eine gewisse Verzögerung der Erregungsweiterleitung, so daß die gesamte Vorhofmuskulatur erregt ist, bevor die Erregungswelle die Kammermuskulatur erreicht. Die Vorhöfe kontrahieren sich daher vor den Kammern. Die Ausbreitung der Erregung innerhalb der Herzkammern (3 - 3,5 m/s) wird begünstigt durch die Fortleitung in den Fasern des erregungsleitenden Systems (His-Bündel, Kammerschenkel, Purkinje-Fasern), die gleichzeitig die Ausbreitungsrichtung festlegen. Die Erregungsausbreitung innerhalb des Kammermyokards erfolgt von den subendokardialen Muskelfasern (Herzinnenwand) fortschreitend bis zu den subepikardialen Muskelschichten (Außenseite des Herzens). Trotz des unterschiedlichen Zeitbedarfs für die Erregungsleitung in den einzelnen Bezirken des Myokards ist die Erregung aller Muskelfasern der Herzkammern nahezu gleichzeitig abgeschlossen.

Infolge seiner schnelleren diastolischen Depolarisation bestimmt der Sinusknoten am gesunden Herzen die Herzfrequenz, er wird deshalb auch 'primäres Erregungsbildungszentrum' genannt. Fällt der Sinusknoten aus, übernimmt der AV-Knoten die Führung des Herzens. Seine Frequenz liegt zwischen 40 und 50/min. Fällt auch der AV-Knoten als Herzschrittmacher aus, können die Zellen des Reizleitungsgewebes der Kammern (Kammerschenkel und Purkinje-Fasern) als 'tertiäre Erregungsbildungszentren' einspringen. Ihre Frequenz liegt um 25 - 40/min. Eine solche Herzfrequenz reicht kaum für eine genügende Durchströmung der lebenswichtigen Organe aus.

1.2.2   Mechanik der Herzaktion

Die vom Sinusknoten ausgehenden Erregungswellen führen etwa 70mal pro Minute zu einem Kontraktionszyklus der Herzmuskulatur, einer gleichartig wiederkehrenden Aufeinanderfolge von Druck- und Volumenänderungen in den einzelnen Herzabschnitten. Ein ganzer Herzzyklus läuft demnach unter Ruhebedingungen in weniger als einer Sekunde (1 s = 1 000 ms) ab. Ein einzelner Herzzyklus besteht aus

einer Kontraktionsphase, der Systole, und einer Ruhephase, der Diastole. Die Systolendauer beträgt bei normaler Herzfrequenz ca. 1/3
der Aktionsdauer (Systole + Diastole). Mit steigender Herzfrequenz
verändert sich dieses Verhältnis, die Zeitspanne für die Diastole
nimmt stärker ab als die für die Systole. Nach Überschreiten einer
Frequenz von 90/min ist der Zeitbedarf der Systole länger als der der
Diastole. Der Herzzyklus beginnt mit einer Kontraktion der Vorhöfe,
der nach kurzem Intervall die Kontraktion der Kammern folgt. Es
schließt sich die Ruhepause mit Wiederauffüllung erst der Vorhöfe,
dann der Kammern an. Unter den Bedingungen der körperlichen Ruhe
werden während einer Systole vom linken und rechten Ventrikel je ca.
70 ml Blut ausgeworfen. Das Herzzeitvolumen wird von zwei Größen
bestimmt, nämlich von der Herzfrequenz und vom Schlagvolumen der
Ventrikel (HZV = HF x SV). Das normale Herzzeitvolumen des rechten
bzw. des linken Herzens beträgt demnach etwa 5 Liter/min. Die Richtung des Blutstromes vom Herzen in das Kreislaufsystem wird durch
die Ventilfunktion der Herzklappen zwischen Vorhöfen und Kammern
(Trikuspidalis, Mitralis) und am Beginn der Ausstrombahnen (Pul-
monal- und Aortenklappe) vorgegeben. Die Klappen werden passiv,
bestimmt vom Verhältnis der Drucke zu beiden Seiten, geöffnet oder
geschlossen. Während des Strömens des Blutes durch eine Herzklappe
bleibt diese 'gestellt', sie legt sich nicht an die Herz- oder
Gefäßwand an. Kurzzeitig einsetzende Druckänderungen können damit
einen raschen Klappenschluß herbeiführen.

Abb. 12 zeigt die Aufteilung des Herzzyklus in vier Aktionsphasen,
nämlich Anspannungsphase (I) und Auswurfphase (II) der Systole
und Entspannungsphase (III) und Füllungsphase (IV) der Diastole
und die dazugehörigen Veränderungen des EKG (Näheres über das
EKG vgl. Kap. 1.5.1), des Druckes in der Aorta, im linken Ventrikel
und im linken Vorhof, des Volumens im linken Ventrikel und das
Verhalten der Herztöne. In Phase IV b (Vorhofsystole) führt noch
während der Diastole der Ventrikel die Entladung des Herzschrittmachers (Sinusknotens) zur Erregung der Vorhofmuskulatur, die sich
kontrahiert. Die Depolarisation der Vorhofmuskulatur ist im
EKG an der P-Welle zu erkennen. Die Vorhofkontraktion ist am mini-
malen Anstieg des linken Vorhofdrucks kenntlich. Das aus den Vorhöfen ausgetriebene Blut füllt die Ventrikel endgültig auf. Damit
endet die Diastole des Herzens. Das enddiastolische Ventrikelvolumen
beträgt normalerweise etwa 140 ml, kann aber unter bestimmten Bedingungen nahezu verdoppelt werden. Die elektrische Erregung, die
am AV-Knoten gebremst wurde, geht nun von den Vorhöfen auf die
Kammern über (QRS-Komplex im EKG), die sich daraufhin zu kontrahieren beginnen, womit sich sofort die Segelklappen schließen.

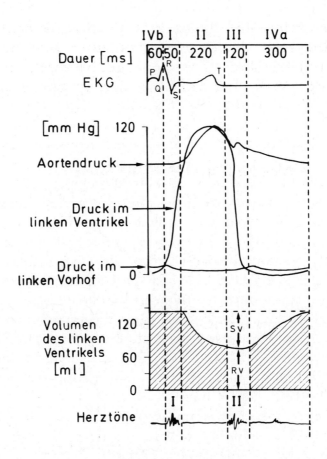

Abb. 12:   Herzzyklus unter Ruhebedingungen
SV = Schlagvolumen, RV = Restvolumen = endsystolisches
Volumen, RV + SV = enddiastolisches Volumen.

In Phase I sind alle vier Klappen geschlossen. Damit bleibt das Blutvolumen in den Ventrikeln gleich, und nur der Druck steigt sehr
schnell an (isovolumetrische Anspannung). Im linken Ventrikel wird
er bei etwa 80 mmHg größer als der Druck in der Aorta, und die
Aortenklappe öffnet sich. Damit beginnt die Phase II, die Austreibung
des Blutes in die großen Gefäße, in der die Drucke im linken Ventrikel und in der Aorta vorübergehend ein Maximum von etwa 120 mmHg
erreichen. Etwa die Hälfte des enddiastolischen Volumens oder rund
70 ml werden als Schlagvolumen ausgeworfen, die andere Hälfte bleibt
als Restvolumen oder endsystolisches Volumen in den Ventrikeln zurück. In Phase III entspannen sich die Ventrikel, kenntlich an dem
rapiden Abfall des Ventrikeldrucks. Der Druck im linken Ventrikel
unterschreitet rasch den Aortendruck, die Taschenklappen schließen
sich, womit die Diastole eingeleitet wird. Wie Abb. 13 zeigt, tritt

während der Kontraktion der Ventrikel die Klappenebene tiefer, womit, ähnlich dem Bewegen des Stempels in einer Injektionsspritze, ein Sog auf die großen herznahen Venen ausgeübt wird, der die Vorhöfe füllt. Die Systole der Ventrikel verläuft also synchron mit der Diastole der Vorhöfe.

Wandern der VENTILEBENE

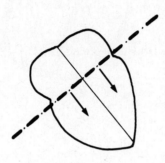

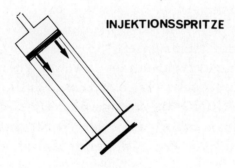

INJEKTIONSSPRITZE

Abb. 13:   Venöser Rückstrom - Wandern der Ventilebene

Zu Beginn der Phase IV (IVa) ist also bereits für eine rasche Ventrikelfüllung gesorgt. Die aktive Vorhofkontraktion in Phase IVb am Ende der Kammerdiastole trägt nur etwa 15 % zur Füllung der Ventrikel bei. Beim Abhören des Herzens hört man normalerweise zwei Herztöne (Abb. 12 unten). Der 1. Herzton entsteht durch die Anspannung der Kammermuskulatur um das darin eingeschlossene Blut am Beginn der Systole. Der 2. Herzton entsteht durch Schluß der Taschenklappen am Ende der Kammersystole. Abb. 14 zeigt die Drucke im Herzen und in den großen Gefäßen. Es ist ersichtlich, daß das rechte Herz gegenüber dem linken nur etwa 20 % des Drucks aufbringen muß, um das gleiche Blutvolumen zu fördern.

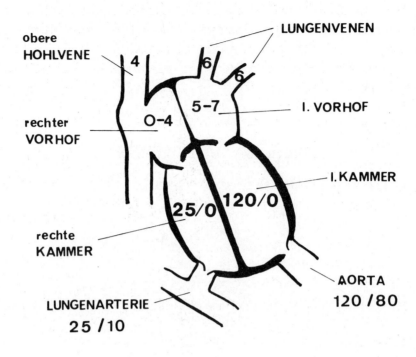

Abb. 14:   Drucke im Herzen und in den herznahen Gefäßen eines
Gesunden.

Die Anpassung der Herzarbeit an einen erhöhten Bedarf kann durch
intrakardiale und extrakardiale Mechanismen und durch strukturelle
Veränderungen erfolgen. Eine intrakardiale Anpassungsmöglichkeit ist
der FRANK-STARLING-Mechanismus. Die Stärke der Kontraktion der
Ventrikelmuskulatur hängt von der Vorspannung der Herzmuskelfasern
und damit unmittelbar von der enddiastolischen Füllung der Ventrikel
ab. Das gesunde Herz ist in der Lage, unbeeinflußt von extrakardialen Mechanismen, bei erhöhter enddiastolischer Kammerfüllung einen
erhöhten Druck zu entwickeln und ein vergrößertes Schlagvolumen
auszuwerfen. Die Voraussetzungen für diesen Anpassungsvorgang
sind in den Eigenschaften der Herzmuskulatur selbst zu suchen. Seine
Ursachen sind bisher nicht vollständig geklärt. Zu den extrakardialen
Mechanismen der Anpassung der Herzarbeit an die Bedürfnisse des
gesamten Organismus gehört die Beeinflussung des Herzens durch die
autonomen Herznerven und deren Überträgerstoffe (vgl. Kap. 6.3).
Der unter Belastung erhöhte Blutbedarf des Organismus kann vom
Herzen durch die Steigerung der Herzfrequenz (bis ca. 200/min) und
des Schlagvolumens (bis ca. 140 ml), durch weitere Ausnützung des
endsystolischen Restvolumens und eventuelle Erhöhung des enddiastolischen Ventrikelvolumens ausgeglichen werden. Das Herzzeitvolumen
(HZV) eines Trainierten kann Extremwerte bis zu 30 l/min erreichen.

Unter dem Einfluß eines erniedrigten Vagotonus und eines gleichzeitig gesteigerten Sympathikotonus nimmt die Herzfrequenz zu (positiv chronotrope Wirkung), und die Kontraktionskraft der Herzmuskulatur wird erhöht (positiv inotrope Wirkung). Die Wirkungen der Herznerven sowie deren Überträgerstoffe (Adrenalin, Acetylcholin) können ganz allgemein in vier charakteristische Qualitäten unterteilt werden. Man beobachtet Veränderungen der Herzfrequenz (chronotrope Wirkung), der Fähigkeit zur Erregungsbildung (bathmotrope Wirkung), der Erregungsleitungsgeschwindigkeit (dromotrope Wirkung) und der Kontraktionskraft (inotrope Wirkung). Bei Erhöhung des Sympathikotonus kann im allgemeinen auf alle vier genannten Größen ein positiver Effekt nachgewiesen werden, bei Erhöhung des Parasympathikotonus findet man Veränderungen im negativen Sinn. Da jedoch das Haupteinflußgebiet des Vagus am Herzen im Bereich des Sinusknotens liegt, wird die Herzfrequenz vorrangig von der Höhe des Vagotonus bestimmt. Veränderungen der Kontraktionskraft des Kammermyokards sind hauptsächlich auf die Zunahme oder die Verminderung der efferenten sympathischen Einflüsse zurückzuführen (vgl. Kap. 6.3). Im sympathischen Nervensystem werden zwei Rezeptortypen unterschieden, alpha- und beta-Rezeptoren. Am Herzen finden sich ganz überwiegend beta-Rezeptoren. Eine Erregung des sympathischen Nervensystems führt also am Herzen zu einer Stimulierung der beta-Rezeptoren mit positiv inotroper, chronotroper, bathmotroper und dromotroper Wirkung.

Schließlich können Bedarfsanpassungen des Herzens auch durch strukturelle Veränderungen erfolgen. Über größere Zeiträume andauernde Mehrbelastungen oder häufig wiederkehrende Belastungssituationen regen strukturelle Anpassungsvorgänge in der Herzmuskulatur an. Das Gewicht eines normal entwickelten gesunden Herzens beträgt rund 300 g. Es kann durch die Größenzunahme der einzelnen Muskelfasern (Hypertrophie) und durch die Vermehrung der Zahl der Herzmuskelzellen (Hyperplasie) folgenlos bis zu einem kritischen Herzgewicht von 500 g ansteigen. Nach Überschreiten des Grenzwertes tritt in vielen Fällen ein Mißverhältnis zwischen der Größe der arteriellen Gefäßstrombahn und des zu versorgenden Muskelgewebes auf, das Ursache für einen Sauerstoffmangel des Myokards wird. Dieser führt zum Untergang einzelner Herzmuskelfasern (Myokardnekrosen) und zur Erweiterung des Herzens (Dilatation) (vgl. Kap. 1.3.1).

1.2.3   Durchblutung des Herzens

Der Herzmuskel wird zu etwa 1/7 über die rechte und zu etwa 6/7 über die linke Koronararterie aus der Aorta versorgt. Der venöse Abfluß erfolgt zu etwa 2/3 über den Sinus koronarius und zu etwa 1/3 über die kleinen Herzvenen in den rechten Vorhof. Da während der Kontraktionsphase der Ventrikel die Drucke im Myokard über den intravasalen Druck in den Koronarien ansteigen, wird die Koronardurchblutung während der Systole eingeschränkt und kann in den Herzmuskelinnenschichten besonders des linken Ventrikels sogar kurzzeitig unterbrochen sein. Die Sauerstoffversorgung des Myokards in den Phasen geringer oder aufgehobener Durchblutung wird durch die Abgabe des an den Muskelfarbstoff Myoglobin reversibel gebundenen Sauerstoffs sichergestellt. Die intrazellulären Sauerstoffspeicher werden während der Systole entladen und in der anschließenden Phase guter Durchblutung während der Diastole wieder aufgefüllt. Damit sind sie in der Lage, die rhythmischen Veränderungen des Sauerstoffbedarfs des Herzmuskelgewebes auszugleichen.

Die Herzmuskeldurchblutung in einem 300 g schweren Herzen beträgt in Ruhe ca. 250 ml/min und kann unter extremer Belastung auf das Drei- bis Vierfache gesteigert werden. Die Koronardurchblutung hängt ab vom Aortendruck und von der Weite der Koronargefäße, letztere wiederum vom Umgebungsdruck (hoher Druck im Myokard in der Systole, s.o.) und vom Tonus der Gefäßmuskulatur. Die Steuerung der Koronardurchblutung erfolgt im wesentlichen lokal-metabolisch, d.h. Hypoxie des Myokards führt beispielsweise zu einer stärkeren Koronardilatation (vgl. Kap. 1.2.8). Das arterielle Blut hat normalerweise einen Sauerstoffgehalt von etwa 20 ml pro 100 ml Blut (CaO_2 = 20 Vol%) und das koronarvenöse einen solchen von 8 Vol%. Damit ergibt sich eine arterio-venöse Sauerstoffgehaltsdifferenz ($avDO_2$) für das Herz von 12 Vol%, die unter Belastung bis auf 15 Vol% ansteigen kann. Dies bedeutet, daß aus 100 ml Blut während der Passage durch das Herzkranzgefäßsystem 12 ml Sauerstoff entnommen werden. Der Sauerstoffverbrauch eines Organs oder des Gesamtorganismus errechnet sich nach dem FICK'schen Prinzip:

$$\dot{V}O_2 (ml/min) = \frac{\dot{Q}\ (ml/min)\ x\ avDO_2}{100}$$

Dabei ist $\dot{V}O_2$ = Sauerstoffverbrauch in Milliliter pro Minute, $\dot{Q}$ = Durchblutung des Organs (oder im Falle des Gesamtorganismus Herzzeitvolumen) in Milliliter pro Minute und $avDO_2$ = arterio-venöse Sauerstoffgehaltsdifferenz in Milliliter pro 100 Milliliter Blut. Der

Sauerstoffverbrauch des Myokards errechnet sich damit unter Ruhebedingungen zu: $\dot{V}O_2$ = 250 x 12/100 = 30 ml/min und kann unter extremer Belastung bis auf 90 ml/min steigen. Die $avDO_2$ des Herzens ist die höchste unter allen Organen des Körpers und liegt auch weit über der $a\bar{v}DO_2$ des Gesamtorganismus (arterio-gemischt-venöse O_2-Gehaltsdifferenz, 4 - 5 Vol%, vgl. Kap. 1.7.4). Dies bedeutet, daß normalerweise kein anderes Organ dem Blut mehr Sauerstoff entzieht als das Herz. Der Sauerstoffverbrauch des Herzens steigt in erster Linie mit der Herzfrequenz und mit der systolischen Wandspannung der Ventrikel an (zur Koronardurchblutung vgl. Kap. 1.3.4 und 1.11.2).

1.2.4   Blutvolumen und Herzminutenvolumen

Das Gesamtblutvolumen beträgt 7,5 % vom Körpergewicht oder etwa 5 Liter für einen 70 kg schweren Menschen. Davon befinden sich normalerweise 60 % in den Venen, 12 % in der Lungenstrombahn, 5 % in den Kapillaren, 8 % im Herzen und nur 15 % in den Arterien und Arteriolen. Die Venen und die Lungengefäße werden funktionell als Niederdrucksystem zusammengefaßt, da der Blutdruck dort relativ niedrig und die Dehnbarkeit der Gefäßwände ungemein hoch ist. Damit hat das Niederdrucksystem eine große und leicht variable Kapazität und übernimmt die Funktion eines Blutspeichers, denn die Verteilung des Blutvolumens auf die verschiedenen Abschnitte des Kreislaufs wird von der Dehnbarkeit der einzelnen Strombahnabschnitte bestimmt. So finden sich nach einer Erhöhung des Blutvolumens, z.B. durch eine Bluttransfusion, 99,5 % des transfundierten Volumens im Niederdrucksystem wieder und nur 0,5 % im arteriellen Hochdrucksystem, da letzteres 200mal weniger dehnbar ist. Auf der anderen Seite ist bei einer Erniedrigung des Blutvolumens auch praktisch ausschließlich das Niederdrucksystem beteiligt. Veränderungen des Blutvolumens müssen also in diesem Bereich gesucht werden (zentralvenöser Druck, vgl. Kap. 1.7.1). Wegen der hohen Dehnbarkeit der Gefäße des Niederdrucksystems steht zu erwarten, daß kleine Schwankungen im Druck großen Volumenveränderungen entsprechen.

Von besonderer physiologischer Bedeutung ist die Größe des intrathorakalen Blutvolumens. Jeder kurzfristige Volumenbedarf des linken Ventrikels bei Steigerung des Herzzeitvolumens unter erhöhter Belastung wird so lange aus dem Blutreservoir des kleinen Kreislaufs und des linken Ventrikels gedeckt (ca. 10 bis 15 Schlagvolumina), bis erneut das Strömungsgleichgewicht im gesamten Kreislauf eingestellt ist. Die intrathorakalen Gefäße des Niederdrucksystems sind also in der Lage, größere Schwankungen des Blutrückstroms, z.B. durch Vasokonstriktion der peripheren Strombahn, auszugleichen. Die große

Speicherfähigkeit der intrathorakalen Venen ist auf die besonders starke Dehnbarkeit ihrer Gefäßwände zurückzuführen. Die Mobilisierung des gespeicherten Blutvolumens wird durch die Veränderung des Tonus der Gefäßmuskulatur herbeigeführt.

Tab. 1 zeigt die anteilige Durchblutung der einzelnen, im großen Kreislauf 'parallel geschalteten' Organsysteme (Gehirn, Magen-Darmtrakt, Niere usw.) bezogen auf das HZV und ebenso den anteiligen Sauerstoffverbrauch, bezogen auf den des Gesamtorganismus. Es ist ersichtlich, daß nicht in allen Organen anteilige Organdurchblutung und anteiliger Sauerstoffverbrauch in einem konstanten Verhältnis stehen. Formt man das FICK'sche Gesetz um nach:

$$avDO_2 = \dot{V}O_2 \times 100 / \dot{Q},$$

So kann man anhand der Daten von Tab. 1 in etwa voraussagen, ob die $avDO_2$ einzelner Organe überdurchschnittlich hoch, durchschnittlich (d.h. entsprechend der $a\bar{v}DO_2$ des Gesamtorganismus) oder überdurchschnittlich niedrig ist (letzte Spalte in Tab. 1).

Organ	Organdurchblutung ($\dot{Q}$) in % des HVZ	Sauerstoffverbrauch ($\dot{V}O_2$) eines Organs in % des Gesamtsauerstoffverbrauchs	$avDO_2$
Gehirn	13	23	hoch
Leber, Magen Darm	24	20	normal
Skelettmuskel	21	20	normal
Niere	25	7	niedrig
Myokard	5	12	hoch
Haut und sonstige Organe	12	18	normal

Tab. 1:   Durchblutung und Sauerstoffverbrauch verschiedener Organe, bezogen auf den Gesamtorganismus, und nach dem FICK'schen Gesetz resultierende Organ-$avDO_2$

Die Durchblutung der einzelnen Organe erfolgt einerseits nach deren Lebenswichtigkeit und andererseits nach ihrem momentanen Bedarf. Nur der Lungenkreislauf erhält das ganze HZV, da er und der große Kreislauf 'hintereinandergeschaltet' sind. Es werden also gleichzeitig vom linken Ventrikel ca. 5 Liter Blut pro Minute durch den Körperkreislauf und vom rechten Ventrikel ca. 5 Liter Blut pro Minute durch den Lungenkreislauf gepumpt. Die Durchblutung des Gehirns

wird um jeden Preis aufrechterhalten, da seine Zellen gegen Sauerstoffmangel besonders empfindlich sind und einmal zerstörte Nerven-
zellen nicht mehr ersetzt werden können. Auch die Herzmuskeldurchblutung muß vorrangig gesichert werden, da ein Versagen des Herzens zum Untergang des gesamten Organismus führt. Die Durchblutung von Herz und Gehirn wird auch in lebensbedrohlichen Situationen, so z.B. im Schock, vom Organismus vorrangig gesichert (vgl.
Kap. 1.8.2). Auf die Nierendurchblutung wird in Kap. 3.2 eingegan-
gen. Bei stärkerer körperlicher Arbeit fließen bis zu 2/3 des HZV
durch die Skelettmuskulatur. Während der Verdauung erhält der
Magen-Darm-Trakt einen hohen Anteil des HZV. Die Durchblutung der
Haut dient der Wärmeabgabe. Die Haut ist daher bei hoher Wärmepro-
duktion oder bei hoher Außentemperatur besonders stark durchblutet.

1.2.5   Hochdrucksystem

Auf eine Kontraktion des linken Ventrikels folgt in der Aorta und den
großen Arterien kurzfristig eine Druck-, Strömungs- und Volumen-
veränderung. Diese rhythmischen Druck- und Volumenschwankungen
im arteriellen System werden gedämpft durch die elastischen Eigenschaften der Aorta und der großen Arterien (Gefäße vom elastischen
Typ, Kap. 1.1.3). Während der Austreibungsphase werden die Gefäße
gedehnt und nehmen einen Teil der Strömungsenergie auf. Die erwei-
terten Gefäßabschnitte speichern in der Systole bis zu 50 % des
Schlagvolumens. Bei sinkendem Gefäßinnendruck im Verlauf der Diastole wird das gespeicherte Blutvolumen an die anschließenden Gefäße
weitergegeben. Diese Funktion der elastischen Gefäße der arteriellen
Strombahn wird mit der eines Windkessels verglichen (Abb. 15). Sie
ermöglicht trotz rhythmischer Herztätigkeit einen weitgehend gleich-
förmigen Blutstrom in den peripheren Gefäßabschnitten.

Die Geschwindigkeit des Blutstroms in gleichartigen Abschnitten des
Kreislaufs wird von der Größe des Gesamtquerschnitts der jeweiligen
Strombahn bestimmt. Der Querschnitt der Aorta verhält sich zur Summe aller Querschnitte der kleinen Arterien, der Arteriolen und Kapillaren des großen Kreislaufs etwa wie 1 : 8 : 15 : 700. Entsprechend
ist in der Aorta die größte Blutstromgeschwindigkeit zu erwarten
(kleinster Querschnitt, größte Geschwindigkeit). Sie beträgt unter
Ruhebedingungen ca. 30 - 40 cm/sec. In den Kapillaren nimmt mit der
Vergrößerung des Gesamtquerschnittes die Strömungsgeschwindigkeit
des Blutes stark ab. Nach theoretischen Überlegungen und experi-
mentellen Untersuchungen beträgt sie etwa 0,5 mm/sec. Die Verweil-
dauer der einzelnen Erythrozyten innerhalb der Kapillaren liegt im

Bereich von 1 bis 2 Sekunden. Diese Zeit ist für einen vollständigen Gas- und Stoffaustausch zwischen dem Blut und dem Gewebe ausreichend.

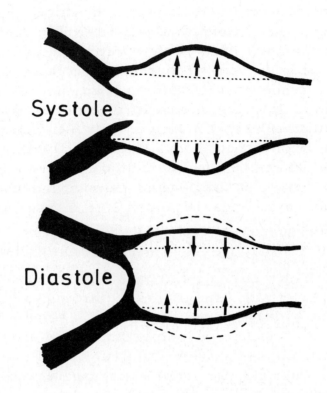

Abb. 15: Windkesselfunktion der Aorta: Blutspeicherung in der Systole Abgabe in der Diastole.

Bekanntlich ist in einem Wasserrohrsystem der Fluß pro Zeit aus einem Wasserhahn proportional zum Druck in dem Rohrsystem und umgekehrt proportional zum Widerstand in dem Rohr gegen den Fluß, der durch den Rohrquerschnitt vorgegeben ist, d.h., je weiter das Rohr, desto niedriger ist der Widerstand gegen den Fluß und desto höher ist der Wasserfluß und umgekehrt. Die Zusammenhänge beschreibt das OHM'sche Gesetz:

$$I = U \: / \: R$$

das auch für den Blutkreislauf gilt. Dabei ist I der Fluß in einem Blutgefäß oder, bei Berechnung des Gesamtkreislaufwiderstandes, das HZV. U ist der Druckabfall während der Blutpassage über die Strecke, über die der Widerstand bestimmt werden soll. Im Fall der Widerstandsberechnung für den großen Kreislauf ist U die Differenz aus

Aortenmitteldruck und rechtem Vorhofdruck. R ist der Kreislaufwiderstand. Formt man das OHM'sche Gesetz um nach U = I x R, so steht
bei gegebenem Durchfluß (I) die Höhe des mittleren Blutdrucks (U)
in den verschiedenen Kreislaufregionen in direkter Abhängigkeit zur
Größe des jeweiligen Gefäßwiderstands (R). In der Aorta und in den
großen arteriellen Gefäßen beträgt der Mitteldruck unter Normbedin-
gungen etwa 100 mmHg, in den kleinen Arterien 90 mmHg. In den Arteriolen findet ein erheblicher Druckabfall von ca. 85 mmHg auf ca.
30 mmHg statt (Abb. 16). Die Arteriolen bilden also als Widerstandsgefäße den wesentlichen Anteil (etwa 50 %) des 'peripheren Widerstandes'. Aorta und große Arterien tragen etwa 20 %, die Kapillaren
etwa 25 % und die Venen nur etwa 5 % zum gesamten peripheren Widerstand bei. Wie aus dem OHM'schen Gesetz weiterhin ersichtlich,
kann ein 'normaler' arterieller Mitteldruck (U) aus einem niedrigen
HZV (I) und einem hohen peripheren Widerstand (R) resultieren und
ebenso natürlich aus einem hohen HZV und einem niedrigen peripheren Widerstand. Man muß sich also bei Beurteilung der Kreislaufsituation davor hüten, allein aus dem arteriellen Druck etwa auf das HZV
zu schließen. Ein 'normaler' arterieller Druck beweist nicht eine ausreichende Organdurchblutung (vgl. Kap. 1.8.3).

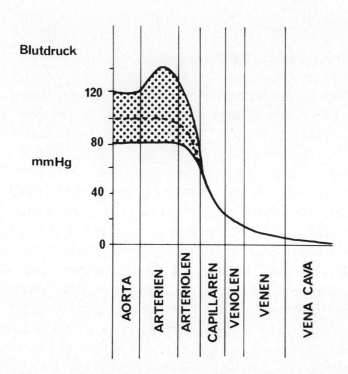

Abb. 16: Veränderungen des Blutdrucks beim Durchströmen des
          Gefäßsystems

Bereits geringgradige Änderungen des Durchmessers, besonders der Arteriolen, können den Blutdruck und die Durchblutung in den nachgeschalteten Kreislaufabschnitten stark beeinflussen. Die hier zugrundeliegende Gesetzmäßigkeit beschreibt das HAGEN-POISEUILLE'sche Gesetz:

$$R = \frac{8 \times l \times \eta}{\pi \times r^4}$$

Der Strömungswiderstand eines Blutgefäßes ist proportional der Viskosität oder 'Zähigkeit' des Blutes η und der Länge l des Gefäßes, und umgekehrt proportional der vierten Potenz des Radius r (4. Potenz = r $\times$ r $\times$ r $\times$ r). π ist bekanntlich die Kreiskonstante (3,14). Dieses Gesetz besagt beispielsweise, daß eine Zunahme des Radius eines Gefäßes um 16 % eine Verdoppelung der Blutströmung bewirkt, oder daß eine Radiuszunahme auf das Doppelte den Strömungswiderstand auf 1/16 des Ausgangswertes vermindert. Die Organdurchblutung wird also durch kleine Kaliberveränderungen der Arteriolen wirksam gesteuert. Änderungen des Arteriolendurchmessers haben eine ausgeprägte Wirkung auf den Blutdruck im Körperkreislauf. Die Viskosität des Blutes hängt in bedeutendem Maße vom Anteil der festen Bestandteile im Blut (Hämatokrit) ab (vgl. Kap. 1.11.1).

1.2.6   Kapillaren und Venen

Die Kapillaren haben eine lichte Weite von etwa 20 µ, was bei einer Gesamtzahl von etwa 5 Milliarden (5 x 10^9) doch den stattlichen Gesamtquerschnitt von 3 500 cm² ergibt. Ihre Hauptaufgabe ist der Flüssigkeitsaustausch zwischen Blut und Zwischenzellraum (Interstitium), wofür sie durch ihre sehr große Gesamtoberfläche von ca. 300 m² und ihre besonders dünnen und damit durchlässigen Wände besonders gut geeignet sind. Die Wände der Kapillaren besitzen etwa 8 Nanometer (8 x 10^{-9} m) große Poren, durch die nicht die Blutzellen und die Proteinmoleküle des Plasmas, wohl aber Wasser und die im Plasma gelösten kleinen Moleküle frei filtriert werden können. Aus allen Körperkapillaren werden pro Tag rund 20 Liter Flüssigkeit in das Interstitium abfiltriert. Davon wird ein großer Teil auf der venolären Seite der Kapillare reabsorbiert, ein erheblicher Teil wird in Lymphbahnen aufgenommen und über die Lymphe dem venösen Kreislaufschenkel wieder zugeleitet. Die treibenden Kräfte für Filtration und Reabsorption sind der hydrostatische Druckunterschied und der kolloidosmotische Druckunterschied zu beiden Seiten der Kapillarwand (STARLING's Gleichung, 1896, vgl. Kap. 2.3).

Osmotischer Druck entsteht immer dann, wenn zwei Lösungen mit
einer unterschiedlichen Konzentration gelöster Teilchen durch eine
Membran getrennt werden, die für das Lösungsmittel frei durchgängig
ist, aber die gelösten Teilchen nicht oder nur in geringem Maße passieren läßt. Der kolloidosmotische Druck in einer Kapillare wird von
der Zahl der Proteinmoleküle zu beiden Seiten der Kapillarwand bestimmt und kommt dadurch zustande, daß Wasser die Kapillarwand frei
durchdringen kann, während die Proteinmoleküle am Durchtritt durch
die Kapillarwand aufgrund deren Porengröße weitgehend gehindert
werden.

Wie Abb. 17 zeigt, ist der hydrostatische Druck in der Kapillare die
treibende Kraft für die Filtration. Er beträgt am arteriolären Ende
der Kapillare etwa 30 mmHg und fällt bis zum venolären Ende auf etwa
15 mmHg.

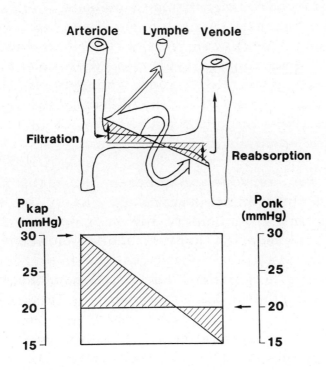

Abb. 17:   Flüssigkeitsaustausch an Kapillaren

Der Druck im Interstitium kann mit etwa Null angenommen werden.
Der kolloidosmotische Druck in der Kapillare beträgt etwa 20 mmHg
und hängt von der Konzentration und der Zusammensetzung der Plasmaproteine ab. Er wirkt, vermindert um den kolloidosmotischen Druck

der Proteine im Interstitium, der aber sicher sehr niedrig sein dürfte, der Auswärtsfiltration von Wasser aus der Kapillare entgegen, da die Proteine das Wasser 'an sich binden' möchten. Am arteriolären Ende der Kapillaren übersteigt der hydrostatische den kolloidosmotischen Druck, und es kommt zur Filtration, am venolären Ende gilt das Umgekehrte, und es kommt zur Reabsorption. Nicht reabsorbiertes Filtrat wird aus dem Interstitium über die Lymphe (mehrere Liter pro Tag) abtransportiert.

Merke: Filtration ist gleich Reabsorption plus Lymphfluß.

Der kapilläre Flüssigkeitsaustausch kann durch Änderungen des hydrostatischen Drucks von der arteriolären Seite her beeinflußt werden, oder auch von der venolären Seite her. So kann bei sehr niedrigen Kapillarinnendrucken die Auswärtsfiltration abnehmen und die Reabsorption aus dem Interstitium zunehmen (z.B. frühe Phase des hypovolämischen Schocks, Kap. 1.8.2). Umgekehrt können Steigerungen des venösen Drucks zur vermehrten Auswärtsfiltration und zum interstitiellen Ödem führen (vgl. Herzinsuffizienz, Kap. 1.3.2, und Lungenödem, vgl. Kap. 2.3). Auch Änderungen der Proteinkonzentration im Plasma ändern den kapillären Flüssigkeitsaustausch (z.B. Hungerödem bei Hypoproteinämie), und Drosselungen des Lymphflusses können ebenfalls zum Ödem führen.

Die Durchblutung der einzelnen Kapillaren ist nicht kontinuierlich. Etwa 6 - 12 x pro Minute folgen kurzzeitige Phasen freier und unterbrochener Durchblutung aufeinander. Die Zahl der durchströmten Kapillaren in einem Gewebebezirk kann erheblich schwanken. Sie wird bestimmt von der Stoffwechselaktivität des zu versorgenden Gewebes. Verantwortlich für die Regulation der Kapillardurchblutung ist der Tonus der glatten Muskulatur der Arteriolen.

Das von den Kapillaren kommende Blut wird über die Venen gesammelt und zum Herzen zurückgeführt. Die treibenden Kräfte des venösen Rückstroms sind:

a   der nach Passage der Kapillaren noch verbleibende Blutdruck von ca. 15 mmHg,

b   der Sog, der in der Systole durch die tiefertretende Ventilebene (Abb. 13) des Herzens entsteht, c der durch Inspiration im Thorax entstehende Unterdruck, der zum Ansaugen von Blut aus den extrathorakalen Venen führt, und schließlich

d der Druck, den die sich kontrahierende Skelettmuskulatur auf die Venen ausübt ('Muskelpumpe', Abb. 5).

Der Blutdruck in den großen Venen wird in erster Linie von der Höhe des hydrostatischen Drucks (Gewicht der Blutsäule auf der Venenwand) bestimmt. Beim Lagewechsel vom Liegen zum Stehen werden die Beinvenen mit einem erheblichen hydrostatischen Druck belastet. Er führt in den gegenüber den Arterien etwa 200mal dehnbareren Venen zu deren Ausweitung, so daß etwa 400 ml Blut 'versacken' (Orthostase). Dieses Blut wird dem intrathorakalen Blutvolumen, d.h. im wesentlichen dem Lungenkreislauf entnommen. Damit sinken der venöse Rückstrom zum Herzen, Schlagvolumen und HZV. Um ein kritisches Absinken des Blutdrucks (orthostatischer Kollaps) zu verhindern, muß über Kreislaufreflexe die Herzfrequenz gesteigert und der periphere Widerstand erhöht werden. Das 'Versacken' des Blutes ist beim Stehen ausgeprägter als beim Gehen (Muskelpumpe). In den Venen des Kopfes und Halses herrscht im Stehen, insbesondere bei Inspiration, ein negativer (subatmosphärischer) Druck.

1.2.7   Blutdruck

Unter Blutdruck versteht man gemeinhin den arteriellen Druck im Körperkreislauf. Er schwankt bei jedem Herzschlag zwischen dem Maximalwert (systolischer Blutdruck) während der Systole des Herzens und einem Minimalwert (diastolischer Blutdruck) während der Diastole des Herzens. Der systolische Blutdruck wird hauptsächlich durch die Herztätigkeit bestimmt, während der diastolische Blutdruck stark von der Abflußgeschwindigkeit des Blutes, d.h. vom Gesamtkreislaufwiderstand abhängt. Wie Abb. 18 zeigt, kann der Mitteldruck grafisch bestimmt werden, indem eine Linie so in die Blutdruckkurve eingezeichnet wird, daß die Fläche F zwischen Blutdruckkurve und dieser Linie über und unter der Linie gleich wird.

Wie Abb. 19 zeigt, ist der Blutdruck in der Pulmonalarterie nur etwa 25/10 mmHg. Der Lungenkreislauf zählt zum Niederdrucksystem. Eine weitere Besonderheit des Lungenkreislaufs ist der stoßweise Blutfluß in der Pulmonalarterie, die ungemein dehnbar ist und demnach keinerlei Windkesselfunktion wahrnimmt.

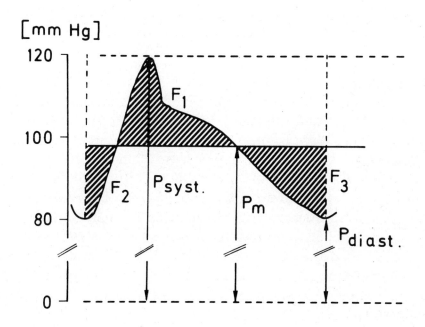

Abb. 18: Blutdruckkurve in der Aorta und zugehöriger Mitteldruck. Arterieller Mitteldruck, wenn $F_1 = F_2 + F_3$

Kurzfristige Blutvolumenvermehrung im Lungenkreislauf führt demnach auch kaum zu einer Druckerhöhung, sondern vielmehr zu einer Ausdehnung der Lungengefäße, die wie ein Reservoir wirken. Der Blutdruck in der oberen Hohlvene beträgt nur 2 - 4 mmHg. Damit wird die Weite der großen intrathorakalen Venen sehr stark vom Umgebungsdruck abhängig, der mit der Atmung schwankt (Pumpwirkung der Atmung auf den venösen Rückstrom). Bei der Inspiration sinkt der intrathorakale Druck stärker als der Druck in der Hohlvene, der transmurale Druck nimmt zu, die Vene wird erweitert, der venöse Rückstrom zum rechten Herzen nimmt zu. Über den FRANK-STARLING-Mechanismus kommt es vorübergehend zu einem höheren Schlagvolumen des rechten Ventrikels und zu einer höheren Stromstärke in der Pulmonalarterie.

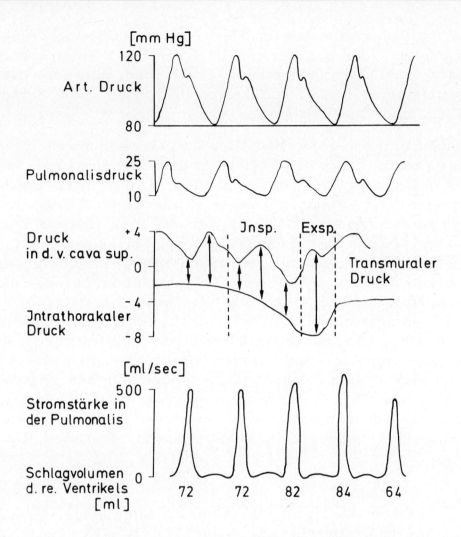

Abb. 19: Lungenkreislauf und zentraler Venendruck in Abhängigkeit von der Atmung

1.2.8   Kreislaufregulation

Die Anpassung der Durchblutung des gesamten Organismus und der Durchblutung einzelner Organe an den jeweils herrschenden Bedarf wird durch eine Reihe lokalchemischer Prozesse sowie durch nervöse und humorale Regelmechanismen sichergestellt. Lokal wird die Durchblutung der verschiedenen Organe in erster Linie chemisch gesteuert. Anstieg des lokalen CO_2-Drucks, Abfall des pH-Wertes und stärkeres Absinken des O_2-Drucks können in einzelnen Organen in unterschiedlichem Ausmaß eine Vasodilatation und damit eine Mehrdurchblutung bewirken. Die Koronardurchblutung wird vorrangig über den lokalen O_2-Druck reguliert (vgl. Kap. 1.11.2), die Hirndurchblutung zunächst über Änderungen des CO_2-Drucks, erst bei stärkerer Hypoxie über den O_2-Druck. Die lokalen Mechanismen sind eingeordnet in die Gesamtregulation, deren Zentrum (im Stammhirn) einströmende Reize von Presso- und Chemorezeptoren erhält und über das vegetative Nervensystem sowie humorale Faktoren (Adrenalin und Noradrenalin) auf das Herz und das Gefäßsystem wirkt.

Das Kreislaufzentrum in der Medulla oblongata wird in ein doppelseitig gelegenes Vasomotorenzentrum (förderndes Zentrum) und ein mittig gelegenes hemmendes Zentrum gegliedert (Abb. 20). Reizung des Vasomotorenzentrums führt zu einer Erhöhung des Sympathikotonus und damit zu fördernden Einflüssen auf das Herz und zu einer Vaso-konstriktion. Reizung der medialen, hemmenden Felder führt zu einer Hemmung des Sympathikotonus bei gleichzeitiger Erhöhung des Tonus des Parasympathikus, so daß hemmende Einflüsse auf das Herz und eine Vasodilatation resultieren. Das Vasomotorenzentrum besitzt eine tonische, ununterbrochene Aktivität und bestimmt den Ruhetonus der Gefäßmuskulatur. Übergeordnete Hirnzentren, insbesondere der Hirn-rinde und des Hypothalamus, können direkt oder über das Kreislauf-zentrum in der Medulla oblongata die Regulation des Kreislaufs be-einflussen. Eine direkte Beeinflussung der kreislaufregulatorischen Hirnzentren und einen Anstieg des Tonus der Gefäßmuskulatur beob-achtet man nach Erhöhung des CO_2-Druckes im arteriellen Blut.

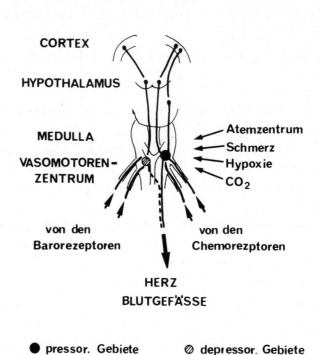

Abb. 20   Vereinfachte Darstellung des Vasomotorenzentrums. Gestrichelte Linie bedeutet hemmende Impulse.

Das Kreislaufzentrum benötigt ständig Informationen vom Herzen und von den großen Gefäßen über Druck und Füllung, die hauptsächlich über den Nervus vagus afferent (zum Gehirn hin) geleitet werden. Barorezeptoren (Druckfühler) mit direktem Einfluß auf das Kreislaufzentrum finden sich im Carotissinus, in der Wand des Aortenbogens und in der Wand der Arteria anonyma. Die von diesen Druckrezeptoren ausgehenden Impulse führen zu einer Hemmung des Vasomotorenzentrums und zu einer Erniedrigung des Sympathikus (Blutdruckzügler). Erniedrigung des Sauerstoffdrucks und des pH-Wertes und Erhöhung des CO_2-Drucks im arteriellen Blut führen zu stärkerer Erregungsbildung in den Chemorezeptoren im Glomus caroticum und in den Paraganglien im Aortenbogen und lösen drucksteigernde Reaktionen aus.

Efferent (vom Gehirn weg) laufen Impulse hauptsächlich über den Nervus vagus zum Herzen und über Rückenmark und Grenzstrang des Sympathikus zum Herzen und zu den Arteriolen und Venen. Nach Aktivierung des sympathischen Nervensystems beobachtet man am Herzen vor allem eine Steigerung der Kontraktilität und der Schlagfrequenz, an den Gefäßen meistens eine Erhöhung des Tonus der glatten Gefäßmuskulatur. Dadurch kommt es im arteriellen System zu einer Blutdrucksteigerung, im Niederdrucksystem zu einer Herabsetzung der Speicherfähigkeit der venösen Strombahn. Die Überträgerstoffe des Sympathikus sind das Noradrenalin und in geringerem Maße das Adrenalin. Als Orte der Informationsübermittlung werden an den Endigungen der sympathischen Nerven sogenannte alpha- und beta-Rezeptoren angenommen (vgl. Kap. 6.2 und 6.3). Aktivierung der alpha-Rezeptoren führt zur Vasokonstriktion, Aktivierung der beta-Rezeptoren zur Vasodilatation. Ausschüttung von Adrenalin und Noradrenalin durch das Nebennierenmark führt zu einer Wirkung, die einem erhöhten Sympathikotonus vergleichbar ist. Der Einfluß des Parasympathikus beschränkt sich in erster Linie auf die Erregungsbildung des Herzens, indem der Nervus vagus auf Sinus- und AV-Knoten einwirkt. Zur Kreislaufregulation durch das Renin-Angiotensinsystem vgl. Kap. 3.2.

1.3   Krankheiten des Herzens und der Gefäße (U. FINSTERER)

1.3.1   Hypertrophie und Dilatation

Erkrankungen des Herzens sind in hochzivilisierten Ländern die Haupttodesursache. 1972 waren in den USA Herzkrankheiten für 38,5 % aller Todesfälle verantwortlich. Die vier häufigsten Erkrankungen des Herzens sind koronare Herzkrankheit, Herzkrankheit bei arterieller Hypertonie, rheumatische Herzkrankheit und angeborene Herzfehler. Die koronare (arteriosklerotische) Herzkrankheit (KHK) und die Erkrankung des Herzens bei Hypertonus sind die wichtigsten Gesundheitsprobleme in unserem Land bei Menschen im mittleren und höheren Alter. Bei weitem die meisten Todesfälle bei Herzkrankheiten werden durch die KHK verursacht.

Ein wichtiges objektives Zeichen der Herzkrankheit ist die Vergrößerung des Herzens, verursacht durch Hypertrophie, Dilatation oder eine Kombination aus beiden. Hypertrophie des Herzens ist charakterisiert durch eine Zunahme der Muskelmasse des Myokards, die ein erhöhtes Herzgewicht und eine Verdickung der Wand der betroffenen Kammer zur Folge hat. Man spricht von konzentrischer Hypertrophie, wenn die Herzwand verdickt, aber das Herz nicht erweitert ist (Abb. 21 b) und von exzentrischer Hypertrophie, wenn zusätzlich eine Erweiterung der Kammern (Dilatation) vorliegt (Abb. 21 c).

Das normale Herzgewicht ist 300 - 350 g beim Mann und 250 - 300 g bei der Frau. Bei der Hypertrophie ist jede einzelne Herzmuskelfaser verdickt, mikroskopisch kenntlich an einem vergrößerten Durchmesser der Faser. Bis zu einem 'kritischen Herzgewicht' von 500 g scheint die Zahl der Herzmuskelfasern nicht zuzunehmen, sondern lediglich ihre Dicke. Jenseits dieses Grenzwertes wachsen die Muskelfasern jedoch nicht mehr beliebig weiter, sondern sie teilen sich. Die Zahl der Fasern nimmt jetzt zu (Hyperplasie). Ein kritischer Faktor bei der Hypertrophie ist die Blut- und damit Sauerstoffversorgung der verdickten und eventuell auch zahlenmäßig vermehrten Muskelfasern. Dabei ergibt sich im Gegensatz zu früheren Vermutungen kein Anhalt dafür, daß die Kapillarisierung, also die 'Ausstattung' der Muskelfasern mit Kapillaren, der begrenzende Faktor für die Sauerstoffversorgung des hypertrophierten Myokards ist, vielmehr werden bei Verdickung und bei Teilung der Muskelfasern auch die Kapillaren wachsen und nachgebildet. Der limitierende Faktor scheint vielmehr der Blutstrom in den großen epikardialen Herzkranzgefäßen zu sein. Die Koronarostien (Abgang der Kranzarterien aus der Aorta) und die

Stämme der Koronararterien wachsen bei Hypertrophie des Myokards offenbar bis zum kritischen Herzgewicht von 500 g harmonisch mit, bleiben aber bei weiterer Gewichtszunahme des Herzens deutlich zurück. Hinzu kommt bei älteren Menschen eine Abnahme des Koronarflusses bei einengender Koronarsklerose (vgl. Kap. 1.3.4), die dann unweigerlich zur Durchblutungsstörung, mikroskopisch kenntlich an kleinen, fleckenförmigen, ischämischen Nekrosen ('Ischämie' heißt Mangeldurchblutung), im hypertrophierten Myokard führen muß.

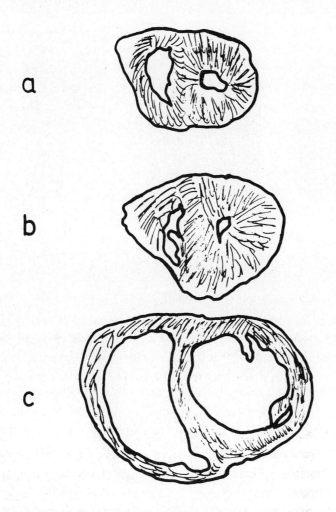

Abb. 21:   Querschnitt durch das Herz
           a = normales Herzgewicht, b = konzentrische Hypertrophie,
           c = Hypertrophie und Dilatation beider Ventrikel

Die Mechanismen der Entstehung einer Hypertrophie sind ebenso wenig gesichert wie die einer Dilatation. Sicher scheint jedoch zu sein, daß bei Dilatation im Zusammenhang mit Hypertrophie die einzelne Herzmuskelfaser nicht überdehnt wird. Die kleinste funktionelle Einheit des Myokards, das Sarkomer, verlängert sich bei Dilatation

nicht. Vielmehr scheinen die Muskelfasern nicht nur in der Dicke,
sondern auch in der Länge zu wachsen (es werden Sarkomere ange-
setzt), wobei sich die Herzmuskelfasern im Gefüge gegeneinander verschieben ('Gefügedilatation', Abb. 22).

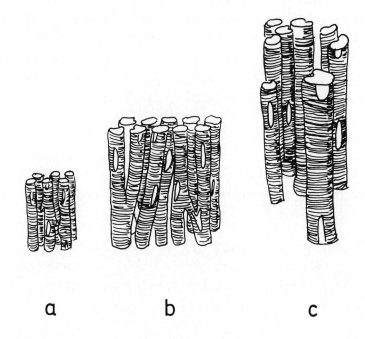

Abb. 22:   Schematische Darstellung der Herzmuskelfasern
            a = normales Herzgewicht, b = konzentrische Druckhyper-
            trophie, c = Hypertrophie mit Gefügedilatation

Hypertrophie und Dilatation können bevorzugt das linke Herz oder
das rechte Herz oder auch beide gemeinsam betreffen. Ausmaß und
Lokalisation sind von der Belastung des Herzens abhängig.

Ursachen der Linkshypertrophie und -dilatation sind z.B. arterielle
Hypertonie (vgl. Kap. 1.4), Aortenklappenfehler, Mitralinsuffizienz,
Aortenisthmusstenose oder ein ständig erhöhtes Herzzeitvolumen, z.B.
bei Hyperthyreoidismus. Hypertrophie und Dilatation des rechten Ven-
trikels finden sich bei Pulmonalklappenstenose und im Gefolge von
Druckerhöhungen im Pulmonalkreislauf, z.B. bei Mitralstenose, großem
Ductus Botalli und einigen anderen Erkrankungen, bei denen primär
der linke Ventrikel hypertrophiert, dilatiert und insuffizient wird, so
daß es zu einem Rückstau von Blut in die Lunge und zur pulmonalen
Hypertonie kommt. Hier zieht also eine primäre Linksherzinsuffizienz

schließlich eine Rechtsherzinsuffizienz nach sich. Kommt es zu einer Rechtshypertrophie und -dilatation aufgrund einer Erhöhung des pulmonalen Gefäßwiderstandes, die ihre Ursache in primären Erkrankungen des Lungenparenchyms oder des Lungengefäßbetts hat, so spricht man von Cor pulmonale (vgl. Kap. 1.3.3). Die Entwicklung einer Hypertrophie benötigt einige Zeit, zumindest Tage. Kommt es jedoch zu einer akuten Schädigung oder massiven Drucküberlastung des Myokards innerhalb sehr kurzer Zeit, wie z.B. bei schwerer Myokarditis, Hypoxie oder hypertensiver Krise, so kann eine akute Dilatation auch eines nicht hypertrophierten Ventrikels erfolgen. Das Herz ist dann groß und schlaff und neigt zum mechanischen Versagen.

1.3.2 Herzinsuffizienz

Herzinsuffizienz ist eine klinische Situation, in der das Herz nicht in der Lage ist, den Blutbedarf der peripheren Organe zu decken. Klinische Ursachen sind:

a Schädigung des Herzmuskels selbst mit Gewebsuntergang und/oder Minderung der Kontraktionskraft, z.B. Koronarinsuffizienz, Myokardinfarkt, Myokarditis, genereller Sauerstoffmangel, negativ inotrope Substanzen,

b Herzrhythmusstörungen, z.B. Vorhofflimmern und AV-Block,

c Drucküberlastung bei Klappenstenosen oder arterieller Hypertonie,

d Volumenüberlastung bei Klappeninsuffizienz, Thyreotoxikose und schwerer Anämie,

e verminderte Füllung der Herzkammern bei Herzbeuteltamponade oder konstriktiver Perikarditis und

f Kombination von zwei oder mehr dieser Faktoren.

Minderung des venösen Rückstroms durch periphere Vasodilatation, Hypovolämie oder Kompression der unteren Hohlvene, die ebenfalls zu kritischen Abnahmen des Herzzeitvolumens (HZV) führen, können nicht unter 'Herzinsuffizienz' eingereiht werden, sondern gehören zum Begriff 'Schock'.

Herzinsuffizienz kann akut oder chronisch sein. Akutes Herzversagen findet man bei Koronarverschluß, Lungenembolie und Herzbeuteltamponade. Es kann unter dem Bild des kardiogenen Schocks (vgl. Kap. 1.8.5) ablaufen. Die chronische Herzinsuffizienz kann kompensiert sein, wenn Mechanismen in Kraft gesetzt worden sind, um das Mißverhältnis zwischen HZV und peripherem Bedarf auszugleichen, wie z.B. Tachykardie, Hypertrophie, Dilatation und periphere Vasokon-striktion. Wenn die Kompensationsmechanismen nicht ausreichen oder erschöpft sind, kommt es zur dekompensierten Herzinsuffizienz.

Das Herzversagen kann eine oder beide Seiten des Herzens betreffen. Dabei kann man jeweils ein 'Vorwärtsversagen' als Ausdruck einer verminderten Auswurfleistung und ein 'Rückwärtsversagen' als Aus-druck der Stauung des Blutes vor dem versagenden Ventrikel unter-scheiden. Zeichen des 'Vorwärtsversagens' des linken Ventrikels sind z.B. Leistungsminderung, Müdigkeit, Ohnmachtsanfälle oder Verwirrt-heitszustände durch verminderte Hirndurchblutung und Oligurie bei niedriger Nierendurchblutung. Ein 'Rückwärtsversagen' des linken Ventrikels manifestiert sich in einer Lungenstauung mit Atemnot zu-nächst nur bei Belastung, dann auch in Ruhe (Belastungsdyspnoe und Ruhedyspnoe) sowie verstärkter Atemnot bei Flachlagerung, die den Patienten dazu zwingt, in halbsitzender Lage zu schlafen (Ortho-pnoe). Bei einem stärkeren Grad der Linksinsuffizienz treten anfalls-weise, besonders nachts, Atemnot und Rasseln, Giemen und Pfeifen über der Lunge sowie Beklemmungsgefühl und Todesangst auf (Asth-ma cardiale). Das gravierendste Zeichen der Linksherzinsuffizienz ist schließlich das hämodynamische Lungenödem mit 'Distanzrasseln' und blutig-schaumigem Sputum, das unbehandelt rasch zum Erstickungstod führen kann (zur Pathophysiologie des Lungenödems vgl. Kap. 2.3).

Das 'Rückwärtsversagen' des rechten Ventrikels wird sichtbar als Stauung der Jugularvenen sowie als venöse Stauung der Leber, des Magen-Darm-Traktes und der Nieren. Der zentrale Venendruck ist er-höht. Es treten subkutane Ödeme auf, bevorzugt an den abhängigen Partien (Füße und Unterschenkel beim Gehen und Stehen, Kreuzbein-gegend und Rücken beim Liegen), da hier der hydrostatische Druck in den gestauten Venen und durch Fortleitung auch der hydrostati-sche Druck in den Kapillaren am höchsten ist (zum Flüssigkeitsaus-tausch an Kapillarwänden vgl. Kap. 1.2.6). Die Ödeme der unteren Extremitäten werden häufig nachts bei Flachlagerung mobilisiert und führen zum häufigen nächtlichen Wasserlassen (Nykturie). Schreitet die Ödembildung fort, so entwickeln sich auch seröse Ergüsse in den Körperhöhlen (Ascites, Pleuraergüsse). Die meisten Formen der Herz-insuffizienz gehen mit erhöhtem Blutvolumen einher. Das HZV ist meist erniedrigt (außer bei Hyperthyreose und Anämie). Damit ist die periphere Sauerstoffausschöpfung hoch ($a\bar{v}DO_2$ 5 - 10 Vol.%, vgl. Kap. 1.2.3 und 1.7.4), was auf jeden Fall im gemischt-venösen Blut zu einer Abnahme der Sauerstoffsättigung des Hämoglobins ($S\bar{v}O_2$) führt. Die Lungenstauung bei Herzinsuffizienz führt immer auch zu einer Störung der Sauerstoffaufnahme in der Lunge, womit auch das Hämoglobin im arteriellen Blut nicht voll mit Sauerstoff gesättigt ist. Die Untersättigung des Blutes mit Sauerstoff wird als Zyanose sichtbar.

Zyanose bedeutet Blauverfärbung der Haut. Sie kommt dadurch zustande, daß das nahezu schwarze, sauerstoffentsättigte Hämoglobin (reduziertes Hb) durch die Haut blau durchschimmert (vergleiche Tätowierungen mit Einbringen von schwarzer Tusche unter die Haut, die blau erscheinen). Eine Zyanose wird erst sichtbar, wenn etwa 5 g% Hämoglobin im arteriellen Blut nicht mit Sauerstoff gesättigt sind. Sie wird also eher bei Polyglobulie als bei Anämie auftreten. Ist die Zyanose durch intrakardiale Beimischung von venösem zu arteriellem Blut (Shuntvitien, vgl. Kap. 1.3.7), durch ein niedriges HZV oder einen gestörten pulmonalen Sauerstofftransport verursacht, so spricht man von zentraler Zyanose. Wird das Blut in der Peripherie durch Vasokonstriktion stark entsättigt (vergleiche kalte Hände), so handelt es sich um eine periphere Zyanose.

Chronische Hypoxie führt im Regelfall zu einer vermehrten Bildung von roten Blutkörperchen im Knochenmark und damit zu einem erhöhten Hämoglobingehalt des Blutes (z.B. 16 bis 20 g%). Die Polyglobulie wird bei chronischer Herzinsuffizienz nicht selten beobachtet. Sie ermöglicht zwar auf der einen Seite einen vermehrten Sauerstofftransport zu den Geweben trotz eines niedrigem HZV und könnte so als Kompensationsmechanismus gelten. Polyglobulie verschlechtert aber durch 'Eindickung' die Viskosität des Blutes und erhöht nach dem HAGEN-POISEUILLE'schen Gesetz (vgl. Kap. 1.2.5) den peripheren Gefäßwiderstand.

Bezüglich der Veränderungen der Mechanik des insuffizienten Herzens lohnt sich die Betrachtung des Druck-Volumen-Diagramms des linken Ventrikels beim gesunden und beim insuffizienten Herzen und der Ventrikelfunktionskurven. Beim Druck-Volumen-Diagramm (Abb. 23) steht die Fläche ABCD für die Arbeit des Herzens, die während einer Kontraktion geleistet wird. Dabei bedeutet die Linie AB die isovolumetrische Kontraktionsphase (Phase I in Abb. 12), ausgehend von einem enddiastolischen Volumen (EDV) von etwa 140 ml, die Linie BC bedeutet die Austreibungsphase mit einem Druckanstieg von 80 auf 120 mmHg und einem Auswurf von etwa 70 ml Blut (Schlagvolumen = SV). Das Verhältnis von SV zu EDV wird Ejektionsfraktion genannt und beträgt beim gesunden Menschen in Ruhe also etwa 50 %. Die Linie CD bedeutet die isovolumetrische Erschlaffungsphase und DA ist die Füllungsphase des Ventrikels. Bei Zunahme des Schlagvolumens

unter Belastung (gepunktete Felder in Abb. 23) nimmt beim gesunden
Herzen das enddiastolische Ventrikelvolumen eher geringfügig ab,
aber ein großer Teil des in Ruhe im Ventrikel verbliebenen endsysto-
lischen oder Restvolumens wird nun zusätzlich ausgetrieben, womit die
Ejektionsfraktion ganz bedeutend steigt. Das insuffiziente Herz
(Abb. 23 unten) beinhaltet schon in Ruhe ein wesentlich größeres
EDV, was aber zu einem eher geringeren Prozentsatz ausgeworfen
wird, so daß ein sehr großes Restvolumen zurückbleibt und die
Ejektionsfraktion nur etwa 25 % beträgt. Bei Belastung kann dieses
Restvolumen vom insuffizienten Herzen nicht ausgenützt werden. Viel-
mehr nehmen EDV und enddiastolischer Ventrikeldruck weiter zu, und
das Schlagvolumen kann nicht vergrößert werden.

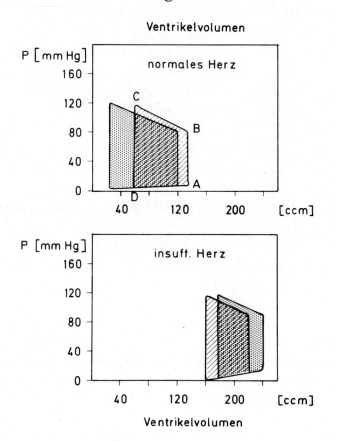

Abb. 23: Druck-Volumen-Diagramm des normalen und insuffizienten
Herzens

In Abb. 24 sind die Schlagarbeit des linken Ventrikels und der linksventrikuläre enddiastolische Druck verschiedener Herzen zueinander
in Beziehung gesetzt. Alle Kurven verdeutlichen den FRANK-STAR-
LING-Mechanismus (vgl. Kap. 1.2.2), der besagt, daß mit steigender
Faservorspannung (hier ausgedrückt als enddiastolischer Kammer-
druck) auch die Kontraktionskraft der Kammer (hier ausgedrückt als

Schlagarbeit) zunimmt. Die mittlere Kurve zeigt die Verhältnisse bei
normalem Herzen, die obere Kurve zeigt die Wirkung positiver Inotropie (z.B. Gabe von Adrenalin) und die untere Kurve zeigt die Verhältnisse beim insuffizienten Herzen mit verminderter Inotropie. Es ist
ersichtlich, daß das insuffiziente Herz wesentlich höhere enddiastolische Drucke benötigt, um die gleiche Schlagarbeit wie das gesunde
Herz zu leisten.

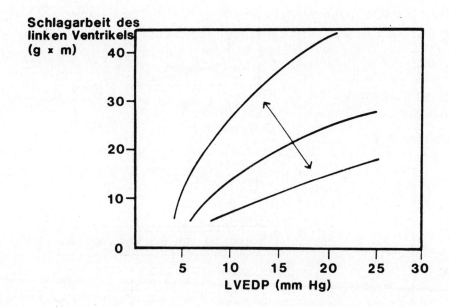

Abb. 24:   Ventrikelfunktionskurven des linken Ventrikels
           1 = normales Herz, 2 = Wirkung positiv inotroper Substan-
           zen, 3 = insuffizientes Herz, LVEDP = linksventrikulärer,
           enddiastolischer Druck.

Merke: Das insuffiziente Herz ist gekennzeichnet durch ein deut-
           lich erhöhtes enddiastolisches Volumen (EDV), ein erhöhtes
           Restvolumen, das bei Belastung nicht nutzbar gemacht wer-
           den kann, und durch deutlich erhöhte enddiastolische Ven-
           trikeldrucke, wobei ein bedeutender Anstieg derselben nur
           zu einer geringen Zunahme des Schlagvolumens führt (un-
           tere Kurve in Abb. 24). Das insuffiziente Herz kann unter
           Belastung das HZV nicht oder nur noch in geringem Maße
           steigern und reagiert auf Druck- oder Volumenbelastung

mit einem verhältnismäßig starken Anstieg des enddiastolischen Ventrikeldrucks und des Vorhofdrucks. So können z.B. Patienten mit schwerer Linksherzinsuffizienz allein durch psychische Erregung ins Lungenödem kommen.

Abb. 25 zeigt ein Denkschema zur Entstehung des kardialen Ödems.

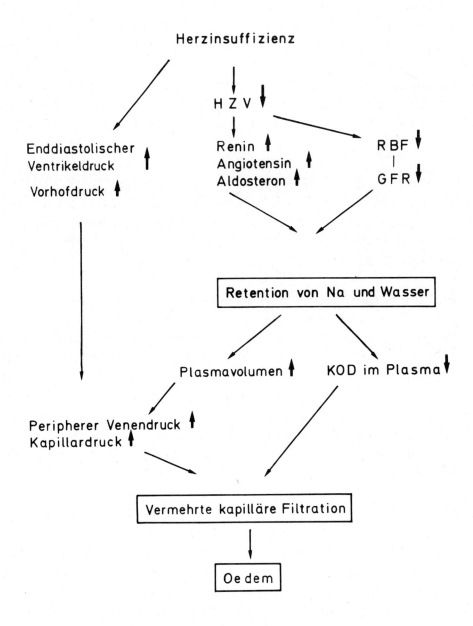

Abb. 25:   Ödembildung bei Herzinsuffizienz
            RBF = renale Durchblutung, GFR = glomeruläre Filtrations-
            rate, KOD = kolloidosmotischer Druck

Herzinsuffizienz bedeutet Zunahme des enddiastolischen Ventrikeldrucks und des Vorhofdrucks und damit auch Steigerung des zentralen und peripheren Venendrucks und des hydrostatischen Drucks in den Kapillaren. Dies allein würde nach STARLING's Gleichung (vgl. Kap. 1.2.6 und 2.3) eine vermehrte kapilläre Auswärtsfiltration zur Folge haben. Die Reduktion des HZV führt aber weiterhin über eine Erniedrigung der Nierendurchblutung und des Glomerulumfiltrats und einer vermehrten Freisetzung von Renin, Angiotensin und Aldosteron zu einer vermehrten Rückresorption von Natrium und Wasser in den Tubuli der Niere (vgl. Kap. 3.2). Damit entsteht, insbesondere bei eingeschränkter Zufuhr, eine positive Natrium- und Wasserbilanz, die das Plasmavolumen und damit wiederum den Venendruck erhöht. Durch Verdünnung der Plasmaproteine sinkt der intrakapilläre kolloidosmotische Druck ab, und die kapilläre Filtration wird weiterhin begünstigt.

Die Therapie der Herzinsuffizienz besteht meistens in der Gabe von Herzglykosiden (vgl. Kap. 1.6.1) und Diuretika und muß darüber hinaus darauf zielen, die Ursachen der Herzinsuffizienz (Hypertonie, Klappenfehler, Rhythmusstörungen, Perikardkonstriktion, Anämie, Hyperthyreose) zu beseitigen.

1.3.3   Cor pulmonale

Cor pulmonale ist eine rechtsventrikuläre Hypertrophie und/oder Dilatation im Gefolge einer primären Lungenparenchym- oder Lungengefäßerkrankung mit pulmonaler Hypertonie (systolischer Pulmonalarteriendruck über 30 mmHg oder Pulmonalismitteldruck über 20 mmHg). Man unterscheidet das akute und das chronische Cor pulmonale. Das akute Cor pulmonale, bei dem sich die Rechtsherzbelastung innerhalb kürzester Zeit ausbildet, findet sich bei Lungenembolie und bei der akuten respiratorischen Insuffizienz (ARI).

Die Lungenembolie ist in der Regel eine Thrombembolie (vgl. Kap. 1.9.4), ausgehend von einer Thrombophlebitis der unteren Extremitäten (25 bis 60 %), der Beckenvenen (6 bis 20 %) oder der unteren Hohlvene (5 bis 15 %), viel seltener eine Fettembolie (vgl. Kap. 1.9.2) oder einer Luftembolie (vgl. Kap. 1.9.1). Sie ist eine ungemein häufige Erkrankung, insbesondere beim Patienten über 50 Jahre, mit einer sehr hohen Komplikationsrate und einer Sterblichkeit um 20 %. Die Lungenembolie ist die dritthäufigste Todesursache überhaupt. Sie ist im Prinzip natürlich eine Erkrankung der Lunge, doch der Tod tritt unter dem Bild des Herzversagens ein. Prädisponierende Faktoren sind längere Bettruhe, Fettsucht, Schwangerschaft, ein operativer Eingriff, Varikosis, Herzinsuffizienz und eine vermehrte Gerinnbarkeit des Blutes. Durch Einschwemmung eines oder mehrerer Thromben in die Lungenstrombahn kommt es zu einer mehr oder weniger ausgeprägten Verlegung der Strombahn mit Anstieg der Drucke in der Arteria pulmonalis, im rechten Ventrikel, rechten Vorhof und in den zentralen Venen. Weiterhin finden sich eine Tachykardie, ein niedriges HZV und eine hohe $a\bar{v}DO_2$. Klinisch finden sich alle Varianten zwischen einem stummen Verlauf und einem Herztod innerhalb weniger Minuten. Meist zeigen die Patienten Luftnot, Todesangst, Thoraxschmerzen und die Zeichen des kardiogenen Schocks. Der klinische Verlauf kann durch rezidivierende Embolien, Pleuraergüsse und Pneumonie kompliziert werden. Die Therapie besteht in Sedierung, Sauerstoffgabe, evt. Intubation und Beatmung, Analgesie, Antikoagulation, evt. allgemeine Schockbehandlung und evt. Embolektomie mit oder ohne extrakorporaler Zirkulation.

Bei akuter respiratorischer Insuffizienz (ARI) wird sowohl im ganz frühen Stadium als auch im Stadium der mesenchymalen Reaktion (vgl. Kap. 2.5) die pulmonale Strombahn in ausgedehntem Maße verlegt und eingeengt. Zudem führt die Beatmung mit positiv-endexspiratorischem Druck (Kap. 2.6) zur Zunahme des pulmonalen Gefäßwiderstandes, so daß der rechte Ventrikel akut belastet wird. Es ist daher nicht verwunderlich, daß bei ARI unter maschineller Beatmung nicht nur das akute Lungenversagen, sondern auch das akute Herzversagen Haupttodesursache sein kann. Die pulmonale Hypertonie bei ARI scheint einer medikamentösen Therapie (Vasodilatation) kaum zugänglich zu sein.

Das chronische Cor pulmonale ist verursacht durch eine Querschnittsabnahme der arteriellen Lungenstrombahn um über 2/3 und damit Erhöhung des Lungengefäßwiderstandes bei chronischen Lungenerkrankungen wie Bronchitis, Asthma bronchiale, Lungenemphysem, Lungenfibrose und rezidivierenden Lungenembolien und bei Thoraxdeformitäten wie Kyphoskoliose und Trichterbrust. Die Klinik ist durch das 'Rückwärtsversagen' des rechten Ventrikels gekennzeichnet (s.o.).

1.3.4   Koronare Herzerkrankung (KHK)

Die KHK umfaßt die klinischen Bilder Angina pectoris, Koronarinsuffizienz und Myokardinfarkt. Zu ihren Folgen gehören Herzinsuffizienz, Herzwandaneurysma, Herzrhythmusstörungen und plötzlicher Herztod. Die KHK hat in den letzten Jahrzehnten in den hochzivilisierten Ländern ungemein stark zugenommen. In Deutschland kann man derzeit etwa einen Patienten mit KHK auf 100 Einwohner rechnen. Rund 80 %

aller plötzlichen Herztodesfälle haben die KHK als Ursache. Die KHK wird zum überwiegenden Teil durch eine Arteriosklerose der Herzkranzgefäße (Koronarsklerose) verursacht (vgl. Kap. 1.3.8). Ohne die genauen Ursachen und Entstehungsmechanismen der Arteriosklerose zu kennen, kann man davon ausgehen, daß es zunächst zu Ablagerungen von Fettstoffen in der Intima der grossen und mittleren Arterien kommt, die dann eine Bindegewebsreaktion (Faserbildung) nach sich ziehen. Es bilden sich sogenannte arteriosklerotische 'Plaques', die häufig ins Lumen der Arterie vorspringen und dieses damit einengen (stenosierende Koronarsklerose). Die Plaques können verkalken, die darüberliegende Intima kann zugrunde gehen (Exulzeration, Atherombildung), auf dem Plaque kann eine Thrombose entstehen, die das Lumen der Arterie völlig einengt, und schließlich kann es auch aus kleinen Gefäßen der Arterienwand in einen Plaque hineinbluten. Prädisponierende Faktoren für die Entstehung einer Koronarsklerose sind familiäre Belastung, arterielle Hypertonie, Hyperlipidämie, Zigarettenrauchen, mangelndes körperliches Training, beruflicher Streß, Adipositas und Diabetes mellitus.

Unter Koronarinsuffizienz versteht man ein Mißverhältnis zwischen Sauerstofftransport durch die Koronarien zum Myokard und Sauerstoffbedarf des Myokards, wobei der Sauerstoffbedarf insbesondere bei Belastungssituationen durch den Antransport nicht gedeckt werden kann. Morphologische Zeichen der Koronarinsuffizienz sind kleine Nekrosen in den inneren Wandschichten zumeist des linken Ventrikels.

Der pektanginöse Anfall ist Ausdruck des akuten Sauerstoffmangels im Myokard. Am häufigsten finden sich die arteriosklerotischen Koronarstenosen am Anfangsteil des Ramus descendens und circumflexus der linken Herzkranzarterie und im Hauptstamm der rechten Herzkranzarterie (Abb. 7, Kap. 1.1.4). Eine stenosierende Koronarsklerose oder gar ein Totalverschluß einer Koronarie würde nur dann für das zugehörige Myokard ohne Folgen bleiben, wenn ausreichende Kollateralen oder Anastomosen von anderen Gefäßen bestünden (vgl. Kap. 1.1.2). Dies ist physiologischerweise nicht der Fall, die Koronarien sind vielmehr funktionelle Endarterien. Unter der Bedingung einer langsamen, hochgradigen Lumeneinengung bei ausreichendem körperlichen Training scheinen sich unter dem Reiz der lokalen Myokardhypoxie aber Kollateralen oder Anastomosen ausbilden zu können, die im Falle eines endgültigen Koronarverschlusses lebensrettend sein können.

Wie in Kap. 1.2.3 dargestellt, erfolgt die Koronarperfusion im wesentlichen während der Diastole der Ventrikel mit dem diastolischen
Aortendruck als treibendem Druck. Für den myokardialen Sauerstoffverbrauch ($M\dot{V}O_2$) gilt nach dem FICK'schen Prinzip:

$$M\dot{V}O_2 \;=\; \frac{MBF \times avDO_2\,kor.}{100}$$

d.h. der myokardiale Sauerstoffverbrauch ist gleich dem Produkt aus
myokardialem Blutfluß (MBF, Koronardurchblutung) und koronarer
$avDO_2$. Da die koronare $avDO_2$ schon unter normalen Bedingungen
sehr hoch ist (12 Vol%), kann sie unter Belastung kaum noch gesteigert werden. Vielmehr führt beim Herzgesunden die momentane Myokardhypoxie bei Belastung lokal zu einer Koronardilatation, also zu
einer Abnahme des Koronarwiderstandes auf minimal etwa 20 % des
Ruhewertes, wodurch MBF wesentlich gesteigert wird. Das Verhältnis
von normalem Koronarwiderstand zu Koronarwiderstand bei maximaler
Dilatation wird Koronarreserve genannt. Es wurde gezeigt, daß bei
Patienten mit Koronarsklerose die Koronarperfusion unter Ruhebedingungen im Mittel kaum eingeschränkt ist (ca. 80 ml/100 g Myokard),
daß aber die Koronarreserve mehr oder weniger komplett verloren
geht. Das bedeutet, daß unter normalen Ruhebedingungen bei KHK
ein Mißverhältnis von Sauerstoffangebot und Sauerstoffverbrauch im
Myokard nicht vorliegt, daß dies aber mit der Folgeerscheinung des
Angina pectoris-Anfalls auftreten muß, wenn der Sauerstoffbedarf des
Myokards durch Steigerung des arteriellen Drucks oder Tachykardie
zunimmt oder wenn das Sauerstoffangebot bei Abnahme des diastolischen Aortendrucks, Anämie, Hypoxämie oder Viskositätszunahme des
Blutes abfällt (vgl. Kap. 1.11.2).

Der typische Angina pectoris-Anfall geht mit Vernichtungsgefühl und
Schmerzen in der Brust einher, die häufig in den linken Arm aus-
strahlen. Ein Verschwinden der Beschwerden auf Nitroglycerin sichert
die Diagnose. Nitroglycerin dilatiert einerseits die Koronarien und
führt damit zu einer Zunahme des Sauerstoffangebots an das Myokard,
andererseits wirkt es auch vasodilatatorisch an den peripheren Gefässen,
sen, senkt damit den Aortendruck, das enddiastolische Ventrikelvolumen und die Myokardspannung und führt über eine Minderung der
Druckvolumenarbeit des Herzens auch zu einer Abnahme des Sauerstoffbedarfs im Myokard (vgl. Kap. 1.10.5). Angina pectoris-Anfälle
sind neben der enormen Beeinträchtigung des Patienten auch häufig

Vorboten eines drohenden Myokardinfarkts. Eine energische Prophylaxe ist daher angezeigt. Sie beinhaltet Änderung der Lebensgewohnheiten und Diät, Blutdrucksenkung und Anwendung von Nitro-
präparaten und beta-Rezeptoren-Blockern (vgl. Kap. 6.3). Letztere
stellen sehr wirksame Medikamente in der Vorbeugung von Angina
pectoris-Anfällen dar. Sie senken den myokardialen Sauerstoffverbrauch durch Senkung des Blutdrucks, der Herzfrequenz und der
Inotropie. Sie sind daher nicht anwendbar bei schwerer Herzinsuffizienz, bei Sinusbradykardie und AV-Block.

Ein Myokardinfarkt tritt nach völliger Unterbrechung der Sauerstoffzufuhr zu einem Teil des Myokards ein, häufig auf dem Boden einer
stenosierenden Koronarsklerose, auf die sich eine Thrombose auf-
pfropfen kann. Histologisch findet sich eine Nekrose der Muskelzellen
mit Einwanderung von Leukozyten und Aussprossen von Granulations-
gewebe und schließlich eine Narbenbildung. Häufig entsteht außen auf
dem infarzierten Myokardbezirk eine Perikarditis mit Perikarderguß
und innen ein wandständiger Endokardthrombus, der Anlaß zu arteriellen Embolien geben kann. Die nekrotische Herzwand kann zerreis-
sen, was über eine Herzbeuteltamponade praktisch immer zum Tode
führt. Die Infarktnarbe kann sich schließlich 'ausbeulen' und zu
einem Herzwandaneurysma führen. Infarkte treffen praktisch ausschließlich die linke Kammer und das Kammerseptum. Sie führen
häufig zu hämodynamischen Störungen im Sinne einer Linksherzinsuffizienz bis hin zum kardiogenen Schock (vgl. Kap. 1.8.5) und zu
Herzrhythmusstörungen (vgl. Kap. 1.5.3). Symptome des Myokardinfarkts sind Schmerzen in der Brust, die auf Nitroglycerin nicht ansprechen, Todesangst, kalter Schweiß, evt. Rasseln über der Lunge,
später Perikardreiben, Temperaturen, Leukozytose, typische EKG-
Veränderungen (vgl. Kap. 1.5.6) und erhöhte Serumkonzentrationen
der aus untergegangenen Myokardfasern freigesetzten Enzyme (Kreati-
nin-Phosphokinase (CPK, Anstiegsbeginn nach 3 - 6 Stunden, Maximum nach 18 - 36 Stunden, Verschwinden nach 3 - 6 Tagen), Serum-
Glutamat-Oxalacetat-Transaminase (SGOT, Anstiegsbeginn nach 5 - 8
Stunden, Gipfel nach 24 - 48 Stunden, Verschwinden nach 4 - 7 Tagen) und Laktat-Dehydrogenase (LDH, Beginn nach 8 - 12 Stunden,
Maximum nach 48 - 72 Stunden, Verschwinden nach 8 - 9 Tagen)).

Die Komplikationen des Myokardinfarkts seien nochmals zusammengefaßt: Herzrhythmusstörungen (90 %), die Anlaß zum plötzlichen Herztod geben können, akute Linksherzinsuffizienz (25 %), kardiogener
Schock (10 - 20 %), Thrombose und Embolie (15 - 40 %), Perikarditis,
Herzwandruptur und Herzwandaneurysma. Die Therapie beinhaltet

Intensivüberwachung und Intensivpflege, strikte Ruhigstellung, Analgesie, Sauerstoffgabe, Antiarrhythmika und, zur Verhinderung der Thrombenbildung, Heparin und später Cumarinderivate (vgl. Kap. 1.9.4). Die Prognose des Myokardinfarkts ist sehr ernst. Nach 4 Wochen leben noch 67 % der Patienten, nach 5 Jahren noch 35 %. Werden die ersten vier Wochen überlebt, so leben von diesen Patienten nach einem Jahr noch 80 - 90 %.

1.3.5   Entzündliche Erkrankungen des Herzens

Entzündliche Erkrankungen des Herzens können sich am Endokard als Endokarditis, am Myokard als Myokarditis, am Perikard als Perikarditis oder an allen drei Schichten der Herzwand zugleich als Pankarditis manifestieren. Ein typisches Beispiel für letzteres ist die rheumatische Pankarditis im Rahmen des rheumatischen Fiebers, das als immunologische Reaktion auf die Infektion mit hämolysierenden Streptokokken aufgefaßt wird. Das rheumatische Fieber geht fast immer mit einer Herzbeteiligung einher. Neben Fieber, Schwellung und Rötung der Gelenke finden sich dann Herzgeräusche als Zeichen der Endokarditis, Rhythmusstörungen und Herzinsuffizienz als Zeichen der Myokarditis und ein Perikarderguß als Ausdruck der Perikarditis. Pathologisch-anatomisch finden sich im Bindegewebe des Herzens Nekrosen der kollagenen Fasern, die bevorzugt mit narbiger Schrumpfung ausheilen, was speziell an den Herzklappen zu Verziehungen und Verkürzungen führt und häufig erst Jahre und Jahrzehnte nach der akuten Erkrankung einen rheumatischen Herzklappenfehler (vgl. Kap. 1.3.6) zum Vorschein kommen läßt.

Auch die bakterielle Sepsis führt häufig zur Pankarditis, wobei allerdings die bakterielle Endokarditis vielfach der dominierende Prozeß ist und häufig sogar den Sepsisherd darstellt. Während nach allgemeiner Meinung bei der Besiedlung der Herzklappen die Streptokokken bei weitem überwiegen, dürften in der Intensivpflege besonders Infektionen der Klappen des rechten Herzens durch resistente, gramnegative Keime im Rahmen der Venenkathetersepsis eine bedeutende Rolle spielen. Die bakterielle Endokarditis mit Streptokokken entwickelt sich bevorzugt auf dem Boden einer rheumatischen Herzklappenerkrankung oder eines angeborenen Herzfehlers. Sie kann akut oder mehr schleichend verlaufen und wird im letzteren Falle als Endokarditis lenta häufig durch Streptococcus viridans ausgelöst. Klinische Zeichen der bakteriellen Endokarditis sind allgemeines Krankheitsgefühl, Temperatur, evt. auch Schüttelfröste, Herzgeräusche, bei umfangreichen Zerstörungen der Klappen auch Herzinsuffizienz und arterielle Embolien.

Für die Diagnose sind positive Blutkulturen und Resistenzprüfungen gegen Antibiotika sehr wichtig. Pathologisch-anatomisch findet man auf den ulzerierten und mehr oder weniger zerstörten Klappen (besonders Aorten- und Mitralklappe) ausgedehnte Bakterienrasen, die abgerissen werden und arteriell embolisieren können.

Während die Endokarditis häufig bakteriell verursacht ist, finden sich Myokarditiden mehr im Gefolge von Virusinfektionen. Neben den typischen Zeichen der Virusinfektion zeigen sich dann Rhythmusstörungen und evt. auch Zeichen der Herzinsuffizienz. Häufigste Ursachen der Perikarditis sind Infektionen mit Bakterien und Viren, rheumatisches Fieber, Myokardinfarkt, Urämie und Thoraxtraumen. Die Perikarditis beginnt häufig trocken durch 'Ausschwitzung' von Fibrin mit schmerzhaftem Perikardreiben und wird dann 'feucht' mit einem serösen Erguß, wobei das Reiben verschwindet, aber je nach Menge und Geschwindigkeit der Flüssigkeitsansammlung im Herzbeutel die Zeichen der Perikardtamponade sichtbar werden. Diese sind unter anderem nicht tastbarer Herzspitzenstoß, leise Herzgeräusche, perkutorisch und röntgenologisch verbreitertes Herz, rasch auftretende Zeichen des 'Rückwärtsversagens' des rechten Ventrikels und des 'Vorwärtsversagens' des linken Ventrikels. Die Therapie besteht in der Punktion des Ergusses (bei chronischer Perikarditis in der Perikardfensterung). Bei der konstriktiven Perikarditis kommt es nach der fibrinösen Entzündung zur narbigen Schrumpfung und Verwachsung der beiden Perikardblätter. Zusätzlich kann sich im Narbengewebe Kalk ablagern (Panzerherz). Das Herz wird 'eingekerkert' und entwickelt die Zeichen der schwersten Insuffizienz.

1.3.6   Erworbene Herzklappenfehler

Erworbene Herzklappenfehler betreffen am häufigsten die Mitralklappe, am nächsthäufigen die Aortenklappe, häufig beide Klappen kombiniert, selten die Trikuspidalklappe und praktisch nie die Pulmonalklappe. Sie entstehen in der Regel langsam über Jahre, unter fortschreitender Verschlechterung der Hämodynamik, auf dem Boden einer abgelaufenen rheumatischen Endokarditis. Bei einer unzureichenden Öffnungsfähigkeit einer Klappe, meist verursacht durch narbige Verwachsung der Klappenränder und Verschluß der Spalten zwischen den Rändern, spricht man von einer Klappenstenose. Bei einer mangelnden Schlußfähigkeit, verursacht durch narbige Schrumpfung und Verkürzung der Klappenteile, liegt eine Klappeninsuffizienz vor (Abb. 26). Häufig sind Öffnungs- und Schließunfähigkeit an ein- und derselben Klappe eingeschränkt. Stenosen kombiniert mit Insuffizienz sind nicht eben selten.

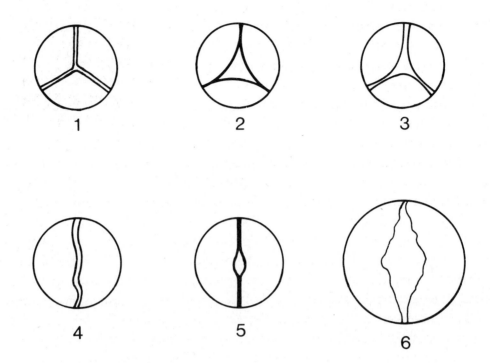

Abb. 26: 1 = normale Aortenklappe, 2 = Verwachsung und Verdik-
kung der Aortenklappe, 3 = Auseinanderweichen und Verkürzung der Aortenklappe, 4 = normale Mitralklappe,
5 = Verwachsung und Verdickung (Knopflochstenose),
6 = relative Insuffizienz der Mitralklappe

Akut entstehende Herzklappenfehler sind praktisch immer Insuffizien-
zen und werden durch eine Klappenperforation verursacht oder das
Zerreißen eines Sehnenfadens bei bakterieller Endokarditis, Trauma
oder Myokardinfarkt. Eine relative Klappeninsuffizienz tritt besonders
an der Mitral- und Trikuspidalklappe durch Dehnung des Klappen-
rings bei Dilatation der Ventrikel durch Myokarditis, Myokardinfarkt,
arterielle Hypertonie oder Cor pulmonale auf.

Die Mitralstenose ist pathophysiologisch gekennzeichnet durch einen
mangelnden Durchlaß des Blutes durch die Klappe zwischen linkem
Vorhof und linker Kammer. Es kommt also zur Stauung vor der
Mitralklappe. Der linke Vorhof hypertrophiert und kann riesig dilatieren, weiterhin kommt es zur Lungenstauung, zur pulmonalen Hypertonie und schließlich auch zur Rechtsinsuffizienz. Der linke Ventrikel

ist bei der reinen Mitralstenose klein. Die Dilatation des linken Vorhofs führt sehr häufig zum Vorhofflimmern mit absoluter Arrhythmie (vgl. Kap. 1.5.3), womit die Füllung des linken Ventrikels weiterhin verschlechtert ist. Das Schlagvolumen und damit auch das HZV (HZV = SV x HF) ist also bei Mitralstenose klein und kann bei Belastung praktisch nicht gesteigert werden (typische Linksinsuffizienz). Im dilatierten und flimmernden linken Vorhof bilden sich Thromben, die zu arteriellen Embolien Anlaß geben können. Die Patienten haben häufig Dyspnoe, nächtliches Asthma cardiale und später auch die Zeichen der Rechtsherzinsuffizienz. Neben der medikamentösen Therapie, die besonders auch die Antikoagulation beinhalten muß, sollte, wie bei allen erworbenen und angeborenen 'Herzfehlern', eine operative Korrektur erwogen werden.

Bei der Mitralinsuffizienz kommt es, wie bei allen Klappeninsuffizienzen, zum 'Pendelblut', d.h. ein Teil des Schlagvolumens wird bei der Systole des linken Ventrikels nicht in die Aorta ausgeworfen, sondern fließt durch die nicht völlig verschlossene Mitralklappe in den linken Vorhof zurück und erscheint bei der nächsten Diastole wieder im linken Ventrikel. Der linke Ventrikel muß zur Aufrechterhaltung eines ausreichenden HZV somit ständig ein erhöhtes Schlagvolumen erzeugen, das zum mehr oder weniger großen Teil als Pendelblut verloren geht. Die vermehrte Volumenarbeit führt zur Linkshypertrophie und -dilatation, auch der linke Vorhof dilatiert. Bei Dekompensation des Klappenfehlers resultieren Lungenstauung und Rechtsherzinsuffizienz. Vorhofflimmern und absolute Arrhythmie sind wie bei der Mitralstenose häufig.

Bei der Aortenstenose muß der linke Ventrikel ständig vermehrte Druckarbeit gegen den verengten Auslaß aufbringen. Der systolische Druck im linken Ventrikel muß schließlich auf Werte zwischen 200 und 300 mmHg gesteigert werden, um jenseits der Stenose, also in der Aorta, einen ausreichenden Druck und Fluß aufrecht zu erhalten. Es kommt zu einer systolischen Druckdifferenz (Druckgradient) über die Aortenklappe von 100 bis 200 mmHg. Der linke Ventrikel wird erst konzentrisch hypertrophieren. Bei Dekompensation kommt es zur Linksdilatation, Lungenstauung und Rechtsinsuffizienz. Im großen Kreislauf finden sich die Zeichen niedriger Durchblutung mit niedrigem arteriellen Druck und Neigung zu Schwindel und Ohnmachtsanfällen. Auch ohne stenosierende Koronarsklerose kann eine Koronarinsuffizienz entstehen, da der myokardiale Sauerstoffverbrauch durch die enorme Druckarbeit des linken Ventrikels hoch, die Durchblutung der Koronarien, die ja hinter der Aortenklappe abgehen, aber

erniedrigt ist. Abb. 27 zeigt Druckkurven in der Aorta und im linken
Ventrikel bei Aortenstenose. Der systolische Druckgradient von
100 mmHg und der erhöhte linksventrikuläre enddiastolische Druck
sollten beachtet werden.

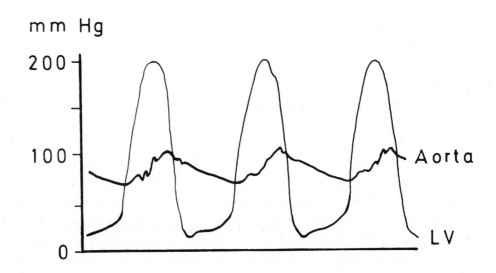

Abb. 27:   Aortenstenose
            Druck in der Aorta und im linken Ventrikel

Bei der Aorteninsuffizienz wird der normalerweise in der Diastole
zwischen Aorta und linkem Ventrikel bestehende Druckgradient von
z.B. 80 mmHg teilweise aufgehoben, und schon ein kleines Leck an
der Aortenklappe kann bei jeder Herzaktion einen beträchtlichen
Rückfluß von Pendelblut aus der Aorta in den linken Ventrikel
verursachen. Damit muß der linke Ventrikel vermehrt Volumenarbeit
leisten, hypertrophiert und dilatiert. Die Folgen sind Linksherzinsuffizienz und Lungenstauung, anschließend Rechtsinsuffizienz. Die
Koronarperfusion ist aufgrund des erniedrigten diastolischen Aortendrucks schlecht, und es kann auch bei intakten Koronararterien zur
Koronarinsuffizienz mit Angina pectoris-Anfällen kommen.

1.3.7   Mißbildungen des Herzens und der großen Gefäße

Angeborene 'Herzfehler' finden sich bei etwa 0,8 % aller Lebendgebo-
renen. Davon sind im Moment rund 80 % einer operativen Korrektur
oder Verbesserung zugänglich. Tabelle 2 zeigt die Häufigkeit der
wichtigsten angeborenen Vitien.

Tab. 2:   Häufigkeit der wichtigsten angeborenen Vitien

Ventrikelseptumdefekt (VSD)	25 %
Vorhofseptumdefekt (ASD)	16 %
Offener Ductus Botalli	13 %
Transposition der großen Gefäße	11 %
FALLOT'sche Tetralogie	9 %
Pulmonalstenose	7 %
Aortenstenose	6 %
Aortenisthmusstenose	4 %

Dabei bestehen bei den ersten fünf Arten entweder auf Ebene der Ventrikel oder auf Ebene der Vorhöfe oder auf Ebene der großen Gefäße (Aorta und Pulmonalishauptstamm) eine oder mehrere Verbindungen, über die je nach Größe und Druckgefälle zwischen den benachbarten Kammern, Vorhöfen oder Gefäßen pro Herzaktion mehr oder weniger große Blutvolumina von links nach rechts oder von rechts nach links fließen und damit den Körperkreislauf oder Lungenkreislauf umgehen, 'kurzgeschlossen' oder 'geshuntet' werden ('Shunt' = Kurzschluß). ASD, VSD, offener Ductus Botalli, FALLOT'sche Tetralogie und Transposition der großen Gefäße sind <u>Shuntvitien</u>. Ein Teil des Blutes fließt also theoretisch immer nur im kleinen oder im großen Kreislauf herum, ohne den anderen Teil des Kreislaufs zu erreichen ('Rezirkulationsvolumen'). Fließt bei einem <u>Rechts-Links-Shunt</u> noch nicht oxygeniertes, venöses (= schwarzes) Blut auf die linke Seite des Herzens, um sich dort mit arterialisiertem Blut zu vermischen, so kommt es im großen Kreislauf zur mehr oder weniger ausgeprägten arteriellen Hypoxämie und Zynose.

Beim <u>Ventrikelseptumdefekt</u> (VSD) besteht ein Links-Rechts-Shunt mit einem mehr oder weniger großen Rezirkulationsvolumen, das von beiden Ventrikeln gleichermaßen getragen werden muß (Volumenhypertrophie und -dilatation). Die Lungenstrombahn wird überfüllt, und es kommt im Laufe der ersten Lebensjahre zur Zunahme des pulmonalen Gefäßwiderstandes, so daß schließlich der Druck des rechten den des linken Ventrikels übersteigen kann und Shuntumkehr mit Zyanose eintritt. Die Kinder sind durch Herzinsuffizienz und bakterielle Endokarditis gefährdet.

Beim <u>Vorhofseptumdefekt</u> (ASD) besteht ebenfalls ein Links-Rechts-Shunt, da der Druck im linken Vorhof größer ist als im rechten.

Damit wird das Minutenvolumen des rechten Ventrikels und der Lungenstrombahn um das 2 - 4fache des Großkreislaufminutenvolumens
erhöht. Trotzdem tritt die pulmonale Hypertonie häufig später als
beim VSD auf (erst um das 20. Lebensjahr). Dann kommt es zur
Rechtsinsuffizienz und zur Shuntumkehr mit Zyanose.

Schließt sich der Ductus arteriosus Botalli in den ersten Lebenstagen
nicht (vgl. Kap. 1.1.5), so fließt aufgrund des hohen Druckunter-
schieds zwischen Aorta und Arteria pulmonalis systolisch und diastolisch arterielles Blut von links nach rechts. Damit kommt es zur erhöhten Durchblutung der Lunge, zur Linkshypertrophie und -dilata-
tion. Entwickelt sich im Laufe des Lebens eine pulmonale Hypertonie
mit Rechtshypertrophie, so kann es zur Shuntumkehr mit Zyanose
kommen. Die durchschnittliche Lebenserwartung ohne Operation beträgt 24 Jahre. Der Tod wird verursacht durch Herzinsuffizienz oder
Endokarditis.

Ein Schema der FALLOT'schen Tetralogie zeigt die Abb. 28. Sie besteht aus Ventrikelseptumdefekt (VSD), Pulmonalstenose, reitender
Aorta und Hypertrophie des rechten Ventrikels. Pathologisch bedeutsam sind dabei die Pulmonalstenose und der VSD. Die Aorta ist nach
rechts verschoben und entspringt sozusagen aus beiden Ventrikeln.
Die Rechtshypertrophie ist Folge der Pulmonalstenose. Die Wand des
rechten Ventrikels kann stärker sein als die des linken. Die Lungen-
durchblutung ist herabgesetzt, es besteht ein Rechts-Links-Shunt mit
Zyanose. Die Kinder zeigen als Ausdruck der Sauerstoffuntersätti-
gung der Peripherie Trommelschlegelfinger, eine Polyglobulie und Anfälle von Bewußtlosigkeit. Ohne Operation sterben die Patienten meist
vor dem 20. Lebenjahr. Im Säuglingsalter sind häufig nur Palliativ-
operationen (d.h. verbessernde, nicht korrigierende Eingriffe) möglich, die Letalität der Totalkorrektur liegt unter 10 %.

Bei der klassischen Aortenisthmusstenose besteht eine beträchtliche
Lumeneinengung am Anfangsteil der deszendierenden Aorta. In der
oberen Körperhälfte besteht ein hoher arterieller Blutdruck (jugend-
liche Hypertonie) mit der Gefahr des Linksherzversagens und der
zerebralen Massenblutung. In der unteren Körperhälfte besteht ein
niedriger Blutdruck. Hier erfolgt die Durchblutung weitgehend über
Kollateralen, also Äste der Arteria subklavia, Arteria thoracica interna und der Interkostalarterien. Die Diagnose erfolgt anhand der
jugendlichen Hypertonie, des Blutdruckunterschieds zwischen oberer
und unterer Körperhälfte und eines typischen Strömungsgeräusches.
Eine Indikation zur Operation ist praktisch immer gegeben.

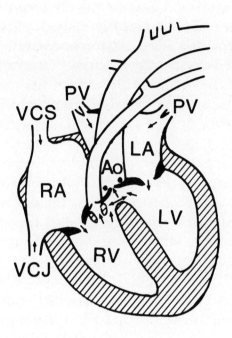

Abb. 28:   FALLOT'sche Tetralogie
           VCJ = Vena cava inferior, VCS = Vena cava superior,
           RA = rechter Vorhof, RV = rechter Ventrikel, PV = Vena
           pulmonalis, LA = linker Vorhof, LV = linker Ventrikel,
           Ao = Aorta aszendens

1.3.8   Arteriosklerose

Bei der Entstehung einer Arteriosklerose scheinen immer mehrere Faktoren gemeinsam beteiligt zu sein. Neben einer offensichtlich erbgebundenen Krankheitsbereitschaft ist vor allem die Alterung des Bindegewebes in der Arterienintima für die Entstehung einer Arteriosklerose verantwortlich. Ebenso fördert eine längerbestehende Hypertonie über eine Verdickung der Intima und die Entwicklung eines Intimaödems die Entstehung einer Arteriosklerose. Auch führen Stoffwechselveränderungen, z.B. Diabetes mellitus und Adipositas, im Laufe der Zeit zur Ausbildung einer Arteriosklerose. Eine ungesunde Lebensweise, z.B. starke psychische Überbelastung, Bewegungsarmut und Nikotin, kann ebenfalls die Entwicklung einer Arteriosklerose fördern.

Für die Veränderungen in der Gefäßwand werden folgende Mechanismen angenommen: Zunächst kommt es zum akuten Intimaödem, dann durch Einsprossung kollagener Fasern zur Sklerose (Verhärtung) der Gefäßwand. Hier können auch Fettstoffe eingelagert werden. Die Intima kann zugrunde gehen, so daß 'atheromatöse' Ulzera der Gefäßwand entstehen. Schließlich werden auch Calciumsalze eingelagert. Dadurch werden die Gefäße starr und brüchig. Alle diese Veränderungen können sich schubweise wiederholen und die Gefäßlichtung beständig einengen.

Von besonderer Bedeutung für den klinischen Verlauf ist die Arteriosklerose in Herz, Gehirn, Nieren und Extremitäten (zur koronaren Herzkrankheit vgl. Kap. 1.3.4). Die Arteriosklerose des Gehirns äußert sich zunächst in einer Hirnleistungsschwäche mit Nachlassen des Gedächtnisses und der Merkfähigkeit. Eine weitere Folge der arteriosklerotischen Durchblutungsstörungen des Gehirns ist der Schlaganfall (apoplektischer Insult). Eine spezifische Therapie der Zerebralsklerose ist derzeit nicht möglich. Im Vordergrund steht die Therapie der meist vorhandenen koronaren Herzerkrankung und Herzinsuffizienz.

Bei der <u>Gefäßsklerose der Niere</u> unterscheidet man zwei Verlaufsformen:

a) Die Arteriosklerose der größeren und mittleren Arterien kann zur arteriosklerotischen Schrumpfniere ohne besonders beeindruckende klinische Zeichen führen (lediglich Erhöhung der harnpflichtigen Produkte im Serum und Abnahme der maximalen Konzentrierungs- und Verdünnungsfähigkeit der Niere).

b) Die Sklerose der Arteriolen, vor allem der Vasa afferentia, führt zur primären Schrumpfniere und zur Auslösung des Renin-Angiotensin-Aldosteron-Mechanismus (renaler Hypertonus, zusätzlich zu den unter a) genannten Symptomen).

Die <u>Arteriosklerose der Extremitäten</u> äußert sich in Form von kalten Händen und Füßen, von Parästhesien und Belastungsschmerzen in den Waden (Claudicatio intermittens) oder den Schultern und Armen. Die Therapie der Extremitätenarteriosklerose besteht neben der Vermeidung von Risikofaktoren in einer kontrollierten Belastung sowie der Verabreichung von gefäßerweiternden und gerinnungshemmenden Medikamenten.

1.4   Hypertonie (F. JESCH)

1.4.1   Allgemeine Pathophysiologie

Der Hochdruckkrankheit kommt enorme klinische Bedeutung zu, da sie ein weitverbreitetes Leiden ist und degenerative Gefäßveränderungen (Arteriosklerose) zur Folge hat, die ihrerseits durch Gefäßverengung die Durchblutung lebenswichtiger Organe (Herz, Gehirn, Niere) gefährden. Die Zahl der Hypertoniker in der BRD wird auf etwa 7 Millionen geschätzt, die Hälfte davon leidet an einer hypertensiven Herzkrankheit. Eine Hypertonie liegt dann vor, wenn die in Tab. 3 angegebenen Bedingungen erfüllt sind.

Tab. 3: Bedingungen für eine arterielle Hypertonie

Quelle	Alter	Blutdruck (mmHg) systolisch	diastolisch
WHO	jedes Alter	160	95
andere Autoren	Jugendliche	140	90
	unter 50 Jahren	150	100
	über 50 Jahren	160	100

Eine Erhöhung des Blutdruckes entsteht, wenn das HZV, der periphere Widerstand oder beide erhöht sind (OHM'sches Gesetz, vgl. Kap. 1.2.5). Eine Erhöhung des HZV führt nur dann zur Hypertonie (Schlagvolumenhochdruck), wenn der periphere Widerstand gleich bleibt oder zunimmt, wie dies zum Beispiel im Anfangsstadium der essentiellen Hypertonie, bei Glomerulonephritis und bei einer Schwangerschaftsnephropathie der Fall ist. Wird jedoch der periphere Widerstand durch Weitstellung der Gefäße erniedrigt, so führt eine Erhöhung des HZV, etwa bei körperlicher Arbeit, nicht zu einem Anstieg des Blutdrucks. Der periphere Widerstand kann erhöht sein, wenn der Gefäßwiderstand (Gesamtquerschnitt erniedrigt), die Blutviskosität oder beide erhöht sind. So führt eine Widerstandserhöhung der Arteriolen durch eine funktionelle Engstellung der Gefäße (Gefäßkonstriktion) und/oder eine Arteriosklerose zum sogenannten Widerstandshochdruck. Dabei sind sowohl systolischer als auch diastolischer Druck erhöht. Eine Widerstandserhöhung in den großen Arterien durch Verlust der Elastizität (Sklerose) führt zum sogenannten Windkessel - oder Elastizitätshochdruck. Da diese Arterien aufgrund

der verminderten Dehnbarkeit ihren Querschnitt während der Systole
nur wenig oder überhaupt nicht mehr vergrößern können, setzen sie
der Blutströmung einen erhöhten Widerstand entgegen. Der systolische Druck ist dabei erhöht, der diastolische normal.

1.4.2   Spezielle Pathophysiologie

80 % aller Hypertonien werden als primäre oder essentielle oder idio-
pathische Hypertonie eingestuft. Obwohl ihre Ursachen weitgehend unbekannt sind, werden folgende Faktoren diskutiert, die wahrscheinlich an ihrer Entstehung beteiligt sind.

a) Natrium: Der Natriumbestand des Organismus ist normal, jedoch
   ist die Natriumkonzentration in den Wänden der arteriellen Gefäße
   erhöht. Dadurch wird die Empfindlichkeit auf Katecholamine verstärkt. Durch eine Verminderung der Natriumaufnahme bzw. eine
   Erhöhung der Natriumausscheidung kann deshalb eine Blutdrucksenkung erzielt werden.

b) Erbliche Komponente: Oft ist eine familiäre Häufung der Hypertonie zu beobachten.

c) Eine erhöhte Empfindlichkeit des Kreislaufzentrums (im Hypothalamus) würde eine ständig vermehrte Aktivität des Sympathikus bedeuten.

d) Die Blutdruckregelung über die peripheren Barorezeptoren könnte
   bei der essentiellen Hypertonie 'verstellt' sein, d.h. Blutdruckanstieg und Dehnung der Gefäßwand wird von Barorezeptoren nicht
   mit den entsprechenden afferenten Impulsen beantwortet (vgl.
   Kap. 1.2.8).

e) Häufig tritt eine essentielle Hypertonie in Verbindung mit Stoff-
   wechselerkrankungen, z.B. einer Zuckerkrankheit, einer Gicht
   oder einer Fettsucht auf. Der kausale Zusammenhang ist jedoch
   noch nicht klar.

Der sekundären, symptomatischen Hypertonie liegt eine primäre Or-
ganerkrankung zugrunde, die im weiteren Verlauf zur Hypertonie
führt. 14 % aller Hypertonien sind durch Nierenerkrankungen verursacht und werden als renale Hypertonien bezeichnet. Bei der akuten
Glomerulonephritis und der Schwangerschaftsnephropathie kommt es
aufgrund eines erhöhten Blutvolumens und/oder eines erhöhten HZV
zu einem Anstieg des Blutdrucks. Zusätzlich müssen aber noch andere

Faktoren eine Rolle spielen, denn der periphere Widerstand wird hier bei Erhöhung des Herzminutenvolumens nicht wie beim Gesunden gesenkt. Der Renin-Angiotensin-Aldosteron-Mechanismus (vgl. Kap. 3.2) spielt bei diesen Formen der Hypertonie wohl keine Rolle. Dagegen kommt es bei einer vollständigen oder teilweisen Durchblutungsstörung einer oder beider Nieren in der Regel zu einer Aktivierung des Renin-Angiotensin-Systems mit nachfolgender Hypertonie. So kommt es z.B. bei einer Nierenarterienstenose aufgrund der verminderten Nierendurchblutung zu einer Ausschüttung von Renin. Hier entsteht der Blutdruck vorwiegend durch eine Erhöhung des peripheren Widerstands. Bei der chronischen Pyelonephritis und der chronischen Glomerulonephritis sowie der Arterio- und Arteriolosklerose der Nieren sind sowohl die Reninaktivität als auch das HZV erhöht.

3 % aller Hypertonien sind endokrinen Ursprungs und werden durch Störungen im Hormonhaushalt des Körpers verursacht. Beim Phäochromozytom (Tumor des Nebennierenmarks) kommt es durch eine vermehrte Ausschüttung von Adrenalin und Noradrenalin zu einer verstärkten Vasokonstriktion der arteriellen und zum Teil auch venösen Gefäße und damit zur Erhöhung des peripheren Widerstandes. Durch die inotrope Wirkung der Katecholamine wird auch das HZV erhöht. Durch die Engstellung der venösen Gefäße wird das Plasmavolumen vermindert. Postoperativ besteht daher die Gefahr einer relativen Hypovolämie. Beim Cushing-Syndrom (Tumor der Nebennierenrinde) wird Cortisol vermehrt ausgeschieden. Dies führt zu einem erhöhten Gefäßtonus und damit zu einem Anstieg des peripheren Widerstandes, gleichzeitig nimmt eventuell auch das HZV zu. Treten bei einer Hyperthyreose erhöhte Blutdruckwerte auf, so sind sie durch eine Steigerung des HZV (Herzfrequenz und Schlagvolumen) verursacht.

1,5 % aller Hypertonien sind kardiovaskuläre Hypertonien und werden durch angeborene oder erworbene Erkrankungen der großen Gefäße und des Herzens verursacht. Hier kommen der Windkesselhochdruck bei Aortensklerose, die Aortenisthmusstenose, arterio-venöse Fisteln, der offene Ductus Botalli und die Aorteninsuffizienz in Betracht. Beim Hyperkinetischen Herzsyndrom kommt es zu einer vermehrten Stimulation des Sympathikus. Über eine Herzfrequenzsteigerung erhöht sich das HZV und dadurch wird vor allem der systolische Blutdruck erhöht.

1.4.3   Klinik und Therapie der Hypertonie

Hochdruckkranke sind häufig lange Zeit beschwerdefrei. Erst die sekundären Organmanifestationen an Gehirn, Auge, Herz, Nieren oder
Extremitäten beeinträchtigen den Patienten. Eine nicht oder unzureichend behandelte Hypertonie führt im Laufe der Zeit über eine Herz-
muskelhypertrophie mit Erweiterung des linken Herzens schließlich zur
Herzmuskelinsuffizienz. Zunehmende Augenhintergrundveränderungen
wie Netzhautblutungen und Netzhautdegenerationen kennzeichnen die
verschiedenen Schweregrade der Hypertonie. Die Hypertonie kann sowohl Folge als auch Teilursache einer Arteriosklerose sein. So kommt
es bei länger bestehender Hypertonie zur Koronarsklerose, Zerebralsklerose, Sklerose der Nierengefäße und Extremitätenarteriosklerose.
Die Behandlung jedes Hochdruckkranken ist also dringlich.

Die Therapie der sekundären Hypertonien richtet sich zunächst nach
der Grunderkrankung. So wird bei der renalen Hypertonie eine operative Beseitigung der Nierenarterienstenose, eines Nierenpols oder
einer Niere in Betracht zu ziehen sein. Auch bei der kardiovaskulären
Hypertonie wird eine operative Korrektur der Grunderkrankung angestrebt. Soweit bei der endokrinen Hypertonie keine operative Therapie
(Phäochromozytom) durchgeführt werden kann, wird die überschies-
sende Hormonproduktion pharmakologisch gehemmt. Die allgemeine
Therapie der Hypertonie ist entsprechend den vier klinischen Schwe-
regraden aus Tabelle 4 ersichtlich (zur antihypertensiven Therapie
vgl. Kap. 1.6.2).

Tab. 4: Einteilung der Hypertonie in vier Schweregrade

	Klinische Symptome	Therapie
Schweregrad I:	Vorübergehende Blutdrucksteigerung auf Werte an der oberen Grenze der Norm, keine Organkomplikationen.	Meist keine medikamentöse Behandlung nötig, Änderung der Lebensweise, kalorienarme Diät, evt. Sedativa.
Schweregrad II:	Blutdruckwerte mäßig erhöht, nicht fixiert, subjektive Beschwerden (Schlafstörungen, Reizbarkeit, Herzklopfen, Schwindel), keine wesentlichen Organkomplikationen, Augenhintergrund: pralle Arterien, Netzhautblutungen.	Kochsalzarme Diät, Saluretika (Steigerung der Natriumausscheidung), medikamentöse Blutdrucksenkung mit Reserpin (z.B. Serpasil^R) Dihydralazin (Nepresol^R) Clonidin (z.B. Catapresan^R) Methyldopa (z.B. Presinol^R)
Schweregrad III:	Fixierte hypertone Blutdruckwerte, meist manifeste Organkomplikationen, Augenhintergrund: wie Schweregrad II und eine hyperämische, ödematöse Papille.	Therapie wie bei Schweregrad II und stärker blutdrucksenkende Medikamente.
Schweregrad IV:	Auch maligne Hypertonie genannt, stark erhöhter diastolischer Druck, Zeichen zunehmender Niereninsuffizienz, Augenhintergrund: wie Schweregrad II, dazu hochgradige Verengung der Netzhautarterien, ausgedehntes Netzhautödem im Bereich der Papille.	Therapie wie bei Schweregrad II und Kombination mehrerer blutdrucksenkender Mittel

1.4.4   Die hypertensive Krise

Unter einer hypertensiven Krise versteht man eine anfallsweise,
plötzlich auftretende, arterielle Blutdrucksteigerung, die Minuten,
Stunden oder länger andauern kann. Dabei beträgt der Blutdruck
systolisch mehr als 220 und diastolisch mehr als 120 mmHg. Der plötzliche Blutdruckanstieg geht mit Kopfschmerzen, Ohrensausen, Sehstörungen, Schwindelerscheinungen und Verwirrtheit einher. Je nach
Intensität und Dauer sowie vorliegenden Grunderkrankungen können
Krämpfe (Hirnblutung, Schlaganfall), Angina pectoris (Koronarinsuffizienz, Herzinfarkt) und Atemnot (Linksherzinsuffizienz mit Lungenödem) zusätzlich auftreten. Eine ausreichende Therapie muß sofort
durchgeführt werden. Sie besteht in einer Blutdrucksenkung durch
Antihypertensiva, Gabe von Digitalis und Sedativa, Gabe von Steroi-
den, um ein Hirnödem zu verhindern, Anwendung von Diuretika, besonders bei Lungenödem, und Sauerstoffzufuhr. Eventuell ist eine
rasche Blutdrucksenkung mit Nitroprussid-Natrium oder Nitroglyzerin
(vgl. Kap. 1.10) notwendig.

1.5   EKG und Herzrhythmusstörungen (N. FRANKE)

1.5.1   Das normale EKG

In Kap. 1.2.1 sind die Grundlagen der Elektrophysiologie des Herzens dargestellt. Demnach besteht an jeder Herzmuskelfaser, also sowohl an den Fasern des Arbeitsmyokards als auch an denen des spezifischen Reizbildungs- und -leitungssystems in Ruhe ein Membranpotential, das als Kaliumdiffusionspotential aufzufassen ist. Das spezifische Reizbildungs- und -leitungssystem (Abb. 8) hat im Gegensatz zum Arbeitsmyokard die Fähigkeit der langsamen, spontanen diastolischen Depolarisation, womit ihm die Impulsgeberfunktion zufällt und das Herz zur Automatie befähigt wird. Kommt es nun in der Herzmuskulatur zur Bildung eines elektrischen Reizes, so werden in einer festen zeitlichen Reihenfolge, die im wesentlichen durch die Anatomie des Reizbildungs- und -leitungssystems und die unterschiedliche Reizleitungsgeschwindigkeit der verschiedenen Herzabschnitte vorgegeben ist, alle Teile des Herzens erregt. Es kommt zu einer raschen Depolarisation und zu einer sehr langsamen Repolarisation mit entsprechend langer Refraktärzeit, die das Herz gegen eine tetanische Kontraktion schützt.

Das Elektrokardiogramm (EKG) ist als Summe der Aktionspotentiale aller Herzmuskelfasern während der Herzaktion aufzufassen. Die Aktionspotentiale einzelner Fasern des Reizbildungs- und -leitungssystems oder des Arbeitsmyokards können im EKG nicht sichtbar gemacht werden. Mit diesem Verfahren werden elektrische Potentiale (in Millivolt) registriert, die als Folge der elektrischen Erregung der Herzmuskulatur zwischen bestimmten Stellen der Haut (Ableitstellen) auftreten. Im EKG werden also Spannungsänderungen gegen die Zeit registriert (Abb. 29), wobei die Depolarisation des Vorhofmyokards sowie die Depolarisation und Repolarisation des Kammermyokards sichtbar werden. Das EKG kann über Herzlage, Herzfrequenz, Erregungsrhythmus, Erregungsursprung, Erregungsausbreitung und -rückbildung und über deren Störungen Auskunft geben. Das EKG gibt keine Auskunft darüber, ob beobachtete Abweichungen anatomisch, mechanisch, stoffwechsel- oder kreislaufbedingt sind. Der Vorzug des EKG besteht unter anderem darin, daß die Untersuchung den Patienten nicht belastet und wenig Aufwand erfordert.

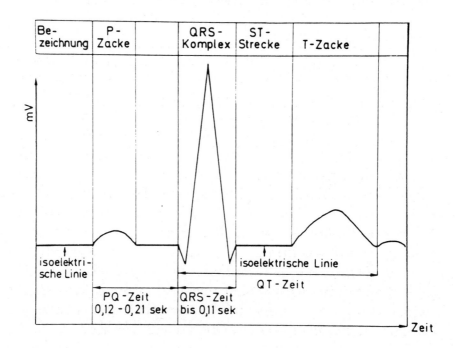

Abb. 29:   Schema des normalen Elektrokardiogramms

Wichtig für die Klinik ist, daß die elektrischen Vorgänge der Kontraktion der Muskelzelle vorangehen und sie begleiten, d.h. ohne die Änderung des elektrischen Potentials ist eine mechanische Kontraktion des Herzmuskels nicht möglich. Andererseits sagen die elektrischen Vorgänge nichts über die Stärke der mechanischen Kontraktion aus. Ein 'normales' EKG sagt z.B. über den Blutdruck nichts aus. Eine genaue klinische Überwachung und regelmäßige Blutdruckkontrolle ist auch bei Registrierung eines EKG unbedingt erforderlich.

Das normale EKG besteht aus P-, Q-, R-, S- und T-Zacken (Abb. 29). Diese Bezeichnungen sind historisch, die Buchstaben sind willkürlich gewählt. Die Abschnitte zwischen den Zacken nennt man Strecken, wobei insbesondere die PQ-Strecke und die ST-Strecke von Bedeutung sind. Man kann nun den einzelnen Zacken und Strecken bestimmte Phasen der elektrischen (nicht der mechanischen!) Herzaktion zuordnen (Tab. 5).

Tab. 5:   Zeitlicher Ablauf des EKG

EKG	Vorgang	Zeit (ms)	Leitungsgeschw. (m/s)
	Impulsbildung im Sinusknoten	0	0,05
P-Zacke ⟶	Erregung des Vorhofmyokards	50 - 85	0,8 - 1,0
PQ-Strecke ⟶	AV-Knoten: Impulsankunft ⎧Impulsweiterleitung ⎩Purkinjefäden aktiviert	50 125 150	0,05! 3,0 - 3,5
QRS-Komplex	Erregung der Ventrikel	175 - 225	1,0
ST-Strecke	Kammermyokard vollständig erregt		-
T-Zacke	Repolarisation des Kammermyokards		-

Die Erregung des Sinusknotens wird im EKG nicht sichtbar. Die P-Zacke ist somit das erste sichtbare Zeichen der Herzaktion. Ihr entspricht die Depolarisation der Arbeitsmuskulatur der Vorhöfe. Die Repolarisation der Vorhöfe ist übrigens nicht isoliert sichtbar, da sie in die Depolarisationsphase des Kammermyokards fällt und im EKG vom QRS-Komplex überdeckt wird. Die PQ-Strecke entspricht der Zeit, die der Reiz nach der Depolarisation des Vorhofmyokards noch benötigt, um den AV-Knoten und das His-Bündel zu durchlaufen. Erst dann kann ja die Depolarisation des Kammermyokards (mit der Q-Zacke) beginnen. Die Reizleitungsgeschwindigkeit im AV-Knoten ist sehr niedrig, so daß die elektrische Erregung eine relativ lange Zeit braucht, um den AV-Knoten und das His-Bündel zu passieren und in den Bereich der Kammern zu gelangen. Der AV-Knoten hat also eine bremsende Funktion, um vor der Erregung des Ventrikelmyokards den Vorhöfen Zeit zur Kontraktion und damit zur vollständigen Füllung der Kammern zu geben. Nach der Depolarisation der Vorhöfe ist der Durchlauf der Erregung durch AV-Knoten und His-Bündel im EKG nicht sichtbar, es werden keine Potentialdifferenzen registriert, die PQ-Strecke ist also isoelektrisch. Die PQ-Strecke (Ende P bis Anfang Q) ist nicht zu verwechseln mit der PQ-Zeit (Anfang P bis Anfang Q), die auch AV-Überleitungszeit genannt wird. Sie umfaßt die Zeit vom Beginn der Depolarisation der Vorhofmuskulatur bis zum Beginn der Depolarisation der Kammermuskulatur und wird bestimmt von der Zeit, die der Reiz benötigt, um über Internodalbündel (Verbindungen zwischen Sinus- und AV-Knoten), AV-Knoten und His-Bündel die Kammermuskulatur zu erreichen (Abb. 30). Die PQ-Zeit ist abhängig von der Herzfrequenz und dem Alter des Patienten (Normalwert 0,12 bis 0,21 sec). Ist sie verlängert, so entsteht der pathologische Zustand des AV-Blocks (vgl. Kap. 1.5.4).

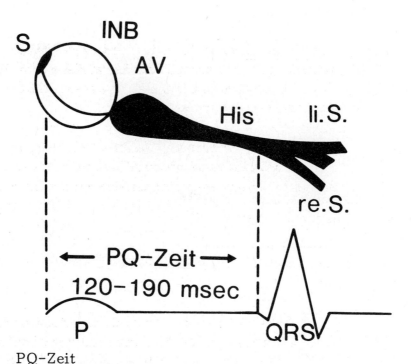

Abb. 30:   PQ-Zeit
           S = Sinusknoten, INB = Internodalbündel,
           AV = AV-Knoten,
           li. S, re. S = linker und rechter Schenkel des His-Bündels

Der QRS-Komplex kommt durch die Depolarisation des Ventrikelmyokards zustande und spiegelt die intraventrikuläre Erregungsausbreitung wieder. Die Breite des QRS-Komplexes beträgt normalerweise 0,06 bis 0,11 sec. Die Q-Zacke, die erste, negative Zacke nach dem

PQ-Intervall, soll kleiner sein als die R-Zacke. Die R-Zacke ist die größte Zacke von allen EKG-Abschnitten. Sie ist gewöhnlich in den Extremitätenableitungen besonders deutlich nachweisbar. Der QRS-Komplex ist gelegentlich aufgesplittert, ohne daß das bei normaler Breite pathologische Bedeutung haben muß. Die ST-Strecke entspricht elektrophysiologisch der vollständigen Kammerdepolarisation. Hier heben sich normalerweise die Aktionspotentiale aller Muskelfasern gegenseitig auf, so daß die ST-Strecke isoelektrisch ist. Vor allem bei Tachykardien kann die ST-Strecke aber auch beim Herzgesunden gesenkt sein. Sie nimmt dann einen aufsteigenden Verlauf. Mechanisch entspricht die ST-Strecke der Kontraktion der Ventrikel. Die T-Zacke läßt elektrophysiologisch die Repolarisation der Ventrikel erkennen.

Die QT-Zeit entspricht der Dauer der Depolarisation und Repolarisation der Ventrikel. Sie kann verlängert sein z.B. nach Myokardinfarkt, bei Hyperkaliämie und unter dem Einfluß bestimmter Medikamente und kann dann der Entstehung lebensgefährlicher Rhythmusstörungen Vorschub leisten (vgl. Kap. 1.5.3).

1.5.2   Ableitungsarten und diagnostische Aussagekraft des EKG

Die Aktionsströme des Herzens können praktisch an jeder Stelle der Körperoberfläche abgeleitet werden. Im allgemeinen werden aber zwölf Standardableitungen angewandt, nämlich drei bipolare Extremitätenableitungen nach EINTHOVEN, drei unipolare Extremitätenableitungen nach GOLDBERGER (Abb. 31) und sechs unipolare Brustwandableitungen nach WILSON (Tab. 6 und Abb. 32).

Bipolar bedeutet, daß die Spannungsdifferenz zwischen zwei Elektroden an zwei Extremitäten abgeleitet wird, bei der unipolaren Ableittechnik wird dagegen die Potentialdifferenz gemessen zwischen dem Potential einer Extremitätenelektrode ('differente Elektrode') und dem Potential der (über Widerstände) zusammengeschalteten restlichen beiden Extremitätenelektroden ('indifferente Elektrode' = Nullelektrode). Es wird also das Potential an einer einzigen Extremität 'unipolar' abgeleitet. Bei den WILSON-Ableitungen wird die indifferente Elektrode durch Kurzschluß der drei Extremitätenelektroden über Widerstände gebildet.

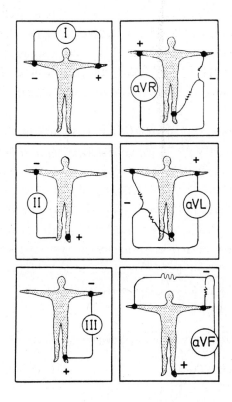

Abb. 31:   EKG-Ableitungen
Links bipolare Extremitätenableitungen nach EINTHOVEN,
rechts unipolare Extremitätenableitungen nach GOLDBERGER

Wie Abb. 32 veranschaulicht, dienen die Ableitungen nach EINTHO-
VEN mehr zur Beurteilung der Erregungsphänomene in der Frontal-
ebene des Herzens, während die Brustwandableitungen nach WILSON
Aufschlüsse über elektrische Veränderungen in der Horizontalebene
(Querschnitt durch den Thorax) geben. Durch die Standardisierung
der Ableitungen wird das EKG zu einer reproduzierbaren Untersu-
chungsmethode. Es ist möglich, bestimmten Lage- und Formverände-
rungen der Zacken und Strecken in bestimmten Ableitungen bestimmte
Krankheitszustände des Herzmuskels, des Reizleitungssystems oder
der Blutversorgung des Herzmuskels zuzuordnen. In der Anästhesie
und Intensivmedizin wird das EKG in nicht standardisierter Form vom
Thorax abgeleitet. Eine Beurteilung der Veränderungen von Zacken

Tab. 6:   Anlage der differenten Brustwandelektrode bei der unipola-
          ren Ableitung nach WILSON - V bedeutet Voltage)

V_1: Rechter Sternalrand in Höhe des vierten ICR.

V_2: Linker Sternalrand in Höhe des vierten ICR.

V_3: In der Mitte zwischen V_2 und V_4.

V_4: Schnittpunkt der linken Medioklavikularlinie mit dem
       fünften ICR (etwa die Herzspitze bei gesundem Her-
       zen).

V_5: Schnittpunkt der linken vorderen Axillarlinie mit einer
       horizontal durch V_4 gezogenen Linie nach links, also
       in gleicher Höhe wie V_4.

V_6: Schnittpunkt der linken mittleren Axillarlinie mit einer
       horizontal gezogenen Linie nach links, gleiche Höhe wie
       V_4.

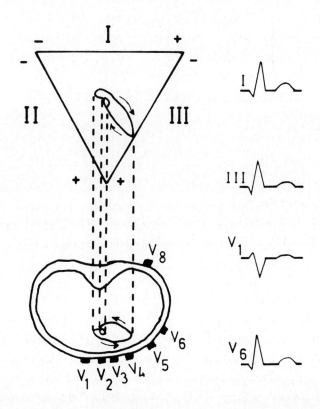

Abb. 32:   Bipolare Extremitätenableitungen und unipolare Brustwand-
           ableitungen zur Beurteilung der elektrischen Phänomene am
           Herzen in zwei Ebenen

und Strecken ist hier sehr erschwert. In diesen Ableitungen sind meist nur augenfällige Rhythmusstörungen sicher zu differenzieren. Man sollte bei diesen Ableitungen aber darauf achten, daß eine Elektrode in der Nähe der Herzspitze angebracht wird. Das aufgezeichnete EKG erlaubt meist, im Verlauf das Entstehen einer Ischämie des linken Ventrikels anhand der Senkung der ST-Strecke zu erkennen.

Die EKG-Diagnostik beruht auf der Analyse der Form- und Lageveränderungen der Zacken und Strecken gegenüber dem normalen Kurvenverlauf oder gegenüber früheren EKG bei dem gleichen Patienten. Man kann daraus folgende Krankheiten erkennen:

a) Störungen des normalen Erregungsablaufs im Reizbildungs- und Reizleitungssystem: Hier ist das EKG die einzige und sicherste diagnostische Hilfe.

b) Mangeldurchblutung des Myokards oder einen Herzinfarkt: Die diagnostische Aussagekraft des EKG ist bei diesen Krankheiten nicht so sicher, weil indirekt aus charakteristischen Störungen des Erregungsverlaufes auf eine Mangeldurchblutung oder einen Herzinfarkt geschlossen werden muß. Falsch positive - oder häufiger - falsch negative Befunde kommen vor, so daß besonders zum Ausschluß eines Herzinfarkts das EKG durch andere Untersuchungen ergänzt werden muß (z.B. Enzymmusterbestimmungen, vgl. Kap. 1.3.4).

c) Hinweise auf eine Erkrankung des Herzmuskels oder auf eine Herzhypertrophie können bei nahezu allen Erkrankungen des Herzmuskels oder der Gefäße gewonnen werden. Diese Hinweise bedürfen der Ergänzung durch andere Untersuchungen, sie sind Mosaiksteine auf dem Weg zu einer sicheren Diagnose. Für sich allein geben diese Befunde einen Anhaltspunkt für das Vorliegen einer bestimmten Erkrankung des Herzmuskels, sie sind aber immer unsicher und fast nie beweisend.

Man muß sich bei der Beurteilung des EKG immer wieder klarmachen, daß nur elektrische Potentialänderungen aufgezeichnet werden, die über die mechanische Funktion des Herzens häufig wenig aussagen. Rhythmusstörungen können allerdings mit dem EKG sicher erkannt werden, über die Ursachen (Hypoxie, Herzinsuffizienz, Herzinfarkt) gibt das EKG - besonders bei 'Phantasieableitungen' - keine Auskunft. Das EKG muß daher immer durch die genaue Beobachtung des Patienten ergänzt werden. Schwerste Herzinsuffizienzen, hypertone Krisen und katastrophale hypotensive Perioden können mit einem weitgehend normal erscheinenden Erregungsablauf im EKG einhergehen.

1.5.3   Reizbildungsstörungen

Der Erregungsablauf im Herzen kann an jeder Stelle des Reizbildungs-
und Reizleitungssystems gestört sein. Veränderungen des Erregungsablaufs machen sich durch Rhythmusstörungen bemerkbar. Herzrhythmusstörungen können entweder durch pathologische Reizbildung
oder Reizleitung bedingt sein. Bei den Reizbildungsstörungen unterscheidet man nomotope Reizbildungsstörungen ('nomos' heißt griechisch 'Gesetz', 'topos' heißt 'Ort'), d.h. die Reizbildung ist am
gesetzmäßigen Ort gestört, und heterotope Reizbildungsstörungen
('heteros' heißt griechisch 'der andere'), d.h. die Reizbildung
erfolgt an einem anderen als dem gesetzmäßigen Ort (also nicht im
Sinusknoten). Die nomotopen Reizbildungsstörungen entstehen also
durch die Beeinflussung der Reizbildung im Sinusknoten. Sinustachykardie, Sinusbradykardie und Sinusarrhythmie sind denkbar. Bei
Sinustachykardie liegt die Herzfrequenz über 100/min und die Erregung geht vom Sinusknoten aus. Ursachen sind körperliche Bela-
stung, Aufregung oder jugendliches Alter bei sonst Herzgesunden.
Die ST-Strecke kann gesenkt sein. Eine Therapie ist nicht sinnvoll.
Pathologische Ursachen der Sinustachykardie sind z.B. Anämie,
Schock, fiebrige Infektionen und Hyperthyreose. In diesen Fällen muß
man natürlich das Grundleiden und nicht die Tachykardie behandeln.
Sinustachykardie ist weiterhin häufig bei akuter und chronischer
Herzinsuffizienz sowie nach Gabe von Adrenalin und Atropin. Bei der
Sinusbradykardie nimmt die Sinusfrequenz auf weniger als 60/min ab.
Jeder P-Zacke folgt ein QRS-Komplex. Sie findet sich typischerweise
bei trainierten Sportlern in Ruhe, ebenso bei Vagusreizung, bei
Steigerung des intrakraniellen Drucks, bei Hypothyreose, Hyperkaliämie, Hypothermie und unter der Wirkung bestimmter Medikamente.
Bei der Sinusarrhythmie ist die Schwankung des Herzrhythmus mit
dem Atemzyklus physiologisch. Bei Jugendlichen ist das häufig besonders ausgeprägt. Pathologisch ist eine Sinusarrhythmie ohne Beziehung zum Atemzyklus. Sie ist häufig Folge einer Koronarsklerose oder
einer Schädigung des Myokards.

Unter den heterotopen Reizbildungsstörungen sind im wesentlichen
Extrasystolen zu verstehen. Extrasystolen sind vorzeitig einfallende
Extraschläge, deren Impuls nicht im Sinusknoten gebildet wurde, und
deren Abstand von der vorausgehenden Erregung kleiner ist als das
normale Schlagintervall. Normalerweise wird der Sinusrhythmus (durch
vereinzelte Extrasystolen) nicht beeinflußt. Bei längerer Dauer und

höherer Frequenz der Reizbildung in einem 'ektopischen' Herd können aber supraventrikuläre Tachykardie, AV-Tachykardie oder ventrikuläre Tachykardie auftreten. Die Übergänge zum Vorhofflattern und -flimmern einerseits (bei supraventrikulären tachykarden Extrasystolien) und zum Kammerflattern und -flimmern (bei ventrikulären Extrasystolien) andererseits sind fließend. Die Extrasystolen kann man in supraventrikuläre und ventrikuläre Formen einteilen. Die supraventrikulären Extrasystolen (Vorhofextrasystolie und AV-Extrasystolie) entstehen oberhalb des His-Bündels. Die ventrikulären Extrasystolen haben ihren Ursprung unterhalb des His-Bündels.

Supraventrikuläre Extrasystolen sind durch eine deformierte oder fehlende P-Welle und durch einen normalen Kammerkomplex gekennzeichnet. Gehäufte Vorhofextrasystolie findet sich bei Schädigung des Vorhofmyokards. Sie geht häufig einem Vorhofflimmern voraus. Ventrikuläre Extrasystolen (VES) sind durch starke Deformierung und Verbreiterung des QRS-Komplexes über 0,11 sec gekennzeichnet (Abb. 33a). Der RR-Abstand vor der Extrasystole ist kürzer als normal, der RR-Abstand nach der Extrasystole ist um den gleichen Betrag länger als normal. Der Ort der pathologischen Reizbildung liegt im Ventrikelmyokard. Gehäuftes Auftreten kommt bei schwerer Schädigung des Herzmuskels vor. Das Auftreten von VES ist in jedem Fall prognostisch ungünstiger als das von supraventrikulären Extrasystolen. Gehen VES alle von einem ektopischen Herd aus, so nennt man sie monotop ('monos' heißt griechisch 'allein'). Gehen sie von verschiedenen Herden im Ventrikelmyokard aus, so nennt man sie polytop. Diese Form kommt ebenfalls nur bei schwersten Schäden des Ventrikelmyokards vor und ist häufig Vorbote einer ventrikulären Tachykardie oder eines Kammerflimmerns. Während der T-Zacke, also der Repolarisationsphase des Ventrikelmyokards, befindet sich das Herz elektrisch in einer vulnerablen Phase, d.h. eine zu diesem Zeitpunkt einfallende Erregung kann ein Kammerflimmern auslösen ('vulnerabel' bedeutet 'verwundbar'). VES, die so frühzeitig einfallen, daß die R-Zacke auf die T-Zacke der vorangehenden Erregung fällt (R auf T-Phänomen, Abb. 33b), sind daher besonders gefährlich und müssen schnellstens behandelt werden. Oft treten supraventrikuläre oder ventrikuläre Extrasystolen in konstantem zeitlichen Abstand zum vorhergehenden Normalschlag auf (Bigeminus). Extrasystolen mit dieser fixen Kopplung sind meistens gutartig und u.a. typisch für eine Digitalisüberdosierung. Kommen Extrasystolen gehäuft hintereinander vor, so werden sie als salvenartig bezeichnet.

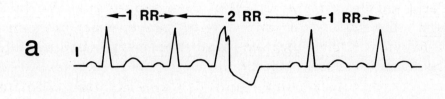

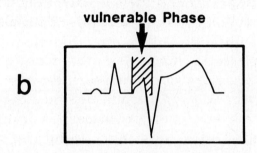

Abb. 33:   Ventrikuläre Extrasystolie
a: vereinzelte ventrikuläre Extrasystole,
b: R auf T-Phänomen: früh einfallende ventrikuläre Extrasystole

Salvenartige VES (Abb. 34) sind häufig Vorboten des Kammerflatterns
oder -flimmerns.

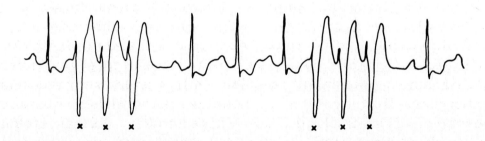

Abb. 34:   Salvenartige ventrikuläre Extrasystolen

Tab. 7: Ursachen der Extrasystolen

a	Extrasystolie bei Gesunden	
b	kardial	z.B. entzündliche Herzerkrankungen, KHK, Druck- und Volumenbelastung des Herzens
c	extrakardial	z.B. Hyperthyreose,
d	mechanisch	z.B. Herzkatheter, Herzoperation,
e	metabolisch	z.B. Hypoxie, Azidose, Hypokaliämie,
f	medikamentös	z.B. Digitalis, Adrenalin, Halothan,
g	Genußmittel	z.B. Coffein, Nikotin

Wie Tab. 7 zeigt, können Extrasystolen durchaus auch bei Gesunden vorkommen, haben aber häufig ernste kardiale und extrakardiale Ursachen. Es wurde bereits darauf hingewiesen, daß länger dauernde und frequente, heterotope Reize im supraventrikulären Bereich zur Vorhoftachykardie oder AV-Tachykardie führen können oder sich im Extremfall als Vorhofflattern oder Vorhofflimmern darstellen. Beim Vorhofflattern (Frequenz 250 bis 350/min) besteht häufig eine regelmäßige Kammerfrequenz, da die Vorhoferregungen in einem festen Verhältnis von 1:2, 1:3, usw. übergeleitet werden. Bei Vorhofflimmern (Frequenz 350 bis 600/min) sind im EKG typische Vorhoferregungen nicht mehr erkennbar. Die Überleitung der Vorhoferregungen auf die Kammern erfolgt nun rein zufällig, so daß ein sehr unregelmäßiger Kammerrhythmus in Form der absoluten Arrhythmie resultiert. Ist die Überleitungsgeschwindigkeit hoch, so resultiert eine schnelle Flimmerarrhythmie mit einer Kammerfrequenz von 100 bis 150, die durch medikamentöse Überleitungsbehinderung am AV-Knoten reduziert werden muß, falls es nicht gelingt, das Vorhofflimmern überhaupt zu beseitigen, was relativ selten möglich ist. Vorhofflimmern wird durch rheumatische Herzerkrankungen und Klappenfehler verursacht, besonders durch Mitralvitien (vgl. Kap. 1.3.6), durch KHK mit und ohne Herzinsuffizienz, durch Hyperthyreose und hypertone Krisen.

So wie schnelle Vorhofextrasystolien zum Vorhofflimmern führen können, stellen frequente, polytope oder salvenartige VES Vorboten des Kammerflatterns und Kammerflimmerns dar, die klinisch mit einem Kreislaufstillstand einhergehen. Spontane Rückbildung dieser Rhythmusstörung ist eine extreme Seltenheit. Reanimation, elektrische Defibrillation und Antiarrhythmika können erfolgreich sein.

1.5.4   Reizleitungsstörungen

Die wichtigste Form der Störung der Reizleitung ist die Blockierung der AV-Überleitung. Man unterscheidet drei Typen des AV-Blocks (Abb. 35).

a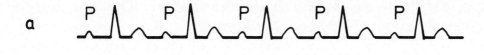

b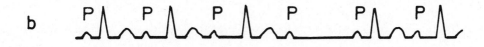

c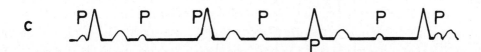

Abb. 35:   AV-Block I. bis III. Grades

Beim AV-Block I. Grades (Abb. 35, a) besteht eine Verlängerung des PQ-Intervalls über 0,21 sec. Es wird aber jeder Schlag übergeleitet. Der AV-Block I. Grades kommt selten bei herzgesunden Patienten vor, meist bei Schädigung des AV-Knotens, häufig auf koronarsklerotischer Grundlage. Beim AV-Block II. Grades (Abb. 35, b) liegt eine Verlängerung des PQ-Intervalls vor, zusätzlich wird immer wieder eine Vorhoferregung nicht auf die Kammern übergeleitet. Ein AV-Block II. Grades ist therapiebedürftig. Beim AV-Block III. Grades, dem sogenannten totalen AV-Block (Abb. 35, c), wird die Vorhoferregung nicht mehr auf die Kammern übergeleitet. Vorhöfe und Kammern schlagen unabhängig voneinander, und zwar die Vorhöfe mit ihrer eigenen, meist normalen Frequenz und die Kammern entsprechend dem Sitz ihrer Automatie mit einer Frequenz zwischen 20 und 40/min. Die Therapie der Wahl beim AV-Block II. und III. Grades ist die Schrittmacherimplantation.

Besteht eine Blockierung im Bereich der Schenkel des His'schen-Bündels (<u>Schenkelblock</u>), so ist vor allem der QRS-Komplex deformiert und auf mindestens 0,12 sec verbreitert. Dies kommt daher, daß die Ventrikelmuskulatur der blockierten Seite verspätet erregt wird. Neben der Depolarisation der Ventrikel ist aber auch die Repolarisation gestört, die ST-Strecke ist gesenkt und die T-Zacke negativ (Abb. 36). Rechts- und Linksschenkelblock sind normalerweise hämodynamisch nicht bedeutsam und bedürfen keiner Therapie, sind aber häufig Ausdruck einer Myokardschädigung.

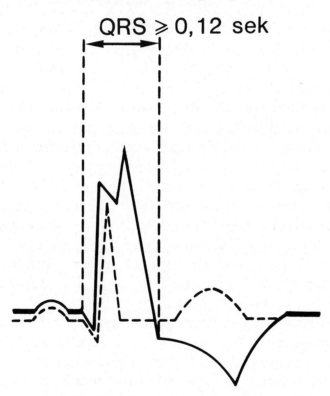

QRS ≥ 0,12 sek

QRS breit, QT verlängert
ST-Senkung, T negativ

Abb. 36:   Schenkelblock
           QRS-Komplex verbreitert, QT-Zeit verlängert,
           ST-Senkung, negative T-Zacke

1.5.5   Klinische Symptome der Herzrhythmusstörungen

Herzrhythmusstörungen können in Abhängigkeit von der Herzfrequenz, der diastolischen Ventrikelfüllung und dem Zustand des Myokards zu mehr oder weniger ausgeprägten Veränderungen der Hämodynamik mit oder ohne subjektive Beschwerden führen. Einzelne

Extrasystolen werden entweder gar nicht bemerkt, oder die Patienten beobachten Herzklopfen, Herzstolpern oder plötzliches Aussetzen der Herztätigkeit. Salven von Extrasystolen können zu flüchtigen Schwindelerscheinungen, unter Umständen auch zu kurzer Bewußtlosigkeit führen. Die schnellen Flimmerarrhythmien zeigen häufig ein peripheres Pulsdefizit, d.h. nicht jede Kontraktion führt zum Auswurf eines Schlagvolumens. Das Vorhofflimmern ist außerdem durch eine hohe Rate von arteriellen Embolien, ausgehend von Thromben im linken Vorhof, belastet. Anfallsweise Vorhof- oder Kammertachykardien mit hoher Frequenz haben über eine Abnahme der diastolischen Füllung eine Erniedrigung des HZV bei gleichzeitiger Verschlechterung der überwiegend in der Diastole erfolgenden Koronardurchblutung zur Folge. Je länger daher die tachykarden Anfälle anhalten und je höher die Herzfrequenz ist, desto mehr treten Zeichen der akuten Herzinsuffizienz, des kardiogenen Schocks oder der akuten Koronarinsuffizienz in Erscheinung. Bradykardien gehen mit hohen Schlagvolumina einher, die aber bei weiterem Abfall der Herzfrequenz nicht beliebig gesteigert werden können. Außerdem ist ja z.B. beim AV-Block II. und III. Grades eine Frequenzzunahme bei Belastung kaum möglich, so daß die körperliche Leistungsfähigkeit deutlich eingeschränkt ist. Bradykarde Rhythmusstörungen können durch Volumenbelastung des linken Ventrikels über eine Dilatation zur chronischen Herzinsuffizienz führen, die sich von der Herzinsuffizienz üblicher Art (vgl. Kap. 1.3.2) nur durch die niedrige Herzfrequenz unterscheidet.

Ein besonderes Krankheitsbild bei Herzrhythmusstörungen ist das ADAM-STOKES-Syndrom. Während von den Erstbeschreibern zerebrale Krampfanfälle in Verbindung mit einer Bradykardie angegeben wurden, ist der Begriff heute in dem Sinn erweitert worden, daß auch extreme Tachykardien, die einem Kreislaufstillstand gleichzusetzen sind, das klinische Bild des ADAM-STOKES-Anfalls verursachen können. Man unterscheidet demnach eine bradykarde Form von einer tachykarden Form, wobei die Differenzierung nur elektrokardiografisch erfolgen kann. Klinisch treten 4 bis 6 sec nach Kreislaufstillstand Blässe und Schwindel, nach 10 bis 15 sec Bewußtlosigkeit auf. Daran können sich generalisierte tonisch-klonische Krämpfe anschliessen. Die peripheren Pulse sind nicht fühlbar, der Blutdruck ist nicht meßbar, Herztöne sind nicht auskultierbar, die Pupillen sind erweitert. Die Anfälle sind nur von kurzer Dauer, und nach 1 bis 2 min kehrt das Bewußtsein zurück. Der erste Anfall kann aber auch schon tödlich sein, und die Prognose weiterer Anfälle ist äußerst ernst.

1.5.6   Weitere Möglichkeiten der EKG-Diagnostik

Die Herzrhythmusstörungen sind die eigentliche Domäne des EKG.
Hier ist die Diagnose hundertprozentig mit Hilfe des EKG zu stellen.
Es gibt nun eine Vielzahl weiterer Erkrankungen, bei denen das EKG
als wichtige diagnostische Hilfe zu anderen Untersuchungsmethoden
hinzugezogen werden muß. Dazu gehören u.a. der Myokardinfarkt
und Veränderungen des Serumkaliums.

Beim Myokardinfarkt (vgl. Kap. 1.3.4) findet sich wenige Stunden
nach dem akuten Ereignis eine deutliche ST-Hebung mit positiver
T-Zacke (Abb. 37). Ist der Infarkt nicht mehr ganz frisch, so bildet
sich die ST-Hebung zurück und die T-Zacke wird spitz negativ. Bei

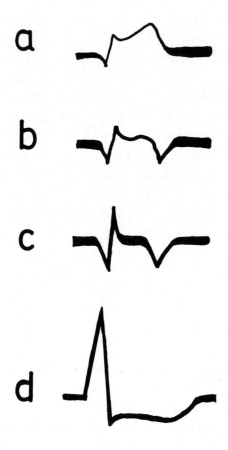

Abb. 37:   EKG-Veränderungen bei Myokardinfarkt und Koronarinsuf-
           fizienz: a: beim frischen Myokardinfarkt, b: im Zwischen-
           stadium, c: beim alten Myokardinfarkt, d: bei Koronarin-
           suffizienz mit horizontaler (ischämischer) ST-Senkung und
           negativem T.

Abheilung des Infarkts bildet sich die ST-Hebung völlig zurück, und die T-Zacke bleibt tief spitz negativ. Gleichzeitig wird die Q-Zacke deutlich größer, und die R-Zacke kann auch in einer tiefen QS-Zacke völlig verschwinden (R-Verlust). Bei der ischämischen Hypoxie des Myokards ohne Infarkt (Koronarinsuffizienz mit oder ohne Angina pectoris) finden sich häufig eine ST-Strecken-Senkung in Ruhe oder nur bei Belastung und eine negative T-Zacke (Abb. 37 d).

Recht typische Veränderungen im EKG finden sich auch bei Erniedrigung und Erhöhung der extrazellulären Kaliumkonzentration (Abb. 38).

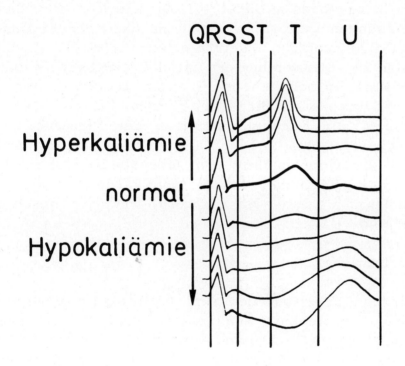

Abb. 38:   EKG bei Veränderung des Serumkaliums

Mit zunehmender Hypokaliämie kommt es zur T-Abflachung, zur ST-Senkung, zur T-Negativierung und schließlich zum Auftreten von U-Wellen. Zusätzlich sind supraventrikuläre und ventrikuläre Extrasystolen häufig, eventuell als AV-Knotentachykardie oder Vorhofflimmern. Bei der Hyperkaliämie sind 'spitzzeltförmige', überhöhte und schmalbasige T-Zacken typisch, weiterhin kommt es zur Verplumpung der QRS-Komplexe und zur ausgeprägten Bradykardie, schließlich zum diastolischen Kammerstillstand.

1.5.7   Kardioversion

Unter Kardioversion (im Spezialfall des Kammerflimmerns auch Defibrillation genannt) versteht man die Applikation eines Gleichstromim-
pulses z.B. mit einer Energie von 100 bis 400 Joule extern mit zwei
großflächigen Elektroden auf die Herzgegend zum Zwecke der Beseitigung eines Kammerflimmerns oder einer tachykarden Rhythmusstörung. Da ein elektrischer Impuls, der in die vulnerable Phase des
elektrischen Herzzyklus (also im Bereich der T-Zacke) einfällt, in
einem hohen Prozentsatz Kammerflimmern auslösen kann, muß der
Stromstoß während der absoluten Refraktärphase des Herzens appliziert werden. Da sich die R-Zacke zur elektrischen Auslösung ('Trig-
gerung') eines Stromstoßes anbietet, erfolgt die Kondensatorentladung
heute bei den üblichen Defibrillatoren 20 ms nach der R-Zacke (R-ge-
steuerter, 'synchronisierter', 'getriggerter' Schock). Lediglich bei
der Defibrillation bei Kammerflimmern ist die R-Zacken-Steuerung unmöglich, aber auch entbehrlich, da sie die Löschung aller im flimmernden Myokard kreisenden Erregungen zum Ziel hat. Bei allen anderen Indikationen zur Kardioversion muß der Stromstoß R-Zacken-
gesteuert appliziert werden. Die Kardioversion kommt außer beim
Kammerflimmern als Notmaßnahme bei lebensbedrohlichen Tachykardien, z.B. Vorhoftachykardie, Kammertachykardie, in Betracht. Die
geplante Kardioversion (unter Kurznarkose) wird zur Beseitigung von
Vorhofflimmern und -flattern eingesetzt.

1.5.8   Schrittmacher

Die handelsüblichen Schrittmacher sind batteriegetriebene elektrische
Impulsgeber, die über eine in den rechten Ventrikel transvenös ein-
gebrachte Stimulationssonde Impulse von etwa 5 Volt und 1 ms Dauer
an das Herz abgeben. Dabei werden heute im allgemeinen sogenannte
'Demand-Schrittmacher' verwendet, die nur dann Impulse abgeben,
wenn die Eigenfrequenz des Patienten die vorgegebene Schrittmacher-
frequenz unterschreitet. Man unterscheidet die temporäre Schrittma-
cherbehandlung und die Schrittmacher-Implantation als Dauertherapie.
Erstere ist indiziert bei reversiblen Überleitungsstörungen mit hoch-
gradiger Bradykardie, z.B. bei Herzinfarkt, Niereninsuffizienz mit
Hyperkaliämie, als Notmaßnahme beim ADAM-STOKES-Syndrom und als
Sicherheitsmaßnahme vor der definitiven Implantation. Diese ist indiziert bei bradykarden Rhythmusstörungen, z.B. beim chronischen AV-
Block höheren Grades und bei bradykardiebedingter Herzinsuffizienz.

1.6 Pharmakologie von Herz und Kreislauf (B. ZWISSLER)

Das Leben beginnt mit dem ersten Schlag
und endet mit dem letzten. (Aristoteles 384-322 v.Chr.)

Zwar vermag auch die moderne Medizin nicht, dieses Philosophenwort ganz zu widerlegen, doch sind bei dem Versuch, die dazwischenliegende Zeitspanne zu verlängern, immer neue Fortschritte erzielt worden. Einen wesentlichen Beitrag leistet hierzu die medikamentöse Therapie des kranken Herzens. Einige der verwendeten Pharmaka sind schon lange bekannt, andere das Ergebnis neuester Forschung. Wirkungen, Nebenwirkungen und Einsatzgebiete der wichtigsten in der Klinik gebrauchten Substanzgruppen werden im folgenden vorgestellt.

1.6.1 Herzwirksame Glykoside ('Digitalis')

Der englische Arzt W. WITHERING beschrieb bereits vor mehr als 200 Jahren, daß ein Extrakt des Fingerhuts (lat. Name: Digitalis purpurea) einerseits in der Lage ist, 'Wassersüchtige' von ihrem Leiden zu befreien, andererseits jedoch auch rasch zum Tode führen kann.

Verantwortlich für diesen doch recht unterschiedlichen Therapieerfolg sind in beiden Fällen bestimmte, im Fingerhut und einigen anderen Heilpflanzen enthaltene Zuckerverbindungen (sog. Glykoside), die die Funktionen des Herzens in charakteristischer Weise beeinflussen (daher der Name: 'Herzwirksame Glykoside').

Ihr gemeinsamer Angriffspunkt ist die Zellmembran der einzelnen Muskelzelle des Herzens. Dort hemmen sie die Funktion der sog. Natrium-Kalium-Pumpe (vgl. Kap. 1.2). Dies hat zur Folge, daß nun weniger Natriumionen aus der Zelle und umgekehrt weniger Kaliumionen in die Zelle befördert werden. Die intrazelluläre Natriumkonzentration steigt an und führt über einen noch nicht vollständig geklärten Mechanismus ihrerseits zu einer vermehrten Bereitstellung von Calciumionen. Calcium intensiviert die Verknüpfung von Aktin- und Myosinfilamenten in der Zelle und verstärkt dadurch die Kontraktionsfähigkeit der Herzmuskelfasern (positiv inotrope Wirkung). Für das gesamte Herz, insbesondere bei bestehender Herzinsuffizienz, bedeutet dies: stärkere und schnellere Entleerung der Ventrikel, Verminderung der Herzgröße, bessere diastolische Füllung, Zunahme des Herzschlag- und Minutenvolumens, Abnahme des Venendrucks, Senkung des myokardialen Sauerstoffverbrauchs. In der Folge nehmen Nierendurchblutung und Diurese zu, zirkulierendes Blutvolumen und Ödeme dagegen ab. Der Therapieerfolg bei 'Wassersucht' wird nun verständlich. Häufig läßt sich auch ein Absinken der bei Herzinsuffizienz kompensatorisch erhöhten Schlagfrequenz beobachten (negativ chronotrope Wirkung). Durch die genannten Elektrolytverschiebungen führt Digitalis darüber hinaus zu charakteristischen Veränderungen der elektrophysiologischen Vorgänge am Herzen. Die Erregungsleitung vor allem im Bereich des AV-Knotens wird verlangsamt (negativ dromotrope Wirkung, Gefahr des AV-Blocks!). Die Neigung der einzelnen Zelle zu autonomer Erregungsbildung nimmt zu (positiv bathmotrope Wirkung, Gefahr von Rhythmusstörungen!).

Aufgrund der beschriebenen Wirkungen kommen für Herzglykoside folgende Haupteinsatzgebiete in Frage: die akute und chronische Herzinsuffizienz sowie bestimmte Formen von Herzrhythmusstörungen, bei denen die negativ dromotrope Wirkkomponente therapeutisch eingesetzt wird.

Herzglykoside können oral, vor allem bei Langzeitbehandlung, und intravenös, vor allem in klinischen Notfallsituationen, verabreicht werden. In beiden Fällen stellt die richtige Dosierung ein Hauptproblem dar, da die Serum-Konzentration an Digitalis, die für einen optimalen therapeutischen Effekt erreicht werden muß, nur wenig (Faktor 1,5-3) unter derjenigen Konzentration liegt, die bereits zu toxischen und u.U. lebensbedrohlichen Nebenwirkungen führen kann ('geringe therapeutische Breite' der Herzglykoside; W. WITHERING beschreibt unerklärliche Todesfälle nach mehrmaligem Genuß von Fingerhutextrakt).

Um Überdosierungen zu vermeiden, muß daher genau bekannt sein, wie sich das jeweils verwendete Glykosid im Körper verhält, d.h. wie gut es nach oraler Gabe aufgenommen wird (Resorptionsquote), welche Serumkonzentration therapeutisch erreicht werden soll (Vollwirkdosis), wie schnell die Wirkung nachläßt (Abklingquote) und wie schnell das Glykosid den Körper wieder verläßt (Eliminationsquote). Daraus läßt sich diejenige Menge errechnen, die dem Organismus täglich neu zugeführt werden muß (Erhaltungsdosis).

Diese Kenndaten sind für die gegenwärtig in der Klinik hauptsächlich verwendeten Herzglykoside z.T. sehr unterschiedlich: Digoxin (Lanicor[R]), beta-Acetyl-Digoxin (z.B. Novodigal[R]) und beta-Methyl-Digoxin (z.B. Lanitop[R]) werden nach peroraler Gabe zu 60 - 90 % resorbiert, der Wirkeintritt nach i.v. Injektion ist rasch (20 min; bei beta-Methyl-Digoxin 5 min), die Elimination erfolgt größtenteils renal. Bei Niereninsuffizienz kann es daher wegen der nunmehr geringeren Eliminationsquote zu einer starken Anhäufung ('Kumulation') dieser Medikamente kommen. In diesem Fall sollte besser das Glykosid Digitoxin (z.B. Digimerck^R) verabreicht werden. Es wird peroral zu annähernd 100 % resorbiert und hauptsächlich über die Leber in die Galle ausgeschieden. Selbst bei schwerer Niereninsuffizienz kumuliert Digitoxin kaum. In Zweifelsfällen kann der tatsächlich vorhandene Wirkspiegel heute durch direkte Bestimmung der Glykosidkonzentration im Serum ermittelt werden (zeitaufwendig und teuer).

Allerdings schließt auch korrekte Dosierung der einzelnen Präparate das Auftreten von Vergiftungserscheinungen nicht aus. Hohes Alter, Hypoxie, Hypothyreose, vor allem aber Hypokaliämie und Hypercalcämie können dazu führen, daß der Körper überempfindlich auf Herzglykoside reagiert und bedrohliche Nebenwirkungen frühzeitig auftreten. In der Praxis ist daher die regelmäßige Kontrolle des Serum-Kaliumspiegels von großer Bedeutung. Die intravenöse Verabreichung von Calcium-Präparaten unter gleichzeitiger Digitalistherapie darf - wenn überhaupt - nur mit größter Vorsicht erfolgen.

Zeichen der Digitalisintoxikation sind in erster Linie Herzrhythmusstörungen jeglicher Art, meist als ventrikuläre Extrasystolie (positive Bathmotropie), AV-Block I. - III. Grades (negative Dromotropie), Bradykardie oder Vorhoftachykardien. Daneben treten gastrointestinale Symptome (Übelkeit, Erbrechen), Sehstörungen (Farbensehen, Augenflimmern) und zentralnervöse Symptome (Kopfschmerz, Desorientierung, Unruhe) auf. Veränderungen im EKG (muldenförmige ST-Senkung, T-Abflachung) können nachgewiesen werden, finden sich jedoch auch bei Patienten mit normalen Glykosidspiegeln (unspezifisches Zeichen).

Die Behandlung einer Glykosidvergiftung besteht in sofortigem Absetzen des Glykosids, Behebung eines möglicherweise bestehenden Kalium-Mangels bzw. Anhebung auf hochnormale Werte, Gabe von Antiarrhythmika (vorzugsweise Diphenylhydantoin, vgl. Kap. 1.6.3), Einsatz eines Herzschrittmachers bei nicht therapierbarer Bradykardie sowie in kontinuierlicher (EKG-)Überwachung. Seit kurzem stehen auch spezifische Digitalis-Antikörper zur Verfügung. Sie sind jedoch wegen des aufwendigen und teuren Herstellungsverfahrens bisher nur begrenzt erhältlich und in ihrer Anwendung auf schwerste Intoxikationen bei versehentlicher oder suizidaler Einnahme von Herzglykosiden beschränkt.

1.6.2.   Vasodilatatoren

Vasodilatatoren wirken relaxierend auf den Tonus der glatten Gefäßmuskulatur im venösen (postkapillären) und/oder arteriellen (präkapil-
lären) Bereich.

Durch Gefäßerweiterung im <u>venösen</u> Bereich wird dort die Aufnahme-
kapazität für das zum Herzen zurückfließende Blut vergrößert (sog.
'venöses Pooling'), weniger Blut erreicht das Herz. Die diastolischen
Füllungsdrucke (Synonym: die Vorlast, das 'preload') des rechten
Herzens und, fortgeleitet über die Lungen, schließlich auch des linken Herzens sinken. Entsprechend nimmt die Ruhespannung der einzelnen Muskelfasern in der Diastole ab und damit auch der Sauerstoffverbrauch des Herzens.

Die Gefäßerweiterung im <u>arteriellen</u> Bereich senkt den Blutdruck und
damit den Widerstand (Synonym: die Nachlast, das 'afterload'), gegen
den der linke Ventrikel sein Blutvolumen in die arterielle Strombahn
auswirft. Die Herzarbeit und damit der myokardiale Sauerstoffverbrauch sinken. Darüber hinaus ist das Herz in der Lage, pro Zeiteinheit mehr Blutvolumen umzusetzen, wodurch das Sauerstoffangebot an
den Organismus steigt.

Die Wirkung der einzelnen Gefäßdilatatoren auf die venösen und arteriellen Gefäße ist allerdings etwas unterschiedlich:

<u>Nitrate</u> wirken ganz überwiegend dilatierend auf die venösen Kapazi-
tätsgefäße einschließlich der großen Venen und senken somit die Vorlast des Herzens (zentraler Venendruck, Pulmonalarteriendruck und
enddiastolischer Druck beider Ventrikel fallen ab). Dies wird therapeutisch bei der akut auftretenden Herzinsuffizienz mit Lungenödem
(hoher ZVD und Pulmonalarteriendruck) ausgenutzt. Während die Wirkung auf die arteriellen Gefäße der Peripherie vergleichsweise weniger stark ausgeprägt ist, werden die Koronararterien durch Nitrate
erweitert. Dies erklärt die gute Wirksamkeit bei der Prophylaxe und
Therapie der Angina pectoris.

Nitrate werden ausgezeichnet über die Schleimhäute resorbiert und
können daher gut peroral (z.B. Nitrolingual[R]-Kapseln, Nitrolingual[R]-
Spray, Isoket[R]-Tabletten etc.) verabreicht werden. In speziellen Notfallsituationen oder intraoperativ ist eine parenterale Applikation
möglich. Die Wirkung setzt rasch ein, ist jedoch vor allem bei der
i.v.-Gabe nur von kurzer Dauer. Zur Langzeitmedikation eignet sich
besser das auf die Haut aufgeklebte Nitro-Pflaster (z.B. Nitroderm[R])

oder sog. Retard-Darreichungen mit allmählicher Wirkstofffreisetzung (z.B. Isoket^R retard, Nitro Mack^R retard, Maycor^R retard). Wichtigste Nebenwirkung der Nitrate ist ein Abfall des arteriellen Blutdrucks, weswegen sie z.B. im Schock nicht eingesetzt werden dürfen.

Dihydralazin (z.B. Nepresol^R) senkt durch Erweiterung der arteriellen Widerstandsgefäße den Auswurfwiderstand (die Nachlast) des Herzens und entlastet damit den linken Ventrikel. Der Abfall des arteriellen Drucks führt häufig (reflektorisch) zum Herzfrequenzanstieg und zu einer Zunahme des HZV. Typische Einsatzgebiete für Hydralazin sind die Hypertonie und die Herzinsuffizienz mit verringertem Auswurfvolumen (sog. 'low output'-Syndrom). Dihydralazin kann peroral oder intravenös verabreicht werden. Zur Verminderung der bei längerer Einnahme z.T. unangenehmen Nebenwirkungen (Schwindel, Kopfschmerz, trockener Mund, Tachykardie, Orthostase-Reaktion) wird das Mittel häufig mit anderen Präparaten kombiniert (z.B. Diuretika, beta-Blocker, Nitrate).

Nitroprussidnatrium (z.B. Nipruss) relaxiert sowohl die arterielle als auch die venöse Gefäßmuskulatur. Dies führt zu einer Senkung sowohl der Vorlast als auch der Nachlast des Herzens. Das HZV steigt nach Nitroprussid-Gabe an. Wegen seiner starken Wirksamkeit auf den arteriellen Blutdruck wird es häufig bei der akuten hypertensiven Krise (vor allem bei gleichzeitigem Linksherzversagen) angewendet. Das Medikament kann nur parenteral (Perfusor) verabreicht werden, wirkt sofort, kurz und sehr stark (Gefahr der Hypotonie). Seine Applikation ist auf klinische Notfälle beschränkt.

Diazoxid (z.B. Hypertonalum) führt nach einer intravenösen Einzeldosis von 300 mg über eine Erschlaffung der Arteriolen prompt zur Senkung des Blutdrucks. Diazoxid wird nur zur Behandlung extremer Formen der Hypertonie und hypertensiver Krisen eingesetzt und ist häufig auch bei sonst therapieresistenten Formen noch wirksam. Als Nebenwirkung tritt gelegentlich eine Hyperglykämie auf.

Minoxidil (z.B. Lonolox) relaxiert ähnlich dem Diazoxid ganz überwiegend die glatte Gefäßmuskulatur der Arteriolen und wirkt darum in erster Linie blutdrucksenkend. Minoxidil gilt als das derzeit am stärksten wirksame Antihypertensivum. Das Präparat kann im Gegensatz zu Diazoxid und Nitroprussid oral gegeben werden und eignet sich daher zur Langzeitbehandlung schwerer Formen der Hypertonie. Seine Wirkung setzt nach ca. 2 Stunden ein und hält nach einmaliger Gabe bis zu 72 Stunden an. Unerwünschte Arzneimittelwirkungen (reflektorische Tachykardie, Ödembildung) können durch Kombination mit beta-Blockern und Diuretika weitgehend vermieden werden. Eine nach Gabe von anderen Vasodilatantien manchmal zu beobachtende Hypotonie tritt unter Minoxidil nicht auf. Sehr störend (vor allem für Frauen) ist die bisher nicht beherrschbare Zunahme der gesamten Körperbehaarung nach längerer Einnahme des Präparats.

Allen bisher besprochenen Pharmaka ist gemeinsam, daß sie über einen direkten Angriff an der Gefäßwand zur Vasodilatation führen. Eine wirksame periphere Gefäßerweiterung ist jedoch auch über andere, z.T. gemischte Wirkprinzipien möglich.

Alpha-Rezeptorenblocker hemmen die vasokonstriktorische Wirkung von Adrenalin bzw. Noradrenalin (vgl. Kap. 6.6) an den arteriellen und venösen Gefäßwänden und führen dadurch indirekt zur Vasodilatation mit den bereits bekannten Folgen für den Gesamtkreislauf und das Herz: Absinken von arteriellem Blutdruck, peripherem Widerstand, Vor- und Nachlast des Herzens und Anstieg des HZV. Wegen der jedoch auch an anderen Organen (z.B. Uterus, Auge, Magen-Darm-Trakt) wirksam werdenden alpha-Blockade und der damit verbundenen Nebenwirkungen sind die gegenwärtig verfügbaren Präparate (z.B. Phentolamin/Regitin[R]) für eine Langzeitbehandlung bei Hypertonie nicht geeignet. Sie können jedoch in Form einer Dauerinfusion bei hypertensiven Krisen oder zur kontrollierten Hypotension (vgl. Kap. 1.10) eingesetzt werden.

Terazosin (z.B. Heitrin[R]) und Prazosin (z.B. Minipress[R]) haben eine $alpha_1$-blockierende Wirkung. Es ist im arteriellen und venösen Gefäßsystem etwa gleich wirksam und führt am insuffizienten Herzen durch Abnahme der Nachlast zur Zunahme des HZV. Mit einer Wirkdauer von 24 Stunden nach oraler Gabe ist Terazosin für die Langzeittherapie der Hypertonie mit und ohne begleitende Herzinsuffizienz geeignet. In seiner therapeutischen Effizienz ist das Präparat dabei dem intravenös applizierbaren Nitroprussidnatrium ähnlich.

Urapidil (z.B. Ebrantil[R]) hemmt durch periphere alpha-Rezeptorenblockade ebenfalls den vasokonstriktorischen Angriff der Katecholamine (s.o.). Darüber hinaus wird im Kreislaufzentrum des ZNS die Aktivität des Sympathikus gebremst. Dies führt zu einer deutlichen Abnahme des systolischen und diastolischen Blutdrucks, ohne daß gleichzeitig wegen der zentralen Sympathikolyse die Herzfrequenz reflektorisch wesentlich zunimmt (unerwünschte Arzneimittelwirkung der meisten Vasodilatantien). Urapidil ist oral und intravenös schnell

wirksam.   Die
i.v.-Gabe von 20 - 50 mg eignet sich zur Therapie hypertensiver
Notfälle sowie zur kontrollierten Drucksenkung bei prä-, intra- und
postoperativer Hypertension.

Clonidin (z.B. Catapresan^R) bewirkt über zentrale Sympathikushem-
mung eine periphere Vasodilatation und damit einen Blutdruckabfall,
der nach intravenöser Gabe innerhalb von Minuten einsetzt und lange
anhält. Bei Therapiebeginn ist wegen einer kurzzeitigen alpha-Rezep-
torenstimulation häufig ein flüchtiger Blutdruckanstieg zu beobachten.
Nebenwirkungen sind Bradykardie, Obstipation und Mundtrockenheit.

Neuere Antihypertensiva mit sehr guter klinischer Wirksamkeit sind
die sog. ACE-Hemmer Captopril (z.B. Lopirin^R, Tensobon^R) und Enalapril (z.B. Xanef^R). Ihr Wirkmechanismus unterscheidet sich grundsätzlich von den bisher besprochenen und soll kurz erläutert werden:

Das Enzym Angiotensin-Converting-Enzyme (ACE) ist für die Umwand-
lung von Angiotensin I in Angiotensin II verantwortlich. Der Eiweiß-
stoff Angiotensin II ist der stärkste Vasokonstriktor des menschlichen
Körpers (etwa 200mal wirksamer als Adrenalin!). Captopril und Enalapril hemmen die Wirkung von ACE und führen damit über einen Abfall
von Angiotensin II indirekt zu einer Vasodilatation. Vor- und Nachlast
des Herzens sinken, das HZV steigt, ohne daß es zu einer reflektorischen Beschleunigung des Herzschlags kommt. ACE-Hemmer werden
daher außer bei Hypertonie auch bei der Herzinsuffizienz mit gutem
Erfolg eingesetzt. Captopril und Enalapril sind oral wirksam. Nebenwirkungen (Hautrötung, Leukopenie, Proteinurie, Hyperkaliämie) sind
selten.

Neben den genannten Präparaten sind speziell zur Behandlung der
Hypertonie noch einige andere Substanzen in Verwendung (Guanethi-
din, alpha-Methyldopa, Reserpin u.a.). Wegen oft erheblicher Nebenwirkungen und guter Alternativen wird ihre Anwendung zunehmend
eingeschränkt. Sie sollen in diesem Kapitel nicht gesondert erläutert
werden.

1.6.3   Calciumantagonisten

Calciumantagonisten hemmen ('antagonisieren') dosisabhängig den Einstrom von Calciumionen aus dem Extrazellulärraum in die Herzmuskel-
und Gefäßmuskelzellen. Der intrazelluläre Calciumgehalt fällt ab. Da
Calcium für jegliche Muskelkontraktion im Körper unverzichtbar ist,
wird dadurch die Kontraktilität des Gesamtherzmuskels sowie der

Tonus (die Muskelspannung) der Gefäßmuskulatur reduziert. Der gefäßerweiternde Effekt tritt vor allem an den Koronargefäßen und den peripheren Arterien auf. Die Koronardurchblutung und damit die Sauerstoffversorgung des Herzens nehmen zu, der arterielle Blutdruck (die Nachlast) und damit der Sauerstoffverbrauch des Herzens dagegen ab.

Calciumantagonisten (z.B. <u>Nifedipin</u> / Adalat^R, <u>Nitrendipin</u> / Bayotensin^R, <u>Diltiazem</u> / Dilzem^R) werden daher mit Erfolg zur Therapie und Prophylaxe der Angina pectoris sowie zur Behandlung der Hypertonie eingesetzt.
<u>Nifedipin</u> ist auch als Infusionslösung erhältlich und eignet sich besonders zur prä-, intra- und postoperativen Blutdrucksenkung. Die Wirkung setzt nach oraler bzw. i.v.-Gabe rasch und zuverlässig ein und hält einige Stunden an. Gravierende Nebenwirkungen (z.B. eine durch die negative Inotropie ausgelöste Herzinsuffizienz, unerwünschte Hypotonie) sind selten. Vereinzelt treten Hitzegefühl, Kopfschmerz, Beinödeme und Übelkeit auf.

Eine gewisse Sonderstellung in der Gruppe der Calciumantagonisten nimmt das <u>Verapamil</u> (z.B. Isoptin^R) ein. Die Substanz hat neben der schon bekannten negativ inotropen und vasodilatierenden Wirkung aller Calciumantagonisten (s.o.) zusätzlich einen deutlich hemmenden Effekt auf die Erregungsbildung (negative Bathmotropie) und Erregungsleitung (negative Dromotropie) im Herzen. Verapamil wird daher in erster Linie als Antiarrhythmikum eingesetzt.

1.6.4   Antiarrhythmika

Antiarrhythmika sind Arzneimittel zur Behandlung von Herzrhythmusstörungen. Diese Rhythmusstörungen können sowohl von den Vorhöfen ('supraventrikuläre R.') als auch von den Kammern ('ventrikuläre R.') des Herzens ausgehen und zu einer u.U. lebensbedrohlichen Verlangsamung ('bradykarde R.') bzw. Beschleunigung ('tachykarde R.') der Herzfrequenz führen.

Therapeutisch sollte in erster Linie versucht werden, die den Rhythmusstörungen zugrundeliegende Krankheit (z.B. Elektrolytstörungen, koronare Herzkrankheit, Myokarditis, Hyperthyreose, Hypoxie, Intoxikationen usw.) aufzudecken und zu beheben. Gelingt dies nicht oder nicht schnell genug, müssen Antiarrhythmika (und ggf. Maßnahmen wie z.B. Schrittmacher und Defibrillation) eingesetzt werden.

Folgende Substanzen bzw. Stoffgruppen (sie wurden zum Teil schon in anderem Zusammenhang in diesem Kapitel besprochen) kommen in Betracht:

1.6.4.1   Herzwirksame Glykoside

Aufgrund ihrer negativ dromotropen Wirkung führen Herzglykoside zu
einer Verlangsamung der Erregungsleitung im AV-Knoten, wodurch
weniger Erregungen von den Vorhöfen auf die Ventrikel übertragen
werden. Sie werden daher neben der klassischen Indikation der Herzinsuffizienz auch bei Zuständen von Vorhofflimmern (Frequenzen um
350 - 600/min) und Vorhofflattern (Frequenzen um 220 - 350/min) eingesetzt, wo eine schnelle AV-Überleitung unbedingt vermieden bzw.
schnellstens behoben werden muß (Kammerfrequenzen von 300/min
sind tödlich!).
In Notfällen sollte eine rasche Sättigung durch i.v.-Gabe (z.B.
0,5 mg Digoxin oder 0,4 mg beta-Methyldigoxin i.v.) angestrebt
werden. Da Digitalis selbst jede Art von Rhythmusstörung hervor-
rufen kann, muß vor Behandlungsbeginn unbedingt ausgeschlossen
werden, daß die zu therapierende Rhythmusstörung ihrerseits Folge
einer Glykosidintoxikation ist. Herzglykosidgabe unter diesen Umständen hätte fatale Folgen.

1.6.4.2   Calciumantagonisten

Alle Calciumantagonisten führen zur peripheren Vasodilatation und zu
einer Kontraktilitätsminderung des Myokards. Verapamil (Isoptin^R)
setzt darüber hinaus die Erregungsbildung des Herzens vor allem im
Bereich des Sinusknotens und der Vorhöfe herab (negative Bathmotropie) und verzögert ähnlich den Herzglykosiden die Erregungsüber-
leitung im AV-Knoten (negative Dromotropie). Die Substanz eignet
sich daher gut als Antiarrhythmikum. Haupteinsatzgebiete sind entsprechend dem Wirkmechanismus die Therapie und Prophylaxe akut
auftretender, im Bereich von Sinusknoten oder Vorhöfen entstehender
Tachykardien (sog. supraventrikuläre Tachykardien) sowie die Prophylaxe und Therapie einer schnellen AV-Überleitung bei bestehendem
Vorhofflimmern/-flattern.

Wird eine rasche Wirkung angestrebt, ist die intravenöse Applika-
tionsform von Verapamil zu bevorzugen. Die i.v.-Gabe muß jedoch
vorsichtig erfolgen (Cave: Bolusinjektion!), da es hierbei zur akuten
Hypotonie, zur Sinusknoten-Bradykardie und zur höhergradigen AV-
Blockierung bis hin zum AV-Block III. Grades mit Asystolie kommen
kann. Bei nicht kompensierter Herzinsuffizienz sowie bei mit beta-
Blockern vorbehandelten Patienten ist die Anwendung von Verapamil
wegen seiner zusätzlich negativ inotropen Wirkung kontraindiziert.

1.6.4.3   Atropin

Durch Hemmung des Parasympathikus führt Atropin zu einer relativen Zunahme der Sympathikuswirkung am Herzen (vgl. Kap. 6.6). Die Substanz kann daher bei bradykarden Rhythmusstörungen (Sinusbradykardie, AV-Blockierungen) eingesetzt werden, um die Sinusfrequenz des Herzens zu erhöhen. Erregungsbildung und -leitung im His-Bündel und im Ventrikelmyokard werden nicht beeinflußt. Atropin wird bevorzugt parenteral appliziert (mittlere Dosierung: 0,5 - 1,0 mg Atropinsulfat) und wirkt etwa 60 min.

1.6.4.4   Sympathomimetika

Bradykarde Herzrhythmusstörungen, die auf Atropin nicht mehr ansprechen, können akut mit Isoprenalin (z.N. Aludrin^R) oder Orciprenalin (z.B. Alupent^R) behandelt werden. Langfristig ist in diesen Fällen meist eine Schrittmachertherapie unumgänglich. Die Gruppe der Sympathomimetika wird ausführlicher in Kap. 6.6 vorgestellt.

1.6.4.5   Beta-Rezeptorenblocker

Das Wirkprinzip aller beta-Rezeptorenblocker beruht auf einer Hemmung des Sympathikus (sog. 'Sympathikolyse') im gesamten Organismus. Am Herzen heißt dies: Frequenzabnahme; Verzögerung der Erregungsleitung; Kontraktilitätsabnahme; Abnahme der Erregungsbildung. Darüber hinaus verlängern beta-Blocker die Zeitspanne, die verstreichen muß, bis eine Herzzelle nach erfolgter Kontraktion erneut aktiviert werden kann (sog. 'Refraktärzeit'), und schützen die Zellmembran in gewissem Umfang vor unkontrolliert ablaufenden Erregungen (sog. 'membranstabilisierende Wirkung'). Die genannten Effekte finden sich gleichermaßen im Vorhof- und Ventrikelmyokard des Herzens.

Beta-Blocker können dementsprechend sowohl bei supraventrikulären (Sinustachykardie, supraventrikuläre Extrasystolen, Vorhofflimmern/ -flattern) als auch bei ventrikulären (ventrikuläre Extrasystolie, anfallsweise ventrikuläre Tachykardie) Rhythmusstörungen eingesetzt werden. Sie sind vor allem dann anderen Substanzen vorzuziehen, wenn die zu behandelnden Rhythmusstörungen wahrscheinlich durch einen erhöhten Sympathikotonus ausgelöst werden, z.B. in der Frühphase des Herzinfarkts oder bei psychischen oder physischen Belastungssituationen. Beta-Blocker können oral oder intravenös verabreicht werden. Die Wirkung setzt nach i.v.-Gabe rasch ein. Mögliche Nebenwirkungen und Kontraindikationen einer beta-Blocker-Therapie werden in Kap. 6.6 besprochen.

1.6.4.6   Antiarrhythmika im engeren Sinne

Vertreter dieser Stoffgruppe hemmen die passive Diffusion von Natrium und Kalium durch die erregte Zellmembran. Am Herzen nimmt dadurch die Erregungsbildung und Erregungsleitung ab. Es handelt sich hierbei um denselben Mechanismus, durch den Lokalanästhetika die Erregungsleitung in peripheren Nerven blockieren. Einige Lokalanästhetika haben daher auch gute antiarrhythmische Eigenschaften. Unterschiede zwischen den einzelnen Substanzen ergeben sich daraus, daß sie die Regionen des Herzens unterschiedlich stark beeinflussen:

Antiarrhythmika vom Chinidin-Typ beeinflussen sowohl das Vorhof- als auch das Ventrikelmyokard.

Der Hauptvertreter, das Chinidin (z.B. Chinidin-Duriles^R), wirkt am Herzen negativ bathmotrop, d.h. es hemmt die Impulsbildung am Sinusknoten, aber auch an allen anderen in Betracht kommenden ektopen Herden (Vorhof, His-Bündel, PURKINJE-Fasern). Die Leitungsgeschwindigkeit im Bereich der Ventrikel wird vermindert (negative Dromotropie), während die Überleitung im AV-Knoten aufgrund eines spezifisch atropinartigen ('vagolytischen') Effektes an dieser Stelle zunehmen kann.

Chinidin wird häufig dazu verwendet, ein akut auftretendes bzw. noch nicht allzu lange bestehendes Vorhofflimmern/-flattern in einen Sinusrhythmus zu überführen (durch negative bathmotrope Wirkung). Weitere Indikationen sind die supraventrikuläre Tachykardie sowie die supraventrikuläre und ventrikuläre Extrasystolie.

Wegen seiner deutlich ausgeprägten, negativ inotropen Wirkkomponente wird Chinidin meist mit den positiv inotropen Herzglykosiden kombiniert. Dies hat zugleich den Vorteil, daß unter alleiniger Chinidintherapie manchmal auftretende Tachykardien (durch Beschleunigung der AV-Überleitung, s.o.) weitgehend vermieden werden. Chinidin weist allerdings weitere, zum Teil schwerwiegende Nebenwirkungen auf: Übelkeit, Erbrechen, Blutdruckabfall, Allergie, Kammerflimmern, Asystolie. Die Substanz wird daher in der Notfalltherapie (OP, Intensivstation) nur noch eingeschränkt verwendet, hat aber in der Pharmakologie Modellcharakter.

Ähnlich wie Chinidin wirken Ajmalin (z.B. Gilurytmal^R), Procainamid (z.B. Novocamid^R), Propafenon (z.B. Rhytmonorm^R), Disopyramid (z.B. Rhytmodul^R, Norpace^R) und Flecainid (z.B. Tambocor^R).

Antiarrhythmika vom Lidocain-Typ beeinflussen bevorzugt das Ventrikelmyokard und haben kaum antiarrhythmische Wirkung im Vorhofbereich des Herzens.

Hauptvertreter ist das Lidocain (z.B. Xylocain^R), ein Antiarrhythmikum vom lokalanästhetischen Typ. Am Herzen hemmt es abnorme Reiz-
bildungszentren im Bereich des His-Bündels und der PURKINJE-
Fasern. Klinische Dosen haben kaum Einfluß auf die AV-Überleitungszeit, die intraventrikuläre Leitungsgeschwindigkeit und die Herzfrequenz. Es ist daher besonders bei ventrikulärer Arrhythmie indiziert
(ventrikuläre Extrasystolen, Kammertachykardie, Kammerflimmern/-
flattern).

Im akuten Fall werden 50 - 100 mg als Bolus zügig intravenös gegeben, dann alle 6 - 8 min weitere kleine Dosen bis zu einer Gesamt-
menge von 300 - 400 mg. Alternativ kann auch eine Dauerinfusion mit
2 - 4 mg/min verabreicht werden. Bei Überdosierung von Lidocain
können Benommenheit und Krämpfe auftreten. Lidocain ist das Mittel
der Wahl, um nach Defibrillation wegen Kammerflimmerns ein neuerli-
ches Kammerflimmern zu verhindern. Außerdem wird es in der Frühphase nach Myokardinfarkt prophylaktisch zur Verhinderung von
Rhythmusstörungen angewendet.

Ähnlich wie Lidocain wirken Mexiletin (z.B. Mexitil^R) und Diphenylhydantoin (z.B. Epanutin^R, Phenhydan^R, Zentropil^R). Diphenylhydantoin entfaltet darüber hinaus klinisch aus noch unbekannten Gründen eine den Herzglykosiden entgegengesetzte Wirkung. Die Substanz
gilt daher als Mittel der ersten Wahl zur Therapie glykosidinduzierter
Arrhythmien (ventrikuläre Extrasystolie und Tachykardien, atrioven-
trikuläre Leitungsstörungen). Bei Arrhythmien aus anderer Ursache
wird es wegen zum Teil gravierender Nebenwirkungen nicht mehr verwendet.

Amiodaron (z.B. Cordarex^R) ist ein sehr stark wirksames Antiarrhythmikum bei allen tachykarden supraventrikulären und ventrikulären Rhythmusstörungen, das auch dann noch wirkt, wenn andere
Antiarrhythmika versagen. Insbesondere durch deutliche Verlängerung
der Refraktärzeit des Herzens (= Zeitspanne, in der noch so starke
Impulse zu keiner Erregungsbildung führen) werden abnorme Erre-
gungsabläufe gestoppt bzw. synchronisiert. Amiodaron ist wegen
ernstzunehmender Nebenwirkungen kein Präparat der ersten Wahl.

1.6.5   Calcium

Calcium ist ähnlich wie Kalium ein Elektrolyt, der im Serum nur in
niedriger Konzentration vorkommt und trotzdem enorme physiologische
Bedeutung hat. Die normale Calciumkonzentration im Serum ist etwa
2,5 mmol/l. Dies entspricht 5 mval/l, da Calcium zweiwertig ist (vgl.
Kap. 3.1). Calcium liegt im Serum etwa zur Hälfte in ionisierter Form
als Ca^{++} vor, ungefähr 40 % sind an Plasmaproteine gebunden. Die
verbleibenden 10 % bilden relativ feste, kleinmolekulare Komplexe z.B.
mit Laktat, Zitrat, Sulfat u.a. Normalerweise besteht ein Gleichgewicht zwischen ionisiertem, proteingebundenem und komplexgebunde-
nem Calcium, aber der Übergang von einer Form in die andere benötigt Zeit. Der Anteil des ionisierten Calciums im Serum (1,0 -
1,2 mmol/l) steigt bei Azidose und sinkt bei Alkalose. Nur das ioni-
sierte Calcium ist im engeren Sinne biologisch aktiv in Gerinnung,
Erregungsbildung und Erregungsleitung des Herzens und in der Kontraktion von Herzmuskel und quergestreiftem Skelettmuskel.

Calcium in ionisierter Form wirkt am Herzen positiv inotrop und steigert für kurze Zeit (5 - 10 min) das HZV. Es wurde daher früher im
Rahmen der Reanimation neben bzw. an Stelle von Adrenalin eingesetzt. Eine eindeutige Wirksamkeit konnte jedoch bisher weder im
Experiment noch klinisch nachgewiesen werden. Da Calcium bei intravenöser Gabe zudem eine Reihe gefährlicher Nebenwirkungen besitzt
(Spasmen der Koronargefäße, Sinusbradykardie, Auftreten von Kammerflimmern oder Asystolie, Verstärkung der Digitaliswirkung, s.o.),
wird der Einsatz dieser Substanz bei der Herz-Lungen-Wiederbelebung
inzwischen generell abgelehnt.

Zumindest theoretische Bedeutung hat dagegen die i.v.-Gabe von Calcium bei Massivtransfusion (z.B. bei Polytrauma, großen gefäßchirur-
gischen Eingriffen, herzchirurgischen Operationen etc.). Hierbei kann
der Anteil des ionisierten Calciums durch Komplexbindung an den in
Konservenblut reichlich vorhandenen Stabilisatorstoff Zitrat stark
absinken und ein relativer ('funktioneller') Calciummangel entstehen,
obwohl dem Organismus absolut gesehen kein Calcium verlorengeht.
Ein relativer Calciummangel sollte in diesen speziellen Fällen am besten
unter Kontrolle des Ca^{++}-Serumspiegels ausgeglichen werden.
Im klinischen Routinebetrieb besitzt die Substitution von Calcium nach
Bluttransfusionen keine Relevanz und ist auch nicht nötig.

Indikationen für die rasche Verabreichung von Calcium sind heute
lediglich die Behandlung der schweren, anders nicht beherrschbaren

Hyperventilationstetanie (= psychogene Hyperventilation mit Alkalose, Absinken der freien Calcium-Ionen und dadurch ausgelöste Muskelkrämpfe am ganzen Körper) sowie die Therapie Hyperkaliämie-bedingter Herzrhythmusstörungen.

In jedem Fall sollte Calcium langsam intravenös injiziert (über mindestens 1 min) und eine Einzeldosis von 10 mg/kg Körpergewicht nicht überschritten werden.

1.7   Spezielles hämodynamisches Monitoring (U. FINSTERER)

1.7.1   Allgemeine Vorbemerkungen

Messung der Pulsfrequenz, des indirekt nach der Riva-Rocci-Methode
gemessenen arteriellen Blutdrucks, Beobachtung des EKG, der Haut-
durchblutung, der Füllung der Halsvenen und der Urinausscheidung
sowie die Auskultation des Herzens gehören zum hämodynamischen
Routinemonitoring nahezu aller Patienten im Operationssaal und auf
der Intensivstation. Auch die Indikation zum Einlegen eines zentralvenösen Katheters und zur Messung des zentralvenösen Drucks wird
bei allen großen operativen Eingriffen, bei Patienten mit erhöhtem
Risiko und ebenso bei nahezu allen Intensivpflegepatienten relativ
großzügig gestellt (vgl. Kap. 1.12). Häufig reicht jedoch auch dieses
'erweiterte' Basismonitoring nicht aus, um den risikoreichen Patienten
sicher durch große operative Eingriffe und durch problematische
Intensivpflegesituationen (z.B. Schock, Myokardinfarkt, akute respiratorische Insuffizienz) hindurchzubringen. Dann wird ein spezielles
hämodynamisches Monitoring notwendig, das nicht nur technisch und
finanziell aufwendig, sondern auch für den Patienten invasiv und ag-
gressiv ist und damit gewisse Risiken in sich birgt. Aus diesen Gründen ist insbesondere die Indikation zur direkten (= blutigen) arteriellen Druckmessung und zum Einlegen eines Pulmonalarterienkatheters
bei jedem einzelnen Patienten zu prüfen. Der Nutzen für den Patienten unter Einbeziehung aller unmittelbar im Krankheitsverlauf zu
erwartenden Komplikationen (z.B. Blutung, akute Herzinsuffizienz,
hypertensive Krise, Hypovolämie) muß in einem vertretbaren Verhältnis zu den für den Patienten aus der diagnostischen Maßnahme zu
erwartenden Nachteilen und Komplikationsmöglichkeiten und zum technischen und finanziellen Aufwand stehen. Natürlich bedarf es keiner
Diskussion, daß viele große operative Eingriffe bei stark gefährdeten
Patienten (z.B. Herz- und Gefäßchirurgie) ebenso wie viele aggres-
sive Maßnahmen auf der Intensivstation (z.B. Beatmung mit hohem
PEEP) ohne dieses aufwendige hämodynamische Monitoring gar nicht
mehr denkbar sind. Viele Menschen verdanken inzwischen das Überle-
ben einer schweren Erkrankung nicht zuletzt auch der direkten arteriellen Druckmessung und dem Pulmonalarterienkatheter.

KOMPONENTEN des KREISLAUFS

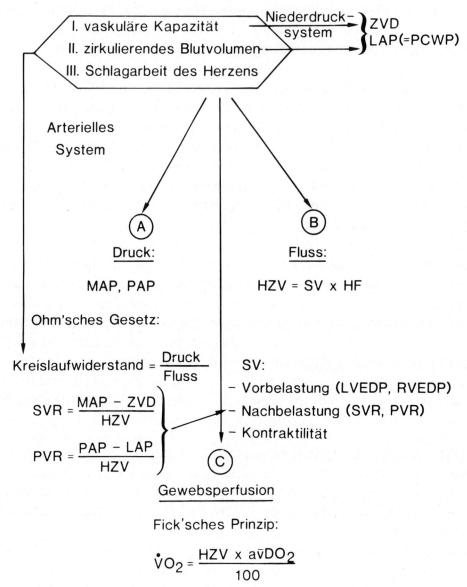

Abb. 39:   Komponenten des Kreislaufs

Abb. 39 zeigt die drei Komponenten des Kreislaufs, nämlich die Kapazität des Gefäßsystems, wobei wir das Niederdrucksystem (vgl.
Kap. 1.2.6), aber auch die Weite der Widerstandsgefäße im Hochdrucksystem (vgl. Kap. 1.2.5) ins Auge fassen wollen, das zirkulierende Blutvolumen und die Schlagarbeit des Herzens, die für einen
ausreichenden Druck, einen ausreichenden Fluß und eine ausreichende
Gewebsperfusion verantwortlich sind. Die vaskuläre Kapazität und das
zirkulierende Blutvolumen werden in der Regel mit Hilfe des ZVD beurteilt. Ist dieser niedrig, so liegt eine absolute oder relative (d.h.
normales Blutvolumen, aber zu 'weites' Gefäßsystem) Hypovolämie

vor. Ein hoher ZVD ist dagegen mehrdeutig. Er kann ein hohes Blutvolumen, ein pathologisch enges Niederdrucksystem, aber auch eine
Insuffizienz des rechten Ventrikels und eventuell fortgeleitet eine
Insuffizienz des linken Ventrikels anzeigen. Da allein mit dem ZVD
hier keine weitere Differenzierung erreicht werden kann, ist in allen
gefährlichen und unklaren Kreislaufsituationen, in denen insbesondere
mit einer unterschiedlichen Funktion der beiden Herzkammern gerechnet werden muß (z.B. Schock, Myokardinfarkt, Lungenembolie, akute
respiratorische Insuffizienz, PEEP-Beatmung), die, wenn auch nur in-
direkte, Messung des linken Vorhofdrucks (LAP) als pulmokapillärer
Verschlußdruck ('pulmo-capillary-wedge-pressure' = PCWP) erforderlich (vgl. Kap. 1.7.3).

Bei Patienten ohne ernsthafte Störung der Ventrikelfunktion setzt man
stillschweigend ZVD = LAP, und man geht davon aus, daß bei ausreichend hohem ZVD damit ein ausreichendes zirkulierendes Blutvolumen
bei normaler vaskulärer Kapazität vorliegt, und daß die Vorfüllung
für den rechten und für den linken Ventrikel ausreichend ist. Wie
sehr man sich unter bestimmten Bedingungen der einseitigen Störung
der rechts- oder linksventrikulären Funktion mit der Annahme 'ZVD =
LAP' täuschen kann, sollen zwei in der Klinik alltägliche Beispiele
zeigen:

Beispiel A: Ein Patient im septischen Schock hat einen arteriellen
Blutdruck von 70/40 und einen ZVD von 10 mmHg. Ein Unerfahrener
würde ein für die vaskuläre Kapazität ausreichendes zirkulierendes
Blutvolumen annehmen und evt. gefäßverengende Medikamente geben.
Bei Einlegen eines Pulmonalarterienkatheters findet sich ein erhöhter
Pulmonalisdruck von 35 mmHg systolisch, aber ein PCWP (= LAP) von
nur 2 mmHg, die Vorfüllung des linken Ventrikels ist also offenbar zu
niedrig. Nach Infusion von einem Liter 5 %iger Albuminlösung ist der
arterielle Druck 120/80, der ZVD 14 mmHg und der PCWP 10 mmHg.
Es bestand bei dem Patienten also eine relative oder absolute Hypovolämie im septischen Schock als Ursache der arteriellen Hypotension.
Der hohe ZVD war Ausdruck einer Rechtsherzinsuffizienz bei pulmonaler Hypertonie, wie sie im septischen Schock typisch ist. Ohne
Pulmonalarterienkatheter hätte die Hypovolämie nicht erfaßt werden
können.

Beispiel B: Bei einem Patienten mit langjähriger Hypertonie besteht am
ersten Tag nach Anlegen eines portocavalen Shunts eine arterielle
Hypoxämie. Der ZVD ist 6 mmHg. Nach Einlegen eines Pulmonalarterienkatheters findet sich ein PCWP von 22 mmHg. Eine negative Flüssigkeitsbilanz führt zum Abfall des PCWP und zur deutlichen Besse-
rung der Hypoxämie. Es bestand also eine Linksherzinsuffizienz mit

einem für die Leistungsfähigkeit des linken Ventrikels zu hohen Blutvolumen und beginnendem 'hämodynamischen' Lungenödem, die bei
normaler rechtsventrikulärer Funktion am ZVD nicht erkennbar war.
Hätte man ohne Kenntnis des PCWP das Blutvolumen nur noch geringfügig erhöht, so wäre es unweigerlich zur Katastrophe gekommen.

Zur Beurteilung der Weite des arteriellen Gefäßbetts dient die Abschätzung (oder Berechnung) des Kreislaufwiderstandes. Druck und
Fluß sind nach dem OHM'schen Gesetz (vgl. Kap. 1.2.5) in der Weise
miteinander verknüpft, daß sich der Kreislaufwiderstand als Quotient
von treibendem Druck und HZV ergibt. Dabei ist zur Berechnung des
Großkreislaufwiderstandes (SVR) der treibende Druck im großen
Kreislauf gleich der Differenz aus arteriellem Mitteldruck (MAP) und
rechtem Vorhofdruck (RAP), der mit dem zentralvenösen Druck (ZVD)
gleichgesetzt werden darf. Zur Berechnung des Kleinkreislaufwider-
standes (PVR) ist der treibende Druck gleich der Differenz aus Pulmonalarterienmitteldruck (PAP) und linkem Vorhofdruck (LAP =
PCWP). Es sei schon an dieser Stelle darauf hingewiesen, daß eine
exakte Bestimmung des HZV als klinische Routinemethode aufgrund
methodischer Schwierigkeiten und des apparativen Aufwands noch
nicht erreicht werden konnte, obwohl es dringend wünschenswert
wäre, denn, wie aus Abb. 39 A, B und C hervorgeht, kommt in der
Beurteilung der Kreislaufsituation der Absolutgröße des HZV eine
überragende Bedeutung zu. Wir werden in Kap. 1.7.4 eine Möglichkeit
der indirekten Beurteilung des HZV kennenlernen, und auch ohne
exakte Kenntnis des Flusses lohnt sich immer eine Beurteilung der
Kreislaufsituation nach dem OHM'schen Gesetz. Ist z.B. ohne Hinweis
auf ein ungewöhnlich hohes HZV arterieller oder pulmonalarterieller
Druck hoch (eine sehr häufige klinische Situation), so ist der Kreislaufwiderstand hoch, und man muß nach den Ursachen forschen.

Das Herzzeitvolumen als Fluß resultiert aus dem Produkt von Schlagvolumen (SV) und Herzfrequenz (HF). Betrachtet man nun das Herz
als Pumpe, so gewinnt das Schlagvolumen die entscheidende Bedeutung. Das Schlagvolumen beider Ventrikel resultiert aus Vorbelastung, Nachbelastung und Kontraktilität des Myokards. Als ein Maß
für die Vorbelastung darf man den enddiastolischen Ventrikeldruck
ansehen, und es gilt nun annähernd, daß der linke Vorhofdruck
(LAP, gemessen als PCWP) gleich dem linksventrikulären enddiastolischen Druck (LVEDP) und der rechte Vorhofdruck (RAP, gemessen
als ZVD) gleich dem rechtsventrikulären enddiastolischen Druck
(RVEDP) ist. Nach dem FRANK-STARLING-Mechanismus (vgl.
Kap. 1.2.2) steigt das Schlagvolumen mit steigender Vorbelastung bis

zu einem Maximalwert. Dabei gilt für das insuffiziente Herz (vgl.
Kap. 1.3.2), daß es ein einigermaßen ausreichendes Schlagvolumen
nur bei primär schon erhöhter Vorbelastung erzeugen kann. Der insuffiziente Ventrikel 'braucht also seine erhöhten Vorhofdrucke'.
Weiterhin gilt für die Herzinsuffizienz, daß eine Überlastung des
insuffizienten Ventrikels mit einer unüblich raschen Zunahme der Vorhofdrucke ohne nennenswerte Steigerung der Schlagvolumina einhergeht. Als Maß für die Nachbelastung des linken bzw. rechten Ventrikels ist der Großkreislauf- bzw. der Kleinkreislaufwiderstand anzusehen, und es gilt nun, daß mit steigendem Gefäßwiderstand bei unveränderter Vorbelastung und Kontraktionskraft das Schlagvolumen
absinkt und umgekehrt. Alternativ müssen die Herzarbeit (Druck x
Volumen, Abb. 23) und damit natürlich auch der Sauerstoffverbrauch
des Herzens steigen, wenn mit steigendem Gefäßwiderstand (steigender Nachbelastung) ein unverändertes Schlagvolumen ausgeworfen
werden soll. Die Kontraktilität der Ventrikel schließlich kann in der
Klinik am ehesten anhand von Ventrikelfunktionskurven beurteilt werden, wie wir sie in Abb. 24 kennengelernt haben. Allgemein gilt, daß
eine Verbesserung der Kontraktilität zu einer Steigerung des Schlagvolumens führt und umgekehrt. Abb. 40 zeigt ein vereinfachtes
Schema zur Beeinflussung des Schlagvolumens durch Vorbelastung,
Nachbelastung und Kontraktilität. Zur Frage der Beurteilung der
Gewebsperfusion und -oxygenierung (Abb. 39 c) vgl. Kap. 1.7.4.

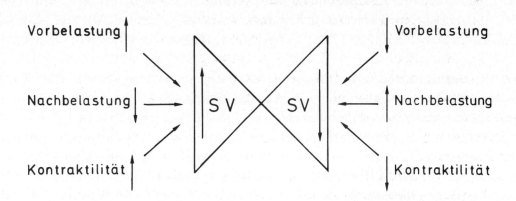

Abb. 40:   Beeinflussung des Schlagvolumens des Herzens durch
           Vorbelastung, Nachbelastung und Kontraktilität

1.7.2   Direkte arterielle Druckmessung

Bei der direkten arteriellen Druckmessung kann über einen in eine Arterie eingebrachten Verweilkatheter mit Hilfe eines Druckwandlers ('Transducer') und eines Elektromanometers der vom Herzen in den großen Arterien erzeugte Druck zeit- und frequenzgetreu auf einem Oszilloskop sichtbar gemacht und auf einem Papierstreifen registriert werden. Gleichzeitig geben moderne Meßgeräte systolischen, diastolischen Druck und Mitteldruck (Abb. 18) digital (d.h. als Zahlenanzeige) und analog (z.B. in Säulenform) an. Am Beginn jeder arteriellen Druckmessung steht also die Dauerkanülierung einer Arterie (im Gegensatz zur Einzelpunktion). Davor noch muß die Indikation zur Dauerkanülierung und Druckmessung sorgfältig gestellt werden. Indikationen im Operationssaal sind z.B. geplante extrakorporale Zirkulation, geplante kontrollierte Hypotension (vgl. Kap. 1.10), zu erwartende große intraoperative Blutverluste (z.B. Leberteilresektion, Bauchaortenaneurysma, portocavaler Shunt), zu erwartende oder bestehende instabile Kreislaufverhältnisse (z.B. Schock, Operation einer Nierenarterienstenose oder Carotisstenose) und Eingriffe bei Patienten, die kardiovaskulär oder pulmonal stark gefährdet sind (vgl. Kap. 1.12). Indikationen zur arteriellen Kanülierung und Druckmessung auf Intensivstationen sind bedrohliche, instabile Kreislaufverhältnisse, z.B. bei protrahiertem Schock, Anwendung von hohem PEEP oder bei Hochdruckkrisen und daneben die Notwendigkeit einer engmaschigen Überwachung der arteriellen Blutgase, die natürlich auch im Operationssaal häufig in Betracht kommt, z.B. bei Lungenresektion.

Als Ort der arteriellen Kanülierung kommen in erster Linie die Radialarterien in Betracht, und zwar beim Rechtshänder bevorzugt die linke und beim Linkshänder die rechte, um im Falle der, glücklicherweise sehr seltenen, ischämischen Daumennekrose die Funktionstüchtigkeit der dominierenden Hand und damit ein höheres Maß an Erwerbsfähigkeit zu erhalten. Neben den Radialarterien kommen in Ausnahmefällen Cubitalarterien, Femoralarterien und die Fußrückenarterien in Betracht. Vor Kanülierung der Radialarterien sollte am wachen, weniger günstig auch am narkotisierten Patienten der sogenannte ALLEN-Test zur Prüfung der Kollateralversorgung des Daumens über die Ulnararterien durchgeführt werden. Dabei öffnet und schließt der Patient die leicht erhobene Hand mehrfach. Gleichzeitig komprimiert der Untersucher Radial- und Ulnararterie bis die Hand sich weiß verfärbt. Nun wird die Ulnararterie eröffnet und die Zeit bis zur wiederauftretenden Rötung des Daumenballens gemessen. Beträgt diese bis zu 6 sec, so ist die Kollateralversorgung über die Ulnararterie intakt, beträgt sie 6 bis 16 sec, so ist die Kollateralversorgung zweifelhaft, beträgt sie über 15 sec, so sollte die Radialarterie keinesfalls punktiert werden. In diesem Fall muß auf ein anderes Gefäß ausgewichen werden, denn bei 1 - 2 % aller Menschen bestehen keine ausreichenden Verbindungen zwischen Ulnar- und Radialarterie über den oberflächlichen und tiefen Hohlhandbogen (eine Anastomose der beiden Arterien). Verschluß der Radialarterie kann dann zu schwersten Ernährungsstörungen des 1. und 2. Fingers, evt. sogar zur Nekrose führen. Die Arterienkanülierung erfolgt durch perkutane Punktion. Die Punktion muß unter aseptischen Kautelen erfolgen. Die Kanülen dürfen auf keinen Fall zu dick sein (18 gauge sollte nicht unterschritten werden, 20 gauge wäre möglicherweise besser) und müssen in einem angemessenen Verhältnis zur Arteriendicke stehen, die sich aus dem Umfang des Handgelenks abschätzen läßt (Patienten mit zarten Handgelenken haben auch zarte Arterien und benötigen 20 gauge-Kanülen). Teflonkanülen, die sich zum Schaft hin nicht konisch verdicken, sind vorzuziehen. Die liegende Kanüle muß sicher fixiert sein. Dreiwegehähne sollen nicht direkt, sondern nur über ein Zwischenstück mit den Kanülen verbunden werden, denn mit jeder Manipulation am Dreiwegehahn wird auch die Kanüle im Gefäß hin und her bewegt, und eine Thrombenbildung ist eher zu erwarten. Alle Verbindungen bei der arteriellen Druckmessung müssen verschraubt sein. Die Spülung arterieller Kanülen ist zur Vermeidung von Verstopfungen und Fehlmessungen nahezu kontinuierlich erforderlich. Auf der Intensivstation sind Systeme zur Dauerspülung sinnvoll, im Operationssaal sind sie eher hinderlich. Hier dürfen bei der intermittierenden Spülung nur kleine Volumina möglichst körperwarmer Kochsalzlösung langsam appliziert werden, um Arterienspasmen durch Kältereiz und retrograde Embolien (s.u.) zu vermeiden. Beim Entfernen von Kanülen und nach Fehlpunktionen ist auf ausreichend lange Kompression zu achten.

Komplikationen der arteriellen Kanülierung sind Spasmen, die bei häufigem und ausgedehntem Auftreten zum Entfernen der Kanüle zwingen können, ebenso Hämatome. Sicher die häufigste und offenbar in vielen Fällen eine nahezu unvermeidliche Komplikation der arteriellen Kanülierung ist die Thrombose im Gefäß an der Punktionsstelle oder an der Spitze der Kanüle. Die Thrombosehäufigkeit hängt von der Liegedauer, vom Durchmesser des Gefäßes im Verhältnis zum Durchmesser der Kanüle und vom Kanülenmaterial ab. Etwa 20 % aller kanülierten Radialarterien thrombosieren schon in den ersten 10 Stunden, die Rate steigt nach 24 Stunden auf etwa 40 % an und erhöht sich dann über mehrere Tage kaum noch. Ein großer Teil der Thrombosierungen erfolgt erst nach Dekanülierung. Fast in allen Fällen rekanalisiert sich eine thrombotisch verschlossene Arterie, wenn auch unter

Umständen erst nach Wochen und Monaten. Wenn auch die Thrombose-
rate bei der arteriellen Kanülierung ungemein häufig ist, so ist
glücklicherweise die Häufigkeit ischämischer Nekrosen äußerst gering.
Es ist zu hoffen, daß ischämische Nekrosen bei strikter Durchführung
des ALLEN-Tests, kritischer Indikation und Verwendung dünner Kanülen vermieden werden können. Ischämische Nekrosen treten häufiger
in Kombination mit Schock, Hypotension und Vasokonstriktion auf.
Weitere, ebenfalls seltene Komplikationen der arteriellen Kanülierung
sind Embolien durch Injektion von Luft oder Fremdmaterial, die meist
asymptomatisch verlaufen, aber auch retrograd erfolgen können. Es
konnte angiografisch gezeigt werden, daß rasche Injektion großer
Volumina unter hohem Druck zur retrograden Füllung von Unter- und
Oberarm und sogar des Hirnkreislaufs (!) führen kann. Die verse-
hentliche Injektion gefäßwandschädigender Medikamente muß natürlich
verheerende Folgen haben. Ebenso kann eine Diskonnektion der Arterie zum Entblutungsschock führen. Konnektionen müssen daher verschraubt werden und arterielle Kanülen müssen sichtbar sein. Auch
eine Katheter-Sepsis ist bei längerer Liegedauer denkbar.

Die Druckaufnehmer oder Druckwandler (Abb. 41) bestehen aus einem
mit Flüssigkeit gefüllten Dom mit zwei Auslässen, von denen der eine

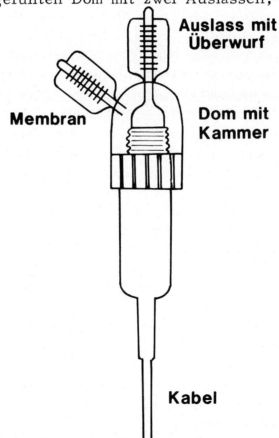

Abb. 41: Druckwandler zur direkten intravasalen Druckmessung

während der Druckmessung blind verschlossen wird und der andere die Verbindung zur intraarteriellen Kanüle herstellt. Die Verbindungsschläuche zwischen Druckwandler und arterieller Kanüle sollen aus einem dünnen und nicht zu langen Teflonschlauch mit niedriger Eigenelastizität bestehen (Maximum 1,5 m), um die hochfrequenten Schwankungen des arteriellen Drucks möglichst unverzerrt übertragen zu können. Das System arterielle Kanüle - Teflonschlauch - Druckdom darf keine Luftblasen enthalten, die kompressibel sind und die Druckschwankungen dämpfen. Das Herz des Druckwandlers und auch sein empfindlichster Teil ist das Diaphragma, eine Metallmembran, die auf einen bestimmten Flüssigkeitsdruck im Dom mit einer definierten Verformung reagiert. Diese wird so auf eine Meßanordnung übergeleitet, daß aus der Verformung der Membran ein elektrisches Signal entsteht, das wiederum einem definierten Druck entspricht. Das Elektromanometer gibt Drucke bezogen auf einen Referenzdruck, den Atmosphärendruck, an. Der Druckwandler muß in Herzhöhe angebracht werden. Ist der Druckwandler deutlich unter Herzhöhe angebracht, so lastet zusätzlich zu dem Gefäßdruck der Druck einer Wassersäule von der Höhe der Differenz zwischen Druckwandler und Herzhöhe auf der Membran, und die Gefäßdrucke werden falsch zu hoch angegeben. Gleiches gilt sinngemäß bei zu hoch angebrachten Druckwandlern.

Wenn die Kammer mit Flüssigkeit gefüllt ist, dürfen nicht beide Auslässe verschlossen werden, so daß die Flüssigkeit in der Kammer druckdicht eingeschlossen ist. Schon kleine Temperaturänderungen können in den geschlossenen Systemen enorm hohe Drucke erzeugen, die gegen die Membran wirken und sie zerstören können. Ebenso darf ein flüssigkeitsgefüllter Dom nicht mit zwei verschlossenen Auslässen fest angeschraubt werden. Abb. 42 zeigt die Anordnung zur kontinuierlichen Spülung der arteriellen Kanüle unter Druck.

Bei der Reinigung darf die Membran nicht berührt, gerieben oder gebürstet werden. Die Sterilisation der Druckwandler erfolgt mit Äthylenoxyd oder durch Einlegen in Flüssigkeit für 10 Stunden, Dampfsterilisation ist verboten. Flüssigkeit soll in den Dom nur aus 10 ml - besser aus 20 ml Spritzen appliziert werden, da mit kleinvolumigen Spritzen enorme Drucke erzeugt werden können, die die Membran zerstören. Die Aufnehmer sollen periodisch gegen eine Quecksilbersäule geeicht werden.

Merke: Druckwandler sind sehr teure Präzisionsinstrumente, die durch unsachgemäße Behandlung der Membran rasch vernichtet werden können.

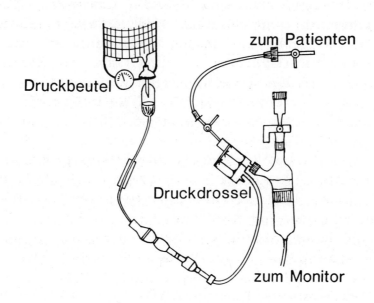

Abb. 42:   Anordnung der blutigen Druckmessung mit Dauerspülung

1.7.3   Pulmonalarterien - Einschwemmkatheter

Die Katheterisierung der Pulmonalarterie im Rahmen der üblichen Herz-
katheterisierung mit 'Verschlußdruckmessung' (= wedge-Druck,
wedge pressure), d.h. Vorschieben des Katheters bis zum Verschluß
einer kleinen Pulmonalarterie und Bestimmung des Drucks an der
Katheterspitze in dieser Katheterposition, ist schon seit langem
üblich. 1970 gaben SWAN, GANZ und Mitarbeiter einen mehrlumigen,
an seiner Spitze mit einem aufblasbaren Ballon von etwa 0,8 cm
Durchmesser versehenen (Abb. 43), röntgendichten Katheter aus
Polyvinylchlorid (PVC) an, der folgende besonderen Vorzüge hat: zu-
verlässige und rasche Passage durch Hohlvenen, rechten Vorhof und
rechte Kammer in die Pulmonalarterie (die Passage wird bei aufgeblasenem Ballon durch Vorwärtsflottieren im Blutstrom erleichtert), nur
geringfügige Rhythmusstörungen bei Anschlagen des aufgeblasenen
Ballons am Endokard und Passage ohne Röntgenkontrolle.

Der Original-SWAN-GANZ-Katheter (S-G-Katheter) hat drei Lumina
und erlaubt die Messung von Gefäßdrucken in der Pulmonalarterie und
im rechten Vorhof. Inzwischen sind weitere Möglichkeiten zur in vivo-
Oxymetrie (kontinuierliche Messung der gemischtvenösen Sättigung

des Hämoglobins), zur transvenösen Schrittmachertherapie und zur Bestimmung des HZV mittels Thermodilution entwickelt worden, auf die wir hier nicht näher eingehen wollen. Der S-G-Katheter bietet folgende vier wichtige <u>diagnostische Möglichkeiten</u>:

a) Beurteilung der Füllung des Niederdrucksystems unter besonderer Berücksichtigung der Vorfüllung des linken Ventrikels auch bei unterschiedlichem Funktionszustand der beiden Ventrikel (Beispiel A in Kap. 1.7.1),

b) Beurteilung der Funktion des linken Ventrikels anhand des PCWP, der etwa gleich dem LAP und LVEDP gesetzt wird, insbesondere bei Linksherzinsuffizienz (Beispiel B in Kap. 1.7.1),

c) Beurteilung des pulmonalen Gefäßwiderstandes (PVR), und

d) Gewinnung von gemischtvenösem Blut zur Beurteilung der gemischtvenösen Sättigung des Hämoglobins und des gemischtvenösen Sauerstoffpartialdrucks (vgl. Kap. 1.7.4).

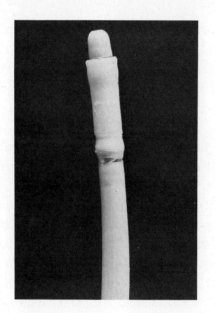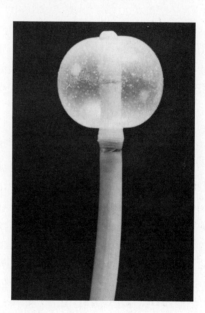

Abb. 43:   Spitze des SWAN-GANZ-Katheters

Die <u>Indikationen</u> zum Einlegen des S-G-Katheters sind demnach unter anderem akuter Myokardinfarkt mit gestörter linksventrikulärer Funktion, kardiochirurgische Eingriffe, gefäßchirurgische Eingriffe an der Aorta, nicht hämodynamisch bedingtes Lungenödem mit Schwierigkeiten in der Flüssigkeitsbilanz, protrahierter Schock und akute respiratorische Insuffizienz mit PEEP-Beatmung, Anwendung von vasoaktiven Substanzen und Hämodialyse.

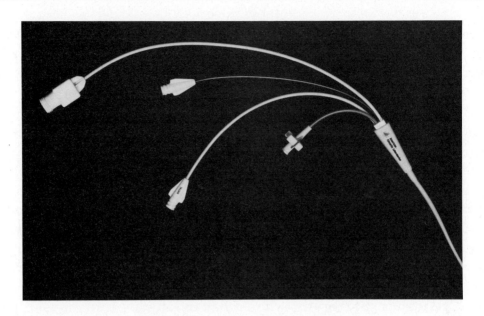

Abb. 44:   Die drei Lumina des S-G-Katheters

Der Original-S-G-Katheter hat drei Lumina, nämlich ein distales, ein
proximales und eine Gasleitung zum Ballon (Abb. 44). Dieser darf nur
mit Luft oder CO_2 gefüllt werden, da Flüssigkeiten nicht mehr aus
dem Ballon entfernt werden können. Er faßt zwischen 0,5 und 1,5 ml
Luft und soll immer mit einer 2 ml-Spritze langsam und vorsichtig gebläht werden. Auch soll er nicht mechanischer Gewalt (Reiben,
Scheuern) ausgesetzt werden, da er aus sehr zartem Material gefer-
tigt ist und der sehr teure Katheter bei Zerreißen des Ballons seiner
entscheidenden Funktion, nämlich der Erfassung des PCWP, beraubt
ist. Das distale Lumen führt zur Öffnung an der Katheterspitze jenseits des Ballons (Abb. 43) und erfaßt den Druck in der Pulmonalarterie als systolischen, diastolischen und Pulmonalarterienmitteldruck.
Liegt der Katheter in 'wedge-Position', d.h. in einer kleinen Pulmonalarterie, so kann bei geringem Aufblasen des Ballons das Lumen der
Pulmonalarterie stromabwärts von der endständigen Öffnung des Katheters völlig verschlossen werden (Abb. 45), und es stellt sich an
der Spitze des Katheters der PCWP ein, der dem Druck in den Lungenkapillaren, in den Lungenvenen und im linken Vorhof sehr gut
entspricht, da in diesem Teil der Lungenstrombahn das Blut offenbar
ohne Gefälle, vergleichbar einem breiten Strom in einer Sumpfland-
schaft, fließt. Die proximale Leitung des S-G-Katheters führt zu
einem seitenständigen Lumen, 30 cm von der Katheterspitze entfernt,
das bei regelrechter Position in der Hohlvene oder im rechten Vorhof
liegt und den ZVD bestimmen läßt. Beide Leitungen, also die proximale und die distale, können an einen Druckwandler angebracht
werden und erlauben mit einmaligem Umschalten der Dreiwegehähne

und einmaligem Aufblasen des Ballons die Bestimmung von fünf Gefäßdrucken (systolischer, diastolischer und Pulmonalarterienmitteldruck,
PCWP und ZVD).

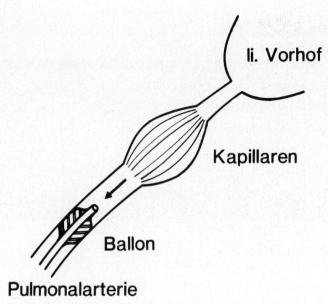

Abb. 45: S-G-Katheter in wedge-Position

Das Einlegen des S-G-Katheters erfolgt unter aseptischen Kautelen
durch perkutane Punktion, seltener durch Freilegung einer großen
Vene. Besonders bewährt hat sich der Zugang über die rechte Vena
jugularis interna. Es wird ein Einführungsbesteck wie in Abb. 46
verwendet. Dabei wird zunächst nach Punktion der Vene mit der
oberen dünnen Nadel ein Seldinger-Draht in das Gefäß eingelegt,
über den dann das wesentlich dickere Einführungssystem vorgeschoben werden kann, durch dessen dickes Rohr der Katheter eingelegt
wird. Das Vorschieben des Katheters und die Beurteilung der Kathe-
terlage erfolgt anhand der Druckkurven, die bei Passage der einzelnen Herz- und Gefäßabschnitte an der Katheterspitze registriert werden können. Der Ballon wird bereits in der Hohlvene aufgeblasen, um
das Vorwärtsflottieren zu erleichtern und Arrhythmien möglichst zu
verhindern. Dabei ergibt sich ein Kurvenzug wie in Abb. 47. Die
Passage des Katheters vom rechten Vorhof durch die Trikuspidalklappe in die rechte Kammer ist kenntlich an den schlanken Ventrikel-
kurven, die diastolisch fast bis Null heruntergehen. Nach Passage der
Pulmonalklappe bleibt der diastolische Druck höher und es zeigt sich
der typische Buckel im absteigenden Schenkel. Bei weiterem Vorschieben des Katheters sinkt der Mitteldruck plötzlich deutlich ab, und die
arterielle Druckkurve ist verschwunden. Jetzt hat der aufgeblasene
Ballon in wedge-Position eine kleine Pulmonalarterie verlegt. Nach

Entblocken des Ballons wird wieder der Pulmonalarteriendruck sichtbar. In dieser Position soll der Katheter fixiert werden.

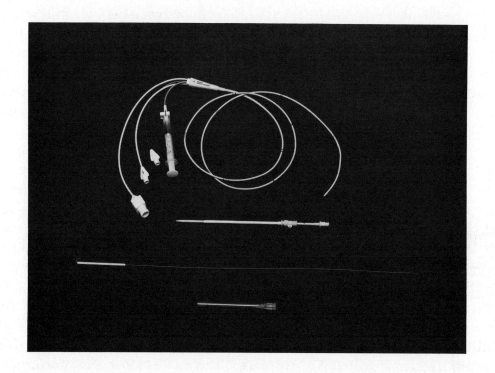

Abb. 46: S-G-Katheter mit aufgeblasenem Ballon und Einführungsbesteck

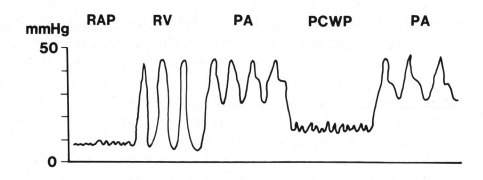

Abb. 47: Kurvenzug beim Einlegen eines S-G-Katheters

Pulmonalarteriendrucke betragen etwa 20/10 mmHg mit einem Mitteldruck (PAP) von 15 mmHg und einem PCWP von 6 - 12 mmHg. Ein
hoher PAP findet sich bei chronischen Gefäßveränderungen in der
Lunge, bei großem Links-Rechts-Shunt, bei Lungenembolie, bei
akuter respiratorischer Insuffizienz, bei pulmonaler Vasokonstriktion
durch Hypoxie und fortgeleitet auch bei Linksherzinsuffizienz, deren
typisches Kennzeichen ja der erhöhte PCWP ist. Bei einem PCWP über
20 mmHg und normalem kolloidosmotischem Druck muß mit der Entwicklung eines interstitiellen, später auch alveolären Lungenödems
gerechnet werden (vgl. Kap. 2.3). Eine große Differenz zwischen
PAP und PCWP spricht für einen erhöhten pulmonalen Gefäßwiderstand.

Komplikationen des S-G-Katheters können durch die Venenpunktion
verursacht sein oder durch den Katheter selbst. Rhythmusstörungen
bei Passage des rechten Ventrikels sind meist harmlos. Ballonruptur
erkennt man daran, daß der PCWP sich nicht mehr darstellt und Luft,
die zur Füllung des Ballons gedacht war, nicht zurückgewonnen werden kann. Diese Luft kann bei Rechts-Links-Shunts zur arteriellen
Embolie führen. Der Ballon muß immer unter Kontrolle der Druckkurve langsam mit der geringstmöglichen Luftmenge und ohne Anwendung von Gewalt aufgeblasen werden. Als seltene und sehr bösartige
Komplikation ist das Zerreißen einer Lungenarterie mit großer Blutung
beschrieben worden. Der Ballon soll auch nie aufgeblasen liegen gelassen werden, da sonst Lungeninfarkte entstehen können. Muß der
Katheter über mehrere Tage liegen bleiben, so sind Thromben relativ
häufig und Infektionen (z.B. bakterielle Endokarditis) denkbar.

1.7.4   Arteriovenöse Sauerstoffgehaltsdifferenz

Wir haben in Abb. 39 (vgl. Kap. 1.7.1) neben der Aufrechterhaltung
eines ausreichenden Drucks und eines ausreichenden Flusses als
dritte Hauptaufgabe des Kreislaufs die Aufrechterhaltung einer ausreichenden Gewebsperfusion und damit einer ausreichenden Sauerstoffversorgung der Gewebe kennengelernt, wobei die Sauerstoffversorgung dem Sauerstoffverbrauch angepaßt sein muß. HZV und
Sauerstoffverbrauch des Gesamtorganismus sind nach dem FICK'schen
Prinzip (vgl. Kap. 1.2.3) folgendermaßen gesetzmäßig miteinander
verknüpft:

$$HZV \left[\frac{ml}{min} \right] = \frac{\dot{V}O_2 \left[\frac{ml}{min} \right] \times 100}{a\bar{v}DO_2}$$

Das bedeutet, daß sich das HZV aus dem Quotienten von Sauerstoffverbrauch und arteriovenöser Sauerstoffgehaltsdifferenz (a$\bar{\text{v}}$DO$_2$) ergibt. Wenn zwei der drei Größen bekannt sind, kann die dritte berechnet werden. Typische Größen für das Herzminutenvolumen sind z.B. 5 000 ml/min und für den Sauerstoffverbrauch 250 ml/min, woraus sich eine a$\bar{\text{v}}$DO$_2$ von 5 ml/100 ml Blut oder 5 Vol% ergäbe.

Wir haben gesehen, daß in der klinischen Routine eine Messung des HZV noch nicht möglich ist. Die Messung des Sauerstoffverbrauchs ist technisch noch aufwendiger. Lediglich die a$\bar{\text{v}}$DO$_2$ ist relativ leicht routinemäßig greifbar, und sie liefert nach unserer Meinung bei Beobachtungen über einige Stunden eines relativ wenig veränderten Zustandes des Patienten im Operationssaal, im Aufwachraum oder auf der Intensivstation den sichersten Anhaltspunkt für relative Veränderungen des HZV. Löst man nämlich die FICK'sche Gleichung nach der a$\bar{\text{v}}$DO$_2$ auf, so erhält man:

$$a\bar{\text{v}}DO_2 \left[Vol\% \right] = \frac{\dot{V}O_2 \times 100}{HZV}$$

Man sieht, daß sich a$\bar{\text{v}}$DO$_2$ und HZV umgekehrt proportional verhalten, daß also bei etwa konstantem Sauerstoffverbrauch bei steigender a$\bar{\text{v}}$DO$_2$ das HZV absinkt und bei abnehmender a$\bar{\text{v}}$DO$_2$ das HZV ansteigt. Nun ändert sich erfahrungsgemäß über Stunden der Sauerstoffverbrauch eines Patienten nicht entscheidend, wenn Faktoren, die den Sauerstoffverbrauch steigern, wie z.B. Fieber, motorische Unruhe, psychische Erregung und Kältezittern, und solche, die den Sauerstoffverbrauch mindern, wie starke Sedierung, Relaxation und Hypothermie, nicht von Bedeutung sind. Man kann also unter einigermaßen stabilen klinischen Bedingungen, wie z.B. unter Narkose, einen in etwa konstanten Sauerstoffverbrauch unterstellen und darf Veränderungen der a$\bar{\text{v}}$DO$_2$ von einem Ausgangswert als durch gegensinnige Veränderungen des HZV verursacht interpretieren.

Beispiel: Ein Patient mit 70 kg Körpergewicht wird wegen eines Bauchaortenaneurysmas operiert. Er hatte unter Narkose einen Ausgangswert für die a$\bar{\text{v}}$DO$_2$ von 4 Vol%. Wir schätzen seinen Sauerstoffverbrauch auf 200 ml/min (Narkose!) und vermuten ein HZV von 5 l/min, wobei diese Zahl keinen Anspruch auf absolute Richtigkeit hat. Eine Stunde später hat der Patient unter Abklemmung der Aorta und nach einem nennenswerten Blutverlust, der isovolämisch mit Kolloiden ersetzt wurde, bei unveränderter Narkosetiefe und Körpertemperatur und einem eher hohen Blutdruck eine a$\bar{\text{v}}$DO$_2$ von 6 Vol%. Wir schätzen sein HZV jetzt auf (200 x 100) : 6 = 3 300 ml/min = 3,3 l/min und vermuten eine Abnahme des HZV gegenüber dem Ausgangswert um etwa ein Drittel. Eine Erhöhung des Hb und eine Reduktion des peripheren Widerstandes (= Nachlast) müssen erwogen werden.

Die $a\bar{v}DO_2$ ergibt sich aus der Differenz aus arteriellem und gemischtvenösem Sauerstoffgehalt:

$$a\bar{v}DO_2 \ = \ CaO_2 - C\bar{v}O_2,$$

wobei zur Bestimmung des venösen Wertes nur Pulmonalarterienblut verwendet werden sollte. Bei Messungen aus zentralvenösem Blut besteht die Gefahr der ungenügenden Durchmischung und von Änderungen des Mischungsverhältnisses während der Beobachtungszeit. Der Sauerstoffgehalt wird berechnet als Summe aus chemisch gebundenem und physikalisch gelöstem Sauerstoff:

$$CaO_2, \ C\bar{v}O_2 \ = \ Hb \times SO_2 \times 1,36 + PO_2 \times 0,003 \ (vgl. \ Kap. \ 2.3).$$

Das CO-Oxymeter, ein nicht eben billiges, aber rasch und zuverlässig arbeitendes und äußerst bedienungsfreundliches Gerät, das im Operationssaal, im Aufwachraum oder auf der Intensivstation etabliert werden sollte, mißt Hb und Sauerstoffsättigung in einem Arbeitsgang, berechnet den Sauerstoffgehalt und benötigt für die Erstellung einer $a\bar{v}DO_2$ nicht viel mehr als eine Minute Zeit. Es berücksichtigt nicht den physikalisch gelösten Sauerstoff im Blut, der bei PaO_2-Werten um 100 mmHg vernachlässigt werden darf. Hierdurch wird die $a\bar{v}DO_2$ nur um etwa 0,2 Vol% verfälscht. Bei PaO_2-Werten deutlich über 100 mmHg müssen die vom Oxymeter gelieferten $a\bar{v}DO_2$-Werte rechnerisch korrigiert werden. Ein Anstieg der $a\bar{v}DO_2$ von normalen auf pathologisch erhöhte Werte ist immer ein Grund zum raschen therapeutischen Eingreifen, denn auch, wenn sie zum Teil durch eine Erhöhung von $\dot{V}O_2$ verursacht sein sollte, signalisiert sie ein Mißverhältnis zwischen Sauerstoffverbrauch und Sauerstoffangebot.

1.8   Schock (F. JESCH)

1.8.1   Allgemeine Pathophysiologie

Schock wird im weitesten Sinne definiert als allgemeiner Sauerstoffmangel der Gewebe (Tab. 8), der über eine bestimmte Zeit besteht,
so daß Funktionsstörungen der Zellen und schließlich auch Zellunter-
gang die Folge sind. 'Allgemeiner Sauerstoffmangel' bedeutet, daß,
wenn auch mit gewissen Unterschieden, mehr oder weniger alle Zellen
und Gewebe des Organismus unter dem Sauerstoffmangel leiden. Damit
fallen Zustände von umschriebenem Sauerstoffmangel bestimmter Gewebe, z.B. von Teilen des Herzmuskels beim Herzinfarkt oder einer Extremität bei arterieller Embolie, nicht unter den Begriff 'Schock',
obwohl die genannten Krankheiten unter bestimmten Umständen einen
Schock nach sich ziehen können. Die Unterschiede im Ausmaß des
Sauerstoffmangels verschiedener Organe im Schock ergeben sich aus
deren   Kreislaufregulation   (vgl.   Kap.   1.2.8,   Myokard   gegen
Splanchnikusgebiet)   und   aus   ihrer   Stoffwechselaktivität   und   damit
ihrem Sauerstoffverbrauch. Die Haut ist z.B. gegen Sauerstoffmangel
weniger empfindlich als die Tubulusepithelien der Niere. Organe,
deren Durchblutung unter Hypoxie nicht zunimmt und/oder solche mit
einem hohen Sauerstoffbedarf sind im Schock besonders gefährdet.
Ein länger bestehender Schock, der nicht behandelt wird, neigt dazu,
sich selbst zu verstärken (Abb. 48) und führt schließlich über
irreversible (= nicht rückgängig zu machende) Organschäden zum Untergang des Gesamtorganismus.

Allgemeiner Sauerstoffmangel der Zellen kann drei Ursachen haben
(Tab. 8), nämlich:

a)   einen verminderten Antransport von Sauerstoff von der Lunge zu
     den Geweben,
b)   eine verschlechterte Abgabe des Sauerstoffs vom Hämoglobin an
     die Gewebe, und
c)   eine beeinträchtigte Verwertung des Sauerstoffs in den Zellen.

Die Möglichkeit a) beinhaltet, daß die Zellen mehr Sauerstoff aufnehmen und verwerten könnten und müßten, als ihnen mit dem Blutstrom geliefert wird. Sie werden also den Sauerstoff aus dem Blut
während der Kapillarpassage stärker ausschöpfen als normal und die
$a\bar{v}DO_2$ ist hoch (vgl. Kap. 1.7.4). Die Möglichkeiten b) und c) bedeuten, daß ein Teil des mit dem Blutstrom angelieferten Sauerstoffs
von den Zellen nicht aufgenommen und verwertet werden kann und
sozusagen 'ungenutzt' zum Herzen und zur Lunge zurückfließt. In

Tab. 8:   Ursachen des Schocks

Definition: Allgemeiner O_2-Mangel der Zellen

Ursachen: | a) Verminderter Antransport von O_2 |

O_2-Transportkapazität =

HZV x 10 x Hb x SO_2 x 1,36 (ml/min)
a_1 a_2 a_3

a_1 Abnahme des HZV =   SV x f

Abnahme von f: bradykarde Rhythmusstörungen

Abnahme von SV:

$a_{1.1}$ Vorbelastung ↓ — absolute Hypovolämie
                               relative Hypovolämie
                               Tamponade
                               tachykarde Rhythmusstörungen

$a_{1.2}$ Nachbelastung ↑ — hypertensive Krise
                               akutes Cor pulmonale

$a_{1.3}$ Kontraktilität ↓

a_2 Abnahme des Hb =   Anämie

a_3 Abnahme der O_2-Sättigung des Hb - CO-Vergiftung

                                   O_2-Mangelatmung u.a.

| b) Verschlechterte Abgabe des O_2 aus dem Blut an die Gewebe |

b_1 erhöhte O_2-Affinität des Hb (= Linksverschiebung
der O_2-Bindungskurve)

b_2 av-Anastomosen

b_3 ungleiche Kapillardurchströmung

| c) Beeinträchtigung der O_2-Verwertung in der Zelle |

z.B. septischer Schock, Cyanid-Vergiftung

diesem Fall kann die $a\bar{v}DO_2$ niedrig sein. Bei der überwiegenden Zahl der klinischen Schocksituationen liegt die Möglichkeit a) evt. kombiniert mit b) und c) vor. Schocks, die ausschließlich durch die Möglichkeit b) und/oder c) verursacht werden, sind sicher selten.

Störungen des Antransports von Sauerstoff zu den Zellen ergeben sich aus der Beeinträchtigung der Sauerstofftransportkapazität (TcO_2). Darunter wird die Menge an Sauerstoff in Millilitern verstanden, die pro Minute mit dem Blutstrom transportiert werden kann.

$$TcO_2 = HZV \times 10 \times Hb \times SO_2 \times 1,36 \ (ml/min)$$

Die Zahl '10' in der Gleichung kommt dadurch zustande, daß das HZV in Litern pro Minute, der Hämoglobingehalt aber in Gramm pro 100 ml Blut angegeben wird. Würde man den Hämoglobingehalt in Gramm pro Liter Blut ansetzen, so wäre der Faktor 10 entbehrlich. Die Zahl 1,36 ist die HÜFNER'sche Zahl (vgl. Kap. 2.2) und bedeutet, daß 1 g Hämoglobin 1,36 ml O_2 binden und transportieren kann. Die Sättigung (SO_2) des Hämoglobins muß in die Rechnung als Dezimalzahl, also z.B. 0,5 für 50 %ige Sättigung oder 1,0 für 100 %ige Sättigung eingehen. In der Formel ist der physikalisch gelöste Sauerstoff im Blut der Einfachheit halber vernachlässigt worden. Er kann bei hohen PaO_2-Werten quantitativ von Bedeutung sein. Die O_2-Transportkapazität berechnet sich z.B. bei einem HZV von 5 l/min, einem Hämoglobingehalt des Blutes von 15 g pro 100 ml Blut (= 15 g%) und einer 100 %igen Sättigung des Hämoglobins zu $5 \times 10 \times 15 \times 1,0 \times 1,36 =$ 1 020 ml/min, d.h. unter den angegebenen Bedingungen werden rund 1 000 ml Sauerstoff pro Minute mit dem Blut transportiert. Da der normale Sauerstoffverbrauch nur 250 ml/min beträgt, wird das Blut bei der Kapillarpassage nur zu einem Viertel entsättigt. Die gemischtvenöse Sättigung des Hämoglobins beträgt dann 75 % ($S\bar{v}O_2$). Unter bestimmten Bedingungen kann übrigens zusätzlich etwa ein weiteres Viertel der Sauerstofftransportkapazität von den Geweben aufgebraucht werden. Dann sinkt die gemischtvenöse Sättigung auf 50 %, entsprechend einem gemischtvenösen Sauerstoffpartialdruck ($P\bar{v}O_2$) von etwa 25 mmHg. Nun wird aber bereits in bestimmten Geweben der Sauerstoffdruck so niedrig, daß die Sauerstoffversorgung der Zellen gefährdet ist. Die zweite Hälfte der O_2-Transportkapazität ist in den Geweben nicht ausschöpfbar. Die O_2-Transportkapazität setzt sich aus drei Komponenten zusammen, nämlich dem HZV, dem Hämoglobin-Gehalt des Blutes und der arteriellen Sättigung des Hämoglobins. Die Abnahme jeder dieser drei Komponenten kann zu einer Abnahme der O_2-Transportkapazität und damit zu einem verminderten Antransport des Sauerstoffs zu den Geweben (Tab. 8, Ursache a) führen.

Zunächst treten bei Abnahme einer oder mehrerer Komponenten der O_2-Transportkapazität Kompensationsmechanismen in Kraft, so z.B. eine Zunahme des HZV bei Anämie und/oder Hypoxämie, eine Zunahme der Hämoglobinkonzentration (Polyglobulie) bei langdauernder Abnahme des HZV (vgl. Kap. 1.3.2) oder eine Erniedrigung der arteriellen Sättigung (Höhenanpassung, zyanotische Herzfehler) oder eine verstärkte Sauerstoffausschöpfung bei Abnahme des HZV, Anämie und arterieller Hypoxämie (erhöhte $a\bar{v}DO_2$). Diese Kompensationsmechanismen sind im Schock nur bedingt realisierbar und häufig rasch erschöpft.

Schock kann demnach verursacht sein durch Abnahme des HZV (Ursache a_1 in Tab. 8), durch Abnahme des Hämoglobingehalts im Blut (a_2) und durch Hypoxämie (a_3). Die Abnahme des HZV dürfte die häufigste isolierte Schockursache sein (siehe hypovolämischer und kardiogener Schock), ist aber häufig mit den Ursachen a_2 und/oder a_3 kombiniert. Betrachten wir das HZV wiederum als Produkt aus Schlagvolumen und Herzfrequenz, so wissen wir (vgl. Kap. 1.7.1 und Abb. 41), daß das Schlagvolumen des Herzens reduziert wird durch Abnahme der Vorbelastung ($a_{1.1}$), Zunahme der Nachbelastung ($a_{1.2}$) und Abnahme der Kontraktilität ($a_{1.3}$). Eine Abnahme der Vorbelastung, also der diastolischen Füllung der Ventrikel, kann verursacht sein durch absolute oder relative Hypovolämie (= absolut oder relativ zu kleines Blutvolumen im Verhältnis zur Kapazität des Gefäßbettes). Eine relative Hypovolämie findet sich z.B. bei plötzlicher Weitstellung der Gefäße beim anaphylaktischen Schock (s.u.), beim orthostatischen Kollaps, bei der Sympathikuslähmung durch hohe Spinalanästhesie, hohe Querschnittslähmung und andere neurologische Erkrankungen und beim Beginn der PEEP-Beatmung, wo ein an sich normales Blutvolumen durch Drosselung des venösen Rückstroms zur 'funktionellen' Hypovolämie führt (vgl. Kap. 2.7). Auch Herzbeuteltamponade und tachykarde Rhythmusstörungen führen über eine Minderung der diastolischen Vorfüllung der Ventrikel zur Abnahme des HZV (bradykarde Rhythmusstörungen können natürlich auch zum Schock führen, diese durch Minderung der Herzfrequenz bei eher hohem Schlagvolumen, vgl. Kap. 1.5.5.). Eine Erhöhung der Nachbelastung ($a_{1.2}$) des linken Ventrikels, z.B. bei hypertensiven Krisen und eine solche des rechten Ventrikels bei akutem Cor pulmonale können zum kardiogenen Schock führen, ebenso eine Minderung der Kontraktilität des Herzens ($a_{1.3}$), z.B. beim Myokardinfarkt.

Verminderter Antransport von Sauerstoff zu den Zellen bei Anämie (a_2) als isolierte Schockursache dürfte sehr selten sein. Hier wird meist eine Hypovolämie mit eine Rolle spielen. Daß eine primäre Hypoxämie (a_3), z.B. bei akuter respiratorischer Insuffizienz, alveolärer

Hypoventilation von Luft (vgl. Kap. 2.3), Sauerstoffmangelatmung (z.B. Bergkrankheit) oder Kohlenmonoxidvergiftung zum Schock führt, ist sicher häufiger als allgemein vermutet wird. Hier ist allerdings zu berücksichtigen, daß die arterielle Hypoxämie eine Engstellung der pulmonalen Strombahn, eine sogenannte 'hypoxische pulmonale Vasokonstriktion' (HPV), nach sich zieht, die über ein akutes Cor pulmonale eine zweite Schockursache liefert.

Eine verschlechterte Abgabe des Sauerstoffs in der Peripherie (Tab. 8, Ursache b) kann verursacht sein durch erhöhte Sauerstoffaffinität des Hämoglobins (d.h. die Bindung des Sauerstoffs an Hämoglobin ist zu stark) bei Linksverschiebung der Sauerstoffdissoziationskurve (vgl. Kap. 2.2 und 3.1) durch niedrige Temperatur, Alkalose und 2,3-DPG-Mangel der Erythrozyten. 2,3-Diphosphoglycerat ist ein Nebenprodukt des Glukosestoffwechsels, fördert die Sauerstoffabgabe vom Erythrozyten und ist bei Sepsis und in alten Blutkonserven vermindert. Werden in der Kreislaufperipherie arteriovenöse Anastomosen (b_2) eröffnet, d.h. Kurzschlüsse zwischen Arteriolen und Venolen unter Umgehung des Kapillarbetts, oder werden Kapillaren durch Verengung, Mikrothrombose oder Mikroembolie teilweise verlegt (b_3), so ergeben sich weitere Ursachen der verschlechterten Sauerstoffabgabe in der Peripherie. Schließlich kann die Sauerstoffeinschleusung und -verwertung in den Zellen, z.B. beim septischen Schock und bei Cyanidvergiftung, behindert sein und in allgemeinem Sauerstoffmangel der Zellen (= Schock) resultieren (Ursache c in Tab. 8).

1.8.2   Schockablauf am Beispiel des hypovolämischen Schocks

Hypovolämische Schocks sind in der Notfallmedizin sehr häufig. Sie sind neben Hypovolämie oft gekennzeichnet durch Anämie und arterielle Hypoxämie. Als Ursachen des hypovolämischen Schocks finden sich einerseits große Blutungen, z.B. bei Gefäßverletzungen, Frakturen, Muskelquetschungen, Leber- und Milzruptur, blutenden Ösophagusvarizen und Magenulzera, und andererseits große Flüssigkeitsverluste, z.B. bei Ileus, Peritonitis, Erbrechen und Durchfall, bei Verlusten über Sonden und Fisteln, bei Verbrennungen und über die Niere bei Polyurie. Zu beachten ist also, daß nicht nur Blutverluste nach außen, sondern auch Volumenverluste nach innen in Form von Hämatomen bei Frakturen oder Plasmaverlusten bei Peritonitis oder Ileus zu einer Hypovolämie führen können. Pathophysiologisch führt sowohl die große Blutung als auch der ausgedehnte Verlust von Extrazellulärflüssigkeit zur Minderung des zirkulierenden Blutvolumens und damit zum verminderten venösen Rückfluß zum Herzen und zur

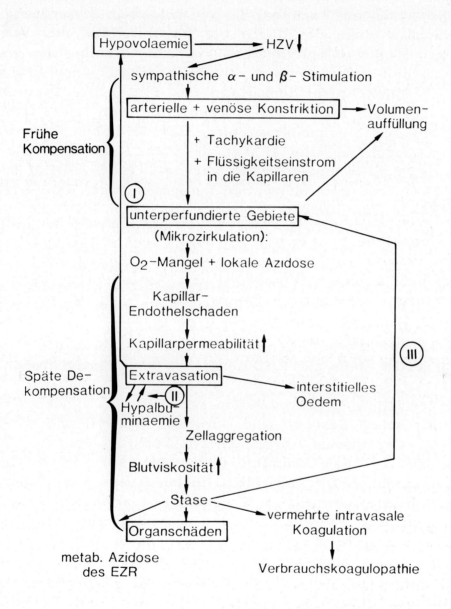

Abb. 48: Pathogenese des hypovolämischen Schocks
(EZR = extrazellulärer Raum)

Abnahme des HZV (Abb. 48). Dieser Vorgang setzt körpereigene Kompensationsmechanismen in Gang, die zunächst eine frühe Kompensation des Schocks zum Ziel haben. Über eine Stimulation des Sympathikus kommt es zur Ausschüttung von Katecholaminen (Adrenalin und Noradrenalin), was zu Tachykardie und allgemeiner Gefäßengstellung führt. Es kommt einerseits durch die Engerstellung der Venen, sie enthalten ca. 80 % des Blutvolumens, zu einer Mobilisation von Volumenreserven, und andererseits durch die Verengung der Arterien und Arteriolen zu einer Aufrechterhaltung des Blutdrucks zugunsten von Herz und Gehirn auf Kosten der Durchblutung von Haut, Skelettmuskulatur, Niere und Splanchnikusgebiet. Daß bei hohen Adrenalin- und Noradrenalinspiegeln im Blut Gefäße der Haut, der Muskulatur, der Niere und des Splanchnikusgebietes verengt werden, hängt mit deren reicher alpha-adrenerger Innervation zusammen (vgl. Kap. 6.4), während die Gefäße von Herz und Gehirn praktisch keine alpha-Rezeptoren haben. Diese Umverteilung der Durchblutung, bei der die lebensnotwendigen Organe Herz und Gehirn auf Kosten von Leber, Darm, Niere und Haut begünstigt werden, nennt man Zentralisation des Kreislaufs. Zusätzlich erfolgt aufgrund der verminderten intrakapillären hydrostatischen Drucke in der Frühphase des Schocks nach STARLING's Gleichung (vgl. Kap. 1.2.6, Abb. 17 und Kap. 2.7) ein vermehrter Einstrom von interstitieller Flüssigkeit in die Kapillaren, der in begrenztem Maße zur Auffüllung des Intravasalvolumens führt.

Diese körpereigenen Gegenregulationsmechanismen in der Frühphase des hypovolämischen Schocks sind durchaus sinnvoll und dazu geeignet, daß der Organismus unkomplizierte Verluste von 20 - 30 % des Gesamtblutvolumens ohne Therapie überstehen kann. Geht der Volumenverlust jedoch weiter, so führt insbesondere die Tatsache der Mangeldurchblutung bestimmter Organbezirke schließlich zur späten Dekompensation des Schocks. In den mangeldurchbluteten Geweben entsteht ein Sauerstoffmangel. Der Stoffwechsel der Zelle muß sich vom aeroben (= mit Sauerstoff) Abbauweg auf anaerob (= ohne Sauerstoff) umstellen. Der Kohlenhydrat-Abbau erfolgt deshalb nur noch bis zur Milchsäurebildung, da der weitere Abbau sauerstoffabhängig und deshalb bei Hypoxie blockiert ist. Die Anhäufung der sauren Stoffwechselprodukte im Gewebe führt zu einer lokalen Ansäuerung (= Azidose), die später auch im strömenden Blut als metabolische Azidose durch Laktat nachweisbar wird (vgl. Kap. 3.1).

In den peripheren Geweben gehören die Endothelzellen der Kapillarwände zu den stoffwechselaktivsten, die damit im besonderen Maße unter dem Sauerstoffmangel leiden und ihre Funktion, nämlich die Siebung der Plasmaproteine, besonders früh verlieren. Somit kommt es in den minderperfundierten Geweben zur Zunahme der Kapillarpermeabilität mit Austritt von Plasmaproteinen und Wasser in das Interstitium (Extravasation). In der späten Schockphase wird demnach durch den kapillären Verlust von Proteinen und Wasser die Hypovolämie befördert (Selbstunterhaltung des Schocks, I in Abb. 48). Gleichzeitig nimmt durch die Verluste in das Interstitium die Proteinkonzentration im Serum, besonders die Albuminkonzentration, ab. Hypalbuminämie ist ein ganz typisches Zeichen des schweren Schocks und fördert nach STARLING's Gleichung weiterhin den Austritt von Wasser aus dem Kapillarbett (Selbstunterhaltung des Schocks, II in Abb. 48) und damit das interstitielle Ödem in den Geweben.

Die Extravasation in den Schockorganen führt zur Eindickung des Blutes, zur Aggregation (Verklumpung) der Erythrozyten, zur Zunahme der Blutviskosität und schließlich zum Stillstand der Blutsäule in den Kapillaren (Stase). Diese Stase verschlechtert weiterhin die Perfusion der Organe (Selbstunterhaltung des Schocks, III in Abb. 48) und führt schließlich zu diffusen Zellschäden. Sie begünstigt auch eine vermehrte intravasale Gerinnung, die typischerweise zum Bild der Verbrauchskoagulopathie beim Schock führt. Diese ist einerseits gekennzeichnet durch allgemeine Thrombenbildung in der Mikrostrombahn und zum anderen durch einen Gerinnungsdefekt durch Mangel an Thrombozyten und Gerinnungsfaktoren (vgl. Kap. 5.2.1).

Bevorzugte Schockorgane sind die Lunge (die akute respiratorische Insuffizienz ist eine typische Schockfolge, vgl. Kap. 2.5), die Niere (Oligo-Anurie findet sich im Schock als Zeichen der renalen Vasokonstriktion. Gehen Tubuluszellen zugrunde, dann entsteht das klinische Bild der Schockniere, vgl. Kap. 3.5). Weiterhin werden im Schock auch Magen-Darmkanal und Pankreas (Hyperglykämie) und die Leber (Anstieg der Transaminasen) minderperfundiert. Länger bestehender Schock zeitigt häufig auch nach seiner Behebung Spätschäden an Lunge und Niere.

1.8.3   Klinisches Bild und Diagnostik des hypovolämischen Schocks

Zeichen des hypovolämischen Schocks sind neben der Anamnese (Trauma, Blutung, Ileus, Polyurie) kühle, feuchte, blasse und bläulich marmorierte Haut, Unruhe und Bewußtseinstrübung, Dyspnoe und Tachypnoe (schnelle Atemfrequenz), schneller, fadenförmiger Puls und kollabierte Halsvenen. Der systolische Blutdruck ist häufig niedrig, die Blutdruckamplitude ist klein. Der Blutdruck muß aber auch im hypovolämischen Schock absolut nicht immer niedrig sein. Bei starker alpha-Stimulation mit hohem peripheren Widerstand kann auch bei kleinem HZV und völlig unzureichender Gewebsperfusion der arterielle Blutdruck 'normal' sein (OHM'sches Gesetz, vgl. Kap. 1.2.5). Einen gewissen Anhalt für das Ausmaß des Volumenverlustes kann der Schockindex als Quotient aus Pulsfrequenz und systolischem Blutdruck geben. Der Schockindex wäre beim normalen Menschen in Ruhe etwa 0,5. Steigt er im Schock auf 1,0 (Pulsfrequenz gleich arterieller Blutdruck), so deutet dies auf Volumenverluste von 20 - 30 % des Blutvolumens hin. Erreicht der Schockindex 1,5, so können die Volumenverluste 40 - 50 % betragen.

Zur weiteren Diagnostik des hypovolämischen Schocks ist die Messung des ZVD absolut unerläßlich. Bei nennenswerten Volumenverlusten werden die Werte um Null mmHg liegen oder bei forcierter Spontanatmung sogar negativ sein. Bestehen Zweifel an einer gleichmäßigen Funktion beider Ventrikel (ZVD $\triangleq$ LAP), und ist die Abschätzung des PVR und die Messung der $a\bar{v}DO_2$ von Interesse (vgl. Kap. 1.7.1, 1.7.3, 1.7.4), so ist das Einlegen eines SWAN-GANZ-Katheters ratsam. Im frischen hypovolämischen Schock sind PAP und PCWP niedrig, und die $a\bar{v}DO_2$ ist hoch. Kommt es im Rahmen der Entwicklung einer sogenannten 'Schocklunge' (vgl. Kap. 2.5) zur Mikrothrombosierung in der Lungenstrombahn, so kann PAP ansteigen, PCWP bleibt aber niedrig, was einen Anstieg des PVR anzeigt. Aufschluß über die periphere Vasokonstriktion gibt neben der Abschätzung des peripheren Widerstandes nach dem OHM'schen Gesetz auch die Bestimmung der Temperaturdifferenz zwischen Körperkern (Ösophagus, Rektum) und Körperschale (Haut). Liegt diese über 2 °C, so besteht noch eine Zentralisation. Zur weiteren Diagnostik, die natürlich auch der Therapiekontrolle dient, sind häufige arterielle Blutgasanalysen, die fortlaufende Bestimmung des Harnzeitvolumens und regelmäßige Bestimmungen von Hämoglobin, Hämatokrit, Leukozyten, Gerinnungsstatus, Natrium und Kalium und Gesamteiweiß im Serum notwendig. Die Bestimmung des kolloidosmotischen Drucks (KOD) im Plasma ist wünschenswert, ebenso die Bestimmung der Osmolarität in Serum und Urin.

Die arterielle Blutgasanalyse wird im Schock in der Regel eine arterielle Hypoxämie (erhöhte alveolo-arterielle Sauerstoffdruckdifferenz = $AaDO_2$, vgl. Kap. 2.3) trotz Hyperventilation (PCO_2 unter 40 mmHg) anzeigen. Der pH-Wert liegt im sauren Bereich, und der Base-excess (BE) ist negativ (vgl. Kap. 3.1), verursacht durch die metabolische Azidose. Bei Urinvolumina unter etwa 50 ml/h besteht eine Oligurie, die auf eine schlechte Nierendurchblutung und ein niedriges Glomerulumfiltrat hinweist. Liegt die Urinosmolalität dabei im Bereich von 300 - 400 mosmol/l, so besteht auch Verdacht auf einen Tubulusschaden (vgl. Kap. 3.5).

Bei Hämoglobinwerten zwischen 8 und 10 g% bestehen insbesondere bei jungen Patienten häufig Zweifel, ob Bluttransfusionen, d.h. die Zufuhr von Erythrozyten, notwendig und gerechtfertigt sind. Hier kann die Beurteilung der gemischtvenösen Sättigung ($S\bar{v}O_2$), des gemischtvenösen Sauerstoffgehaltes und natürlich der $a\bar{v}DO_2$ hilfreich sein. Ist die $a\bar{v}DO_2$ normalisiert oder sogar niedrig, d.h. das HZV, bezogen auf den Sauerstoffverbrauch, ausreichend hoch, $S\bar{v}O_2$ liegt aber um 60 % und $C\bar{v}O_2$ um 6 Vol%, so ist dies ein Zeichen, daß die Anämie, evt. verstärkt durch eine Hypoxämie, zum limitierenden Faktor des Sauerstoffverbrauchs wird. Die Transfusion ist dann angezeigt.

Der Gerinnungsstatus gibt Aufschluß über Vorliegen und Ausmaß einer Verbrauchskoagulopathie. Serumkalium ist im Schock sehr häufig pathologisch. Hypokaliämien sind häufiger als Hyperkaliämien. Ein niedriges Gesamteiweiß und ein niedriger KOD weisen auf erhebliche Proteinverluste nach außen oder in das Interstitium hin. Damit steigt die Gefahr des weiteren Flüssigkeitsaustritts aus dem Kapillarbett, wobei insbesondere das interstitielle Ödem der Lunge gefürchtet ist (vgl. Kap. 2.3). Die genannten diagnostischen Parameter (Kreislaufgrößen, Blutgase, $a\bar{v}DO_2$, Harnvolumen, Urinosmolalität, Hb, Hk, Na, K, Gerinnungswerte, Gesamteiweiß und KOD) müssen während und nach vermeintlicher Behebung des Schocks in kurzen Abständen kontrolliert und exakt protokolliert werden, denn viel wichtiger als die Beurteilung von stichprobenartigen Einzelwerten ist die lückenlose Verlaufskontrolle, die eine Trendanalyse erlaubt und frühzeitig etwaige Komplikationen erkennen läßt.

1.8.4 Therapie des hypovolämischen Schocks

Die Erstmaßnahmen zur Therapie eines hypovolämischen Schocks bestehen in Schocklagerung, Sauerstoffzufuhr, evt. Intubation und Beatmung, notfallmäßiger Blutstillung und Anlegen eines nach Möglichkeit zentralvenösen Zugangs. Sämtliche Medikamente müssen im Schock intravenös gegeben werden, da wegen der schlechten Perfusion der Unterhautgewebe und der Muskulatur subkutan und intramuskulär applizierte Stoffe langsam und unsicher resorbiert werden. Absolut im Mittelpunkt steht die Volumensubstitution. Sie hat zunächst die Auffüllung des intravasalen Volumens und damit die Normalisierung der Vorbelastung des Herzens zum Ziel ($a_{1.1}$ in Tab. 8). Daneben muß, insbesondere bei einschlägigen Verlusten (Erbrechen, Ileus, Polyurie), auch der Auffüllung des interstitiellen Raumes, der als Vollelektrolytlösung betrachtet werden darf, Beachtung geschenkt werden. Ein großes intravasales Volumen bei kleinem interstitiellen Volumen wäre absolut unphysiologisch, da das Plasmavolumen dann immer wieder zugunsten des interstitiellen Raumes verkleinert würde. Die Volumentherapie im Schock muß in zweiter Linie einen ausreichend hohen Hämoglobingehalt (b in Tab. 8), weiterhin einen ausreichend hohen kolloidosmotischen Druck des Plasmas und eine günstige Viskosität des Blutes zur Verbesserung der Mikrozirkulation zum Ziel haben.

Der primäre Volumenersatz kann je nach spezieller Schockursache und klinischem Befund mit Vollelektrolytlösungen, 5 %iger Albuminlösung und künstlichen Kolloiden, insbesondere 6 %igem Dextran (Molekulargewicht 70 000), erfolgen. Dabei sind ZVD, evt. der PCWP, Diurese und Hb-Gehalt des Blutes zur Therapiekontrolle von entscheidender Wichtigkeit. Die Zufuhr von Erythrozyten wird in der Regel spätestens bei Hb-Werten von 8 g% erforderlich (vgl. Kap. 1.11). Sie kann im Notfall mit Erythrozytenkonzentrat der Gruppe O, Rh negativ, erfolgen (sog. Universalspenderkonzentrat, vgl. Kap. 8.4). Die Gabe von Albuminlösungen ist zweifellos physiologischer, aber auch teurer und mehr mit Nachschubproblemen belastet als die der künstlichen Kolloide. Albumingaben können bei großen 'kapillären Lecks' problematisch oder gar sinnlos werden, wenn riesige Mengen an Albumin im Interstitium angehäuft werden und der transkapilläre kolloidosmotische Druck (vgl. Kap. 2.3) immer mehr gegen Null geht. Dann wird der kapilläre Flüssigkeitstransport überwiegend vom transkapillären hydrostatischen Druckgradienten regiert.

Wir hatten bei der Betrachtung der Mikrozirkulation im Schock auch kapilläre Hämokonzentration, Zellaggregation und Stase als wichtige Faktoren erkannt. Zu ihrer Behebung können hyperonkotische Kolloide eingesetzt werden, z.B. das 10 %ige Dextran mit einem Molekulargewicht von 40 000, das, intravasal gegeben, für kurze Zeit erhebliche Mengen Wasser aus dem Interstitium an sich zieht und damit die kapilläre Durchblutung wieder in Gang bringen kann. Es sei nochmals ausdrücklich darauf hingewiesen, daß insbesondere in Notsituationen die Volumentherapie mit gutem Erfolg ausschließlich mit Vollelektrolytlösungen durchgeführt werden kann. Dabei müssen die intravasalen Defizite mindestens mit dem vierfachen Volumen an Vollelektrolyten ersetzt werden, da bei dessen Infusion immer nur etwa 1/4 intravasal verbleibt und 3/4 in den interstitiellen Raum abströmen. Bei diesem Vorgehen ist eine gute Diurese und eine besonders engmaschige Kreislaufüberwachung erforderlich. Patienten mit vorbestehendem Hyperaldosteronismus (Herzinsuffizienz, Leberzirrhose) sind für diese Form der Schockbehandlung wenig geeignet.

Nach abgeschlossener Diagnostik des Schocks und Sicherung von Luftweg, Ventilation der Lunge und Oxygenierung soll mit der Gabe von Analgetika und Sedativa nicht gegeizt werden. Eine metabolische Azidose kann ab einem BE von etwa -5 mmol/l mit 8,4 %igem Natriumbikarbonat gepuffert werden (vgl. Kap. 3.1). Nach Lagerung, Volumengabe, Atemtherapie, Analgesie und Pufferung sind in zweiter Linie, insbesondere im nicht mehr ganz frischen Schock, die Gabe von Dopamin, Vasodilatatoren, Glukokortikoiden, Diuretika, Thrombozyten und Gerinnungsfaktoren zu erwägen.

Dopamin ist im hypovolämischen Schock, falls ein solches angezeigt ist, das Katecholamin der Wahl. Es wirkt in niedrigen Dosierungen ($5 - 10$ µg/kg x min) deutlich positiv inotrop, erhöht also das HZV, und steigert darüber hinaus Nierendurchblutung, Glomerulumfiltrat und Diurese. Hat die disseminierte intravasale Koagulation bereits zu einem kritischen Verbrauch geführt, so müssen Thrombozyten und Gerinnungsfaktoren in Form von 'fresh frozen plasma' oder als Konzentrate gegeben werden. Gefäßverengende Substanzen sind im hypovolämischen Schock wohl niemals angezeigt. Im Gegenteil kann eine überschießende oder anhaltende sympathische alpha-Stimulation auch nach Behebung des Volumenmangels mit Oligurie und Zentralisation bestehen bleiben. Hier ist eventuell ein Versuch mit mild gefäßerweiternd wirkenden Medikamenten wie Hydergin und Dehydrobenzperidol angezeigt. Kommt die Diurese trotz guter Füllungsdrucke des Herzens und guter $a\bar{v}DO_2$ nicht in Gang, so können auch Diuretika indiziert sein. Die Wirkung von Glukokortikoiden im hypovolämischen Schock ist zweifelhaft. Insgesamt müssen Intensivtherapie und Überwachung bei schwerem Schock und nach dessen Behebung über Tage fortgeführt werden, um mögliche Spätschäden insbesondere an Niere und Lunge frühzeitig erkennen und behandeln zu können.

1.8.5   Besonderheiten des kardiogenen Schocks

Der kardiogene Schock findet sich häufig als Komplikation des Myokardinfarkts (vgl. Kap. 1.3.4), wobei die Abnahme der Kontraktilität im Vordergrund steht, weiterhin nach herzchirurgischen Operationen, bei bradykarden und tachykarden Rhythmusstörungen (vgl. Kap. 1.5), bei schwerer Hypoxämie, bei Herzklappenfehlern und bei akuten Erhöhungen der Nachlast des linken oder rechten Ventrikels (vgl. Kap. 1.3.3). Die Klinik unterscheidet sich von der des hypovolämischen Schocks hauptsächlich durch zum Teil enorm hohe Füllungsdrucke (ZVD und PCWP 20 - 30 mmHg und höher), die auch in gestauten Halsvenen und akuter Lebervergrößerung zum Ausdruck kommen. Das Blutvolumen ist normal oder erhöht. Häufig liegen die klinischen Zeichen des Lungenödems vor.

Die Lagerung muß bei kardiogenem Schock eine Erhöhung des Oberkörpers und eine Tieflage der Beine beinhalten. Die Oxygenierung des Blutes (großzügige Indikation zur Beatmung) und der Hb-Gehalt des Blutes müssen optimal sein, um bei der immer beträchtlichen Abnahme des HZV wenigstens über die beiden anderen Komponenten die O_2-Kapazität noch so hoch wie möglich zu halten. Die Inotropie kann durch Dopamin, evt. auch in hoher Dosierung und in Kombination mit Adrenalin gesteigert werden. Dabei steigt natürlich auch der myokardiale Sauerstoffverbrauch. Digitalis ist wegen der schlechten Steuerbarkeit und der Gefahr von Rhythmusstörungen nicht so beliebt. Wird es angewendet, so muß der Serumkaliumwert hoch gehalten werden. Die Volumengabe muß äußerst zurückhaltend erfolgen, evt. muß über Diuretika eine Verkleinerung des Blutvolumens angestrebt werden. Bei bradykarden Rhythmusstörungen empfehlen sich Orciprenalin (Alupent[R]) und eine Schrittmacherimplantation, bei tachykarden Rhythmusstörungen sollten Antiarrhythmika (vgl. Kap. 1.6.3) und evt. die Kardioversion (vgl. Kap. 1.5.7) zur Anwendung kommen. Bleibt das HZV trotz der genannten Maßnahmen kritisch klein, so kommt die zusätzliche Verminderung der Vor- und Nachlast mit Nitroglycerin oder Nitroprussidnatrium in Betracht (vgl. Kap. 1.10.4). Die Abnahme des peripheren Widerstandes, die allerdings nicht so stark sein darf, daß der koronare Perfusionsdruck (= diastolischer Aortendruck) kritisch absinkt, führt zur Abnahme der Wandspannung des Ventrikels und der Herzarbeit. Damit sinkt der myokardiale Sauerstoffverbrauch bei gleichzeitiger Zunahme der Koronarperfusion. Führt auch diese Maßnahme nicht zum Erfolg, kann noch die intraaortale Ballonpumpe (IABP) eingesetzt werden (vgl. Kap. 10.3). Insgesamt ist die Prognose des kardiogenen Schocks ungünstig.

1.8.6   Besonderheiten des anaphylaktischen Schocks

Ein anaphylaktischer bzw. anaphylaktoider Schock kann durch Eiweißkörper (Blut, Serum, Insektenstich), Röntgenkontrastmittel, Penicillin, kolloidale Volumenersatzmittel und anderes mehr ausgelöst werden, die als Antigen oder Hapten auf immunologischem respektive auf nichtimmunologischen Weg eine Reaktion verursachen. Durch diese Reaktion werden sogenannte Mediatoren (Histamin, Serotonin, Bradykinin) freigesetzt. Sie führen über eine plötzliche Weitstellung arterieller und venöser Gefäße in der Peripherie und durch eine Kapillarschädigung (Plasmaverlust ins Gewebe) zur äußerst akut auftretenden relativen und absoluten Hypovolämie. Histamin und die Leukotriene führen zur Konstriktion der Lungenstrombahn und zur

Bronchokonstriktion. Die Diagnose des anaphylaktischen Schocks läßt sich aus der unmittelbar vorausgegangenen, meist medikamentösen Intervention ableiten. Hinsichtlich der Schwere des Krankheitsbildes und der jeweils erforderlichen Therapie lassen sich die Unverträglichkeitsreaktionen entsprechend Tab. 9 in vier Grade unterteilen:

Grad	Symptome	Therapie
Grad I	Lokale Venenreaktion Hautreaktion (Rötung, Urtikaria) Juckreiz, leichtes Fieber	Infusionsstop (gilt für alle Schweregrade) Antihistaminika
Grad II	Tachykardie, leichter Blutdruckabfall Übelkeit, Erbrechen	Antihistaminika Kortikosteroide (Prednisolon 100 mg)
Grad III	Schock und Bronchospasmus	Adrenalin 0,05 - 0,1 mg Kortikosteroide (Prednisolon 250 - 1000 mg) Volumenersatz (z.B. Humanalbumin 5 %, künstliche Kolloide)
Grad IV	Kreislauf- und Atemstillstand	Reanimation (Lagerung, Beatmung, Herzmassage, medikamentöse Therapie, Defibrillation)

Tab. 9: Schweregrade des anaphylaktischen Schocks

1.8.7   Besonderheiten des septischen Schocks

Für die Entstehung eines septischen Schocks sind Infektionen mit Bakterien und Überschwemmung des Organismus mit deren Toxinen verantwortlich zu machen. Dabei werden in der Kreislaufperipherie arteriovenöse Kurzschlüsse eröffnet, durch die das Blut bevorzugt strömt. Die echten Kapillaren, die der Sauerstoffabgabe ans Gewebe und dem Abtransport von Stoffwechselprodukten dienen, werden vermindert durchströmt (Schockursache b_2 in Tab. 8). Zusätzlich wird die Affinität des Sauerstoffs zum Hämoglobin erhöht, d.h. der ans Hämoglobin gebundene Sauerstoff wird nur schwer ans Gewebe abgegeben (Ursache b_1). Auch die Sauerstoffverwertung in der Zelle selbst ist gestört (Ursache c). Dadurch entsteht auch bei noch normalem oder sogar erhöhtem HZV eine Sauerstoffmangelversorgung, wie sie allen Schockformen letztlich zugrunde liegt. Dieser Zustand der hyperdynamen Verlaufsform des septischen Schocks kann durch Volumenverlust ins Gewebe und durch kardiotoxische Einflüsse (Toxine, Azidose, Hypoxie) in die hypodyname Verlaufsform übergehen (kleines HZV und periphere Vasokonstriktion). Die - schwierige! - Diagnose eines septischen Schocks kann aufgrund der allgemeinen Schockzeichen und der Hinweise auf das Vorliegen einer Sepsis (Sepsisherd, erhöhte Temperaturen) gestellt werden. Dabei sind jedoch die unterschiedlichen Merkmale der hyperdynamen Verlaufsform des septischen Schocks zu beachten. Die Haut des Patienten ist warm, trocken und rosig, der zentralvenöse Druck und das HZV normal bis erhöht. Die $a\bar{v}DO_2$ ist aufgrund der ungenügenden Sauerstoffextraktion stark erniedrigt.

Die Therapie des septischen Schocks richtet sich weitgehend nach den begleitenden Erkrankungen. Während der Sepsisherdsuche wird die Infektion mit Antibiotika behandelt. Neben der allgemeinen Schocktherapie mit Volumenersatz und Sauerstoff werden Katecholamine in hoher Dosierung verabreicht. Der Patient erhält außerdem Heparin, evt. Kortikoide und Puffersubstanzen.

1.9   Embolie (G. GRABS)

Unter einer Embolie ist die Verlegung von Abschnitten der Blutstrom-
bahn durch Materialien zu verstehen, deren Partikel die nach der
Peripherie hin immer enger werdenden Gefäße nicht mehr passieren
können. Nach Art des in das Gefäßsystem gelangten oder dort entstandenen Materials können unterschieden werden: Gasembolie, Fettembolie, Fremdkörperembolie und Thrombembolie. Auswirkungen und
Symptome und damit auch teilweise die Therapie sind neben der Beschaffenheit des Embolus abhängig davon, welcher Teil der Strombahn
verlegt wird. Verschlüsse im Pulmonalkreislauf oder Verlegungen im
Bereich der Herzvorhöfe oder -klappen bewirken allgemeine Kreislauf-
erscheinungen und Störungen des pulmonalen Gasaustausches. Verlegungen im Bereich des großen Kreislaufs führen zu Ernährungsstörungen in dem betroffenen, minderdurchbluteten Gewebsgebiet. Ob
und in welcher Weise dies zu klinischen Erscheinungen führt, hängt
von dessen Funktion, Ausdehnung und Ischämieempfindlichkeit sowie
von der Möglichkeit zu einer Versorgung durch Kollateralen (vgl.
Kap. 1.1) ab.

1.9.1   Die Gasembolie

Bei der Gasembolie kann Gas entweder bei der Dekompressionskrankheit in der Blutbahn selbst entstehen oder von außen in sie hineinge-
langen. Die Gefahr der Dekompressionskrankheit droht im medizinischen Bereich Patienten bei Fehlern und Unglücksfällen im Zusammenhang mit der hyperbaren Oxygenation. Beim Aufenthalt in einem
unter Überdruck stehenden Raum sind in den Körperflüssigkeiten
größere Mengen von Gas gelöst, als dies in normaler Atmosphäre der
Fall ist. Bei zu rascher Druckentlastung kommt es zu einer sogenannten Caissonkrankheit, d.h. zur Bildung von Gasblasen in den Geweben mit Hautjucken, Muskel- und Gelenkschmerzen und zu neurologischen Symptomen. Wichtiger ist für uns jedoch die im Zusammenhang
mit Anästhesie, Intensivmedizin und operativem Eingriff ständig
bestehende Gefahr, daß Gasgemische, meist Luft, von außen in die
Blutbahn eindringen. Dazu müssen zwei Voraussetzungen gegeben
sein, nämlich einerseits eine freie Verbindung zwischen Gefäßlumen
und einem umgebenden, gasförmigen Raum, und zum anderen muß der
Druck, unter dem der umgebende gasförmige Raum steht, höher sein
als der Druck im Gefäßlumen.

Unter Normalbedingungen (ZVD 5 - 12 cm H_2O beim liegenden Patienten) dürfte ein spontanes Eindringen von Luft unter atmosphärischem
Druck nicht möglich sein. Häufig ist jedoch der zentrale Venendruck

soweit erniedrigt, daß er besonders bei hochgelagertem Operations-
gebiet unter den atmosphärischen Druck absinkt. Außerdem wird der
ZVD gewöhnlich als Mitteldruck angegeben. Während der Zyklen der
Herzaktion und besonders bei forcierter spontaner Inspiration können
durchaus phasenweise subatmosphärische Drucke in den großen Venen
erreicht werden. Während kleine, peripher gelegene, eröffnete Venen
bei absinkendem Innendruck durch den Luftdruck komprimiert werden
und somit das Eindringen von Luft verhindert wird, ist die Gefahr
des Lufteintritts bei Eröffnung großer, thoraxnah gelegener Venen
immer gegeben. Typische Eintrittspforten der Luft sind die Vena
jugularis, die obere und untere Hohlvene, die Hirnsinus sowie die
Leber- und Nierenvenen. Neurochirurgische Eingriffe in sitzender
Position können ebenso wie Pleurapunktion, Pneumothorax und Eindringen von Luft in die Harnwege Luftembolien zur Folge haben,
wenn venöse Gefäße verletzt werden. Schließlich kann bei Operationen
am offenen Herzen nach Verschluß der Herzhöhlen Luft im Herzen zu-
rückbleiben, wenn nicht besondere Vorkehrungen getroffen werden.
Aber nicht allein bei operativen Eingriffen besteht die Gefahr des
Eindringens von Luft in das Gefäßsystem, sondern auch bei jeder Art
von Punktion und Kanülierung der Venen. Auch hier ist besondere
Vorsorge zu treffen, um diese Komplikation zu vermeiden. Spritzen
müssen blasenfrei und Infusions- und Transfusionssysteme luftfrei gefüllt werden. Beim Einlegen eines zentralvenösen Katheters ist auf
ständigen Verschluß der Punktionskanüle zu achten. Das Ansatzstück
des Venenkatheters sollte mit einem Dreiwegehahn mit einem Schraub-
verschluß fest verbunden werden, der bei jedem Hantieren, wie Blutentnahme oder Wechsel des Infusionssystems, zum Blutsystem hin verschlossen wird. Bei jeder Art der Überdruckinfusion ist besondere
Vorsicht angeraten, obwohl heute gebräuchliche Systeme wie Perfusor-
pumpen, Druckmanschetten bei Blutbeuteln oder Abschaltautomatik bei
Rollerpumpen weitgehende Sicherheit bieten.

Ist das Gas in das Venensystem des großen Kreislaufs eingedrungen,
gelangt es in das rechte Herz. Dort führt Schaumbildung im Verein
mit der Kompressibilität des Gases zu einer akuten Verminderung des
Schlagvolumens. Druck kann nämlich in flüssigkeitsgefüllten Säulen
gut weitergeleitet werden. Sind jedoch zwischen der Flüssigkeit Gas-
räume, so werden diese durch die phasischen Druckschwankungen
größer oder kleiner, leiten den Druck aber nicht mehr fort (vergleiche direkte arterielle Druckmessung, Kap. 1.7.2). In den Pulmonalkreislauf weitergetriebene Anteile des Gases führen zu einer
plötzlichen Erhöhung des pulmonalen Gefäßwiderstandes sowie zu einer
Verminderung des Herzzeitvolumens und des pulmonalen Gasaustausches. Dies kann zum akuten Cor pulmonale (vgl. Kap. 1.3.3) und

einer ausgeprägten Hypoxämie führen. Entscheidend ist die Menge des eingedrungenen Gases. In der Literatur finden sich Angaben, daß erst mit schweren klinischen Erscheinungen gerechnet werden muß, wenn zwischen 20 und 400 ml eines Gases eingedrungen sind. Allerdings läßt sich bei klinisch manifest gewordenen Gasembolien nachträglich die Menge des eingedrungenen Gases häufig nicht mehr feststellen. Klinisch kann sich ein leichter Verlauf allein in vorübergehendem Abfall des arteriellen Drucks mit oder ohne Tachykardie äußern. Prall gestaute Halsvenen und Erhöhung des ZVD sind Zeichen eines Rechtsherzversagens. Über dem Herzen hört man ein charakteristisches, vorwiegend systolisches 'Mühlengeräusch'. Bei Eindringen eines relativ großen Gasvolumens in das rechte Herz oder bei vorbestehenden Herzkrankheiten kann es zum plötzlichen Herz-Kreislaufstillstand kommen. Die ernste Prognose einer Gasembolie verlangt also, unter Anwendung aller Sorgfalt das Eindringen jeglichen Gases in das Gefäßsystem zu verhindern. Eine Hauptgefahr besteht in der Überdruckin- bzw. -transfusion. Hier muß zwischen Gebläse und Luftzuführungsschlauch ein Y-Stück zwischengeschaltet sein, damit der Inhalt der Infusionsflasche nur so lange unter Überdruck steht, wie der freie Schenkel des Y-Stücks bewußt verschlossen gehalten wird. Die Verwendung von Plastikbeuteln oder -flaschen mit umgelegter Druckmanschette hat die Überdruckinfusion wesentlich sicherer gemacht. Zentrale Venenkatheter oder zentral liegende Punktionskanülen sind immer verschlossen zu halten, solange keine Injektion, Infusion oder Blutentnahme erfolgt. Schließt die Art des operativen Eingriffs die Möglichkeit zur Eröffnung großer thoraxnaher Venen nicht aus wie bei Eingriffen im Halsbereich oder in der Gegend der unteren Hohlvene oder auch bei Eingriffen in sitzender Position in der Neurochirurgie sollte das Absinken des zentralen Venendrucks nach Möglichkeit durch ausreichende Volumensubstitution vermieden werden. Gelegentlich ist durch PEEP-Beatmung in den entscheidenden Phasen der Operation das Eindringen von Luft in das Gefäßsystem zu vermeiden (PEEP erhöht den Druck in den extrathorakalen Venen, vgl. Kap. 2.6.4).

Ist trotz aller Vorsichtsmaßnahmen Gas in das Gefäßsystem eingetreten, haben Maßnahmen zu seiner Entfernung und zur Verhütung einer weiteren Verschleppung zu erfolgen, also Verschluß des Lecks, PEEP-Beatmung und Tieflagerung der Eintrittspforte. Weiterhin kann Kopftieflagerung im Verein mit linker Seitenlagerung den Übertritt des Gases aus dem rechten Ventrikel in das Pulmonalarteriensystem erschweren. Durch direkte Punktion oder über einen Rechtsherzkatheter muß versucht werden, das eingedrungene Gas aus dem Gefäßbett abzusaugen. Die Beatmung mit reinem Sauerstoff vermindert nicht allein die Hypoxiegefahr, sie begünstigt außerdem durch die Herabsetzung des Partialdrucks von Stickstoff und/oder Lachgas im Organismus die Verkleinerung der embolisierten Gasbläschen. Führen die genannten Maßnahmen nicht zum sofortigen Erfolg, müssen eine gezielte Bekämpfung des nunmehr drohenden akuten Rechtsherzversagens und, bei akutem Kreislaufstillstand, alle Maßnahmen der kardialen Wiederbelebung einsetzen.

1.9.2   Die Fettembolie

Eine Fettembolie liegt vor, wenn im Gefäßsystem Fetttropfen auftreten, die infolge ihrer Größe einen Abschnitt nicht passieren können und damit den betreffenden Teil der Strombahn verlegen. Ätiologisch entsteht die Fettembolie nach ganz verschiedenen Erkrankungen, meist jedoch nach Frakturen langer Röhrenknochen, des Beckens und der Rippen. Weitere Erkrankungen, bei denen es zur Fettembolie kommen kann, sind z.B. ausgedehnte Weichteilverletzungen, Verbrennungen, Intoxikationen und Eklampsie. Die Ursachen und die Auslösemechanismen der Fettembolie sind nicht völlig geklärt. Sicherlich spielt das mechanische Eindringen von Fetttröpfchen in das Gefäßsystem eine entscheidende Rolle (Einschwemmtheorie). Eine sehr enge Beziehung besteht aber auch zwischen Fettembolie und Schock. Häufig sind es Patienten, die sich im Schock befinden oder befunden haben, bei denen nach einem Intervall von einigen Minuten bis zu mehreren Tagen eine Fettembolie zu beobachten ist. Im Bereich der Körpervenen entstandenes oder embolisiertes Fett gelangt über das rechte Herz in den kleinen Kreislauf. Sind die Fetteilchen ausreichend groß, führen sie hier zur Verlegung von Strombahnabschnitten, was entsprechende hämodynamische Folgen mit sich bringt und außerdem die Ursache von schweren Veränderungen der Morphologie und Funktion der Lunge bildet. Der im Vergleich zu Luft- und Thrombembolien recht hohe Anteil von Embolisierungen in Abschnitte des großen Kreislaufs erklärt sich aus der Tatsache, daß ein Fetttröpfchen infolge seiner Oberflächeneigenschaften einen Engpaß wesentlich leichter passieren kann als Luft. So passieren Fetttröpfchen die Lungenkapillaren und bleiben erst in der Körperperipherie hängen. Es ist also bei den Zeichen und Folgen der Fettembolie zwischen dem Befall des kleinen und großen Kreislaufs zu unterscheiden. Zuerst wird das Pulmonalarteriensystem betroffen (primäre Fettembolie). Stets findet in der Folge ein Fettübertritt in den großen Kreislauf statt. Ob er zu klinischen Erscheinungen führt (sekundäre Fettembolie), hängt von der Menge des embolisierten Fettes und von Ausmaß und Lokalisation der verlegten Gefäßabschnitte ab. Im Kapillargebiet der Lunge hängengebliebene Fetttröpfchen können zum Bild der akuten respiratorischen Insuffizienz führen (vgl. Kap. 2.5). Die Röntgenaufnahme zeigt dann die sogenannte 'Schneesturmlunge' mit feinflockigen Verschattungen vor allem auch in der Peripherie. Eine Embolisierung von Fett in den großen Kreislauf kann z.B. im Bereich der Hirngefäße zu Parenchym- und Kapillarendothelnekrosen mit anschließenden kleinen Blutungen führen. Der Ausfall von zerebralen Funktionen hängt vom Schweregrad und der Lokalisation der Embolisierung ab. Diagnostisch verwertbar sind Verschlüsse der Netzhautgefäße. Klinisch kommt es über Unruhe, Schwindel, Brechreiz und Erbrechen zu Somnolenz und eventuell zum Koma. Petechiale Haut- und Konjunktivalblutungen können leicht erkannt werden und weisen auf eine Fettembolie hin. Sie sind beweisend, wenn sich in probeexzidierten Petechien Fettropfen finden. Bei den Laboruntersuchungen fällt besonders eine Verbrauchskoagulopathie ins Auge.

Je nach Schweregrad der Erkrankung lassen sich unterscheiden:

a) die fulminante Fettembolie, bei der im Koma der Tod innerhalb von zwei Tagen eintritt,

b) das klassische Syndrom - zerebrale und neurologische Ausfälle, respiratorische Insuffizienz, Fieber, Tachykardie, petechiale Hautblutungen - auch dieses Krankheitsbild hat eine hohe Letalität, und

c) inkomplette und partielle Syndrome - es fehlen schwere neurologische und pulmonale Ausfälle oder beides - hier ist die Prognose günstig.

1.9.3 Die Fremdkörperembolie

Feste Fremdkörper verschiedener Art und Form können, wenn sie in ein Blutgefäß eindringen, verschleppt und embolisiert werden (Geschosse, Nadeln, Werkzeugteile). Auch die Anzahl von iatrogen eingebrachten und embolisierten Gegenständen ist nicht klein. Im Bereich der Anästhesiologie ist die Fremdkörperembolie von Venenkathetern und deren Mandrins immer wieder vorgekommen und beschrieben. Wird ein Venenkatheter direkt durch eine Stahlnadel vorgeschoben, so ist ein Zurückziehen des Katheters zur Lagekorrektur nicht gestattet, da hierbei die Gefahr des Abscherens am größten ist. Eingedrungene Katheter gelangen rasch in den rechten Vorhof oder die rechte Kammer und können sich dort aufrollen. Kürzere Schlauchteile gelangen

auch weiter in das Pulmonalarteriensystem. Diese Katheterembolien
verursachen im allgemeinen keine Symptome. Es muß allerdings immer
mit Spätkomplikationen wie Thrombenbildung, bakterieller Endokarditis, Sepsis, Herzwandschädigungen bis zur Perforation, Herzklap-
penverletzungen und mechanischer Schädigung der Lungenarterien
gerechnet werden. Ist ein Katheter abgeschert, kommt nur noch die
operative Entfernung, in der Regel mittels Thorakotomie, in Frage.

1.9.4   Die Thrombembolie

Unter Thrombembolie versteht man die Verschleppung und Embolisierung von intravasal entstandenen Blutgerinnseln (Thromben) entlang
der Blutströmung. Bereits VIRCHOW formulierte, daß Gefäßwandschä-
digung, Blutströmungsverlangsamung und gesteigerte Gerinnbarkeit
die entscheidenden drei ursächlichen Faktoren bei der Entstehung
intravasaler Gerinnsel sind (VIRCHOW'sche Trias). Im einzelnen
kommt es bei einer Gefäßläsion zu einer Schädigung von Endothelzellen, was zu einer Freilegung von Basalmembran und Kollagenfasern
führt. Blutplättchen besitzen eine starke Affinität zu Kollagen, setzen
sich an diesem fest und bilden einen durch Fibrin verfestigten, wand-
ständigen Thrombus. Dieser erste Faktor der VIRCHOW'schen Trias
hat also insbesondere bei Verletzungen von Gefäßen durch Trauma
und Operation seine Bedeutung. Eine Blutströmungsverlangsamung
kommt natürlich besonders bei bettlägerigen Patienten in den Beinvenen vor. Eine gesteigerte Gerinnbarkeit des Blutes findet sich
generell bei Operationen, Verletzungen und Eindickungen des Blutes
(vgl. Kap. 5).

Außer der Durchführung von Operationen sind vor allem Alter über
60 Jahre, Übergewicht, Varikosis, Thrombose in der Anamnese oder
familiäre Thromboseneigung sowie maligne Erkrankungen, langdauern-
de Bettruhe, Strahlentherapie, Sepsis und Östrogenbehandlung Risikofaktoren für eine Thromboseentstehung. Das Schicksal eines gefäß-
ständigen Thrombus kann über drei Wege verlaufen:

a)   Es kommt zur bindegewebigen Organisation, das Gefäß verödet
      oder wird eventuell später rekanalisiert,

b)   durch körpereigene Fibrinolyse wird der Thrombus abgebaut,
      das Gefäß rekanalisiert rasch,

c)   durch Blutstrom und mechanische Einwirkungen (Extremitätenbe-
      wegungen) reißt der Thrombus ganz oder teilweise ab, wird mit
      der Blutströmung verschleppt und embolisiert (Thrombembolie).

Aus den geschilderten Mechanismen der Thrombenbildung läßt sich
leicht die Tatsache ableiten, daß in den Körpervenen die günstigsten
Voraussetzungen für die Entstehung eines Thrombus vorliegen. Deshalb wird die Thrombembolie ganz überwiegend das Pulmonalarteriensystem betreffen. Thrombembolien in die Körperperipherie stammen in
der Regel aus einem hämodynamisch stillstehenden Vorhof bei Vorhofflimmern (vgl. Kap. 1.3.6). Der embolische Verschluß eines Ab-
schnittes des Körperarteriensystems führt zu Funktionsausfall und
Nekrotisierung des abhängigen Gewebebezirkes. Häufig sind Gehirn-
und Extremitätenarterien betroffen, aber auch Koronararterien, Milz-,
Nieren- und Mesenterialarterien können embolisiert werden. Die Diagnose stellt sich nach Angiographie. Zu den Zeichen der Lungenembolie vgl. Kap. 1.3.

Da die Zahl der tödlich verlaufenden Lungenembolien (für die BRD
jährlich auf 10 000 bis 20 000 geschätzt) durchaus beachtlich ist und
sich in der Therapie wegen des häufig sehr schweren Verlaufs (Eintritt des Todes bei 50 % innerhalb 15 min, bei weiteren 15 % innerhalb
der ersten Stunde) keine Verbesserungen erzielen lassen, ist auf die
Thromboseprophylaxe größten Wert zu legen. Außerdem ist die postoperative Thrombose selbst kein seltenes Erkrankungsbild. Herkömmli-
che Methoden der Thromboseprophylaxe wie Frühmobilisierung, intensive Physiotherapie, intraoperatives Hochlagern der Beine und Gummi-
strümpfe haben sich nicht als ausreichend wirksam erwiesen. Zusätzlich bieten sich heute im wesentlichen drei Prinzipien an, nämlich die
Thromboseprophylaxe mit Dextran, Cumarin und Heparin. Wichtig ist,
daß die Prophylaxe bereits intraoperativ wirksam sein muß, da hier
die Thrombusbildung beginnt. So sind 50 % der postoperativen Thromben bereits am Abend des Operationstages und 90 % bis zum dritten
postoperativen Tag nachweisbar.

	% tiefe Beinvenen- thrombose	% Lungen- embolie	% tödliche Lungen- embolie
Abdomino- thorakale Chirurgie	30 - 50	24 (-45)	0,1 - 0,8
Urologie: transvesikale/ transurethrale Prostatektomie	40 - 50 7 - 10	10	
Gynäkologie	30	12	
Orthopädie: Hüftgelenksersatz	über 50		0,3 - 1,7
Notfall-OP bei Schenkelhalsfraktur	über 50 (-80)	über 24	4

Tab. 10: Häufigkeit postoperativer thrombembolischer Komplikationen ohne medikamentöse Prophylaxe

Dextran wirkt u.a. durch Reduktion der Thrombozytenaktivität, direkten Einfluß auf den Faktor VIII und über eine Verbesserung der Fließeigenschaften des Blutes. Die erste Gabe sollte gleich nach Narkoseeinleitung erfolgen. Die Cumarine (z.B. Marcumar[R]) wirken durch Hemmung der Vitamin-K-abhängigen Gerinnungsfaktoren. Gegen dieses Präparat bestehen einige Einwände in der peri- und postoperativen Phase. So ist die Gabe nur peroral möglich, es ist eine lange Einstellzeit notwendig mit häufigen Laborkontrollen, und außerdem besteht im therapeutischen Bereich eine ausgeprägte Blutungsneigung, so daß es häufig zu Nachblutungen kommt. Diese Nachteile werden aber teilweise zu Vorteilen bei einer notwendigen Langzeitbehandlung, z.B. nach Herzinfarkt, Klappenersatz oder anderen Gefäßprothesen. Heparin wirkt in einer zur Thromboseprophylaxe verwendeten niedrigen Dosierung von 2 bis 3mal täglich 5 000 Einheiten subKutan als Antithrombin. Dadurch wird ein ausreichender Thromboseschutz erzielt, ohne daß die Blutgerinnung wesentlich beeinträchtigt wäre. Die erste subkutane Dosis Heparin sollte etwa zwei Stunden präoperativ gegeben werden. Eine Laborkontrolle der Heparinwirksamkeit ist bei niedriger Dosierung entbehrlich. Bei Überdosierung steht mit Protamin ein rasch wirkendes Antidot zur Verfügung. Vor- und Nachteile der drei wichtigsten Medikamente zur Thromboseprophylaxe gehen aus Tab. 11 hervor.

Tab. 11:   Vergleich von Cumarin, Heparin und Dextran zur Thromboembolieprophylaxe

	p.o. Cumarin	s.c. Heparin	i.v. Dextran
Prakt. Anwendung	täglich Tabl.	täglich 3 Injektionen	täglich Infusionen
Arbeits- und Zeitaufwand	rel. groß	rel. groß	kleiner
Kontraindikationen	viele	keine	wenig
Laborkontrollen	nötig	nicht nötig	nicht nötig
Blutungskomplikationen	viele	gelegentlich	selten
Allergische, anaphylaktische Reaktionen	+	(+)	++
Intraoperative Wirksamkeit	ja oder nein	ja	ja
Reduktion tödlicher Lungenembolien:			
Allgem. Chir.	nicht eindeutig	ja	ja
Orthopädie	ja	widersprüchlich	ja
Gynäkologie	nicht gesichert	wahrscheinlich	wahrscheinl.
Urologie	nicht geprüft	wahrscheinlich	wahrscheinl.

1.10   Kontrollierte Hypotension (U. FINSTERER)

1.10.1   Allgemeines

Kontrollierte Hypotension (KH) bedeutet gezielte, rasche und kurzfristige Senkung eines in der Regel normalen Blutdrucks beim narkotisierten Patienten mit dem Ziel der Verminderung einer chirurgischen
Blutung. Wir haben schon zwei Situationen kennengelernt, bei denen
eine akute Blutdrucksenkung (durch Senkung der Vor- und Nachlast
des Herzens, vgl. Kap. 1.7.1) notwendig wird, nämlich zum einen die
hypertensive Krise (vgl. Kap. 1.4.4) und zum anderen den kardiogenen Schock mit kritisch kleinem HZV, hohem peripherem Widerstand
und hohen enddiastolischen Füllungsdrucken der Ventrikel (vgl. Kap.
1.8.5). Senkung eines überhöhten Blutdrucks bei hypertensiver Krise
auf in der Regel normale Werte - geläufige Beispiele sind Blutdruck-
entgleisungen bei Operation einer Carotisstenose oder Abklemmung der
Bauchaorta - oder Senkung der Vor- und Nachlast im kardiogenen
Schock dürfen nicht unter 'kontrollierte Hypotension' gefaßt werden,
obwohl die anzuwendenden Maßnahmen und Medikamente evt. die gleichen sind. Bei der KH ist das erklärte Ziel eine Minderung der Blutung im Operationsfeld durch Minderung der hydrostatischen Drucke
in Arterien und Venen, womit die Sicht für den Operateur besser
wird, die Operationszeiten evt. verkürzt werden können, die Wund-
heilung durch geringeres Ligieren und Kautern und verminderte Hä-
matombildung verbessert werden und dem Patienten Bluttransfusionen
erspart werden können.

Bevorzugte Anwendung findet demnach die KH in der Neurochirurgie,
z.B. bei der Versorgung eines basalen Hirnarterienaneurysmas, in
der plastischen Chirurgie bei Abpräparation großer Hautpartien, in
der Mittelohrchirurgie und in der Knochenchirurgie, z.B. bei Hüft-
gelenksendoprothesen. Der Idealzustand wäre bei KH dann erreicht,
wenn bei 'trockenem' Operationsfeld die Durchblutung aller lebenswichtigen Organe optimal wäre. Es ist einzusehen, daß hier die
Schwachstelle der KH liegt, daß also Kompromisse zwischen der Senkung des arteriellen Mitteldrucks und damit der Minderung der chirurgischen Blutung einerseits und der ausreichenden Durchblutung
der lebenswichtigen Organe andererseits geschlossen werden müssen.
Nachdem bei den heute angewendeten Techniken der KH die Senkung
des Arteriolenwiderstandes ebenso bedeutsam ist wie die Erweiterung
der Kapazitätsgefäße mit 'Versacken' von Blut in den Venen der abhängigen Körperpartien, ist die Lagerung des Patienten von großer
Bedeutung. Das Operationsfeld sollte nach Möglichkeit am höchsten
Punkt liegen.

Die KH wird in der chirurgischen Anästhesie seit rund 30 Jahren angewendet, wobei im Laufe der Zeit die unterschiedlichsten Techniken
benützt wurden. Neben der Lagerung, die immer von großer Bedeutung ist, wurden zunächst arterieller Blutentzug mit Retransfusion
nach der hypotensiven Phase versucht (wir würden dies heute als
hypovolämischen Schock bezeichnen). Ab 1950 wurden Ganglienblocker, hohe Spinal- und Periduralanästhesien und tiefe Halothan-
narkosen versucht, evt. wurden mehrere dieser Techniken kombiniert
oder durch eine Erhöhung des intrathorakalen Drucks (PEEP) kom-
plettiert. Die Wirkung der Ganglienblocker und ebenso die rücken-
marksnahen Sympathikusblockaden sind nicht gut steuerbar, d.h. Umfang und Dauer der Blutdrucksenkung sind schwer vorhersehbar und
schlecht zu beeinflussen. Tiefe Halothan- ebenso wie tiefe Enfluran-
narkose mit dem Ziel der KH führen praktisch ausschließlich über eine
Senkung des HZV und damit der Organdurchblutung ohne wesentliche
Änderung des peripheren Widerstandes zum Blutdruckabfall und müssen daher abgelehnt werden. Heute werden zur KH vor allem Nitroprussidnatrium, in zunehmendem Maße Nitroglycerin und Isofluran
verwendet.

Nach dem OHM'schen Gesetz (vgl. Kap. 1.7.1):

$$U = I \times R$$

ist der treibende Druck (U) als Produkt aus Fluß (I = HZV) und peripherem Gefäßwiderstand (R) anzusehen. Eine KH ist dann günstig
angelegt, wenn die Drucksenkung ausschließlich über eine Verminderung von R bei konstantem I herbeigeführt wird. Dies gelingt jedoch
bei niedrigem Druckniveau nicht, da durch die gebräuchlichen gefäßerweiternden Medikamente nicht nur die arteriellen Widerstandsgefäße,
sondern auch die venösen Kapazitätsgefäße erweitert werden und so
eventuelle Erhöhungen des Schlagvolumens infolge einer Verminderung
der Nachlast durch gleichzeitige Abnahme der Vorlast (Abb. 40)
zunichte gemacht oder gar in ihr Gegenteil verkehrt werden.

Die KH hat ihr Risiko und braucht daher eine strenge Indikation und
eine versierte Narkoseführung. In einer Studie von 1975 wird aufgrund gesammelter Daten aus der Literatur die Häufigkeit nichttöd-
licher Komplikationen bei KH mit 1 : 40 und die tödlicher Komplikationen mit 1 : 67 angegeben. Diese Zahlen sind erschreckend hoch
und es bleibt zu hoffen, daß bei weiterer Verbesserung der Techniken, des hämodynamischen Monitorings und strenger Beachtung der
Indikationen und Kontraindikationen die Komplikationsrate der KH in
Zukunft deutlich günstiger liegt. Das Risiko betrifft in erster Linie
Hirnschäden, z.B. zerebrale Thrombosen, daneben Myokardschäden

und evt. Nierenversagen. Das Risiko der KH ist deutlich höher bei
arterieller Hypertonie vor Narkose, bei vorbestehenden Erkrankungen
der Hirngefäße, bei zusätzlicher Hypokapnie (niedriges arterielles
PCO_2 führt zur zerebralen Vasokonstriktion), bei Senkung des arteriellen Mitteldrucks deutlich unter 70 mmHg, bei sehr rascher Senkung des arteriellen Drucks, bei zusätzlicher Hypovolämie, Beeinträchtigung der Kontraktionskraft des Herzens und Anämie und
schließlich bei schlechtem Monitoring. Eine Kontraindikation für eine
KH auf arterielle Mitteldruckwerte, die deutlich unter den Normalwerten des Patienten liegen, ist demnach eine Arteriosklerose der
Hirn- und/oder Koronararterien. In starren, arteriosklerotischen Gefäßen ist die Autoregulation der Organdurchblutung, d.h. die Kon-
stanthaltung der Durchblutung trotz wechselnder arterieller Mitteldrucke nicht mehr möglich. Vielmehr wird der Fluß in dem starren
Gefäß ähnlich wie in einem Wasserrohr druckpassiv, d.h. der Durchfluß steigt und fällt in Abhängigkeit vom treibenden Druck. Weiterhin
sollte die KH bei absoluter Hypovolämie und deutlicher Anämie nicht
erfolgen. Der Patient sollte während KH normoventiliert werden. Das
Monitoring für eine KH sollte in jedem Falle eine direkte arterielle
Druckmessung ermöglichen. Wird dabei der Druckaufnehmer (vgl.
Kap. 1.7.2) auf Herzhöhe justiert und liegt der Kopf des Patienten
deutlich höher, so ist daran zu denken, daß in diesem Falle der Perfusionsdruck des Gehirns mit jedem Zentimeter Höhendifferenz zwischen Druckaufnehmer und Hirnrinde um 0,8 mmHg niedriger als der
angezeigte Mitteldruck ist. In diesen Fällen empfiehlt es sich, den
Druckaufnehmer in Höhe der Hirnrinde zu justieren und bewußt den
Perfusionsdruck des Gehirns zu überwachen. Nachdem das Gehirn bei
KH in der Regel das am meisten gefährdete Organ ist, wäre ein weiteres zerebrales Monitoring unter KH wünschenswert.

1.10.2   Organperfusion bei KH

Bei den heute gebräuchlichen Techniken der KH und bei Senkung des
MAP nicht unter 50 - 60 mmHg sinkt das HZV in der Regel nicht entscheidend ab. Dabei ist zu beachten, daß das Schlagvolumen durch
Senkung des venösen Rückstroms häufig reduziert ist, daß aber sowohl Nitroprussidnatrium (NPN) als auch Nitroglycerin (NGL) und
Isofluran bei Senkung des MAP eine Tachykardie herbeiführen, die
bewirkt, daß das HZV (= SV x f) im Bereich der Ausgangswerte vor
Beginn der KH bleibt. Während diese drei Substanzen die Kontraktilität des Herzens nicht nachteilig beeinflussen, bewirken sie durch
direkte Erschlaffung der glatten Muskulatur der Gefäßwände eine
Abnahme des peripheren Widerstandes. Dieser kann in den verschiedenen Organkreisläufen unterschiedlich beeinflußt werden. Sinkt er in

einem Teilkreislauf nur wenig oder gar nicht ab, so nimmt nach dem
OHM'schen Gesetz mit fallendem Druck auch die Organdurchblutung
ab. Sinkt der Kreislaufwiderstand in einem Organ deutlich, so kann
die Durchblutung voll erhalten bleiben. Am Herzen führt die KH bei
intakten Koronarien durch Abnahme von Vorlast, Nachlast und Wandspannung typischerweise zu einer deutlichen Zunahme der Koronardurchblutung. Häufig sinkt wegen der gleichzeitig auftretenden
Tachykardie der myokardiale Sauerstoffverbrauch nicht entscheidend.
Auf jeden Fall erniedrigt sich nach dem FICK'schen Prinzip die
koronare avDO$_2$, das Herz erhält eine Luxusperfusion und kann nur
gefährdet werden, wenn der Aortendruck und damit der koronare
Perfusionsdruck auf indiskutabel niedrige Werte fällt.

Das Gehirn kann bei intakten Gefäßen seine Durchblutung bis zu
einem MAP von mindestens 60 mmHg konstant halten (Autoregulation
der Hirndurchblutung, vgl. Kap. 1.10.6). Auch unterhalb dieses
Wertes dürfte in der Regel noch eine Sicherheitszone für die Sauerstoffversorgung des Gehirns liegen, da der zerebrale Sauerstoffverbrauch in Abhängigkeit von der Narkosetiefe deutlich sinkt. Unter KH
sollte man eine Narkose nicht zu flach werden lassen, damit der
Sauerstoffverbrauch des Gehirns nicht ansteigt. Das Splanchnikusgebiet scheint seine Durchblutung unter KH erhalten zu können und ist
offenbar nicht sehr gefährdet. In der Niere scheint zumindest unter
NPN eine Vasodilatation auch gesichert zu sein. Dies bedeutet aber
natürlich trotzdem, daß bei MAP-Werten von 50 - 60 mmHg Glomerulumfiltrat und Harnproduktion versiegen, da der effektive Druck in
den Glomerulumkapillaren (vgl. Kap. 3.2) für eine Ultrafiltration nicht
mehr ausreicht. Dieser 'physiologischen' Oligo-Anurie, die an sich
unter KH nichts Nachteiliges bedeutet, muß man gegebenenfalls durch
Steuerung der intraoperativen Infusionstherapie Rechnung tragen. Die
Sauerstoffversorgung der Tubuluszellen ist bei renaler Vasodilatation
nicht gefährdet, so daß bei Anstieg des Filtrationsdrucks das Glomerulumfiltrat sofort wieder in Gang kommt. Zu berücksichtigen ist
noch, daß unter der Wirkung von Natriumnitroprussid und Nitroglycerin die Renin- und Angiotensinspiegel im Blut in der Regel hoch sind,
da der Druckabfall im Vas afferens die Reninausschüttung an der
Macula densa fördert. Läßt man am Ende einer KH den Blutdruck
rasch ansteigen, so findet man daher häufig eine überschießende
Blutdruckerhöhung, die u.a. durch den hohen Angiotensinspiegel
verursacht ist. Schleicht man sich mit der Blutdrucksenkung langsam
aus, so fällt dieser überschießende Blutdruckgipfel nach Beendigung
der Zufuhr dieser beiden Substanzen fort. Das gilt nicht für eine
tiefe Isoflurananästhesie. Nach Beendigung der Isofluranzufuhr
beobachtet man keine überschießende Blutdruckerhöhung.

1.10.3   Lungenfunktion unter KH

Unter KH sinkt nicht nur der MAP. Durch die venöse Dilatation sinken auch die Füllungsdrucke des rechten und linken Herzens (ZVD und PCWP, vgl. Kap. 1.7.1). Sinkt der Pulmonalarterienmitteldruck (PAP) stärker als PCWP, so bedeutet dies einen Abfall des pulmonalen Gefäßwiderstandes (PVR). Dies kann nur der Fall sein, wenn das pulmonale Gefäßbett primär unter einem aktiven Gefäßtonus stand, was nicht immer der Fall ist. Immerhin existieren fast in jeder Lunge regional Bezirke, in denen aufgrund einer Nichtbelüftung oder Unterbelüftung der Alveolen auch die zugehörigen Lungengefäße aktiv verengt oder verschlossen sind. (Regionale hypoxische pulmonale Vasokonstriktion). Solche Areale finden sich besonders bei alten Menschen, bei Patienten mit ausgeprägten Verteilungsstörungen, wie Asthma und Emphysem (vgl. Kap. 2.3), und in atelektatischen (nicht belüfteten) Lungenbezirken. Hier kann die Vasodilatation durch NPN oder NGL zu einer Zunahme der Durchblutung von nichtbelüfteten und unterbelüfteten Lungenbezirken und damit zu einer Zunahme der venösen Beimischung führen. So sieht man fast immer unter KH mit NPN oder NGL eine Abnahme des arteriellen Sauerstoffpartialdrucks. Regelmäßige Blutgasanalysen in kurzen Abständen sind bei Verwendung dieser Substanzen absolut erforderlich und eine eventuell auftretende arterielle Hypoxämie muß evt. durch Erhöhung der inspiratorischen Sauerstoffkonzentration ausgeglichen werden. Die venöse Beimischung verschwindet normalerweise unmittelbar mit Beendigung der Zufuhr dieser Verbindungen. Unter tiefer Isoflurananästhesie, wie sie für eine kontrollierte Hypotension erforderlich ist, kommt es nicht zu einer vermehrten venösen Beimischung. Bei Abnahme des Pulmonalarteriendrucks kann es auch geschehen, daß der Perfusionsdruck nicht mehr ausreicht, die zuoberst liegenden Lungenanteile mit Blut zu versorgen. Dann werden belüftete Lungenanteile nicht mehr durchblutet und es resultiert vermehrt alveolärer Totraum (vgl. Kap. 2.3). So kann bei konstanter Ventilation unter KH auch eine Hyperkapnie auftreten, die durch Steigerung des Atemminutenvolumens kompensiert werden muß.

1.10.4   Nitroprussidnatrium (NPN) - Pharmakologie und Toxikologie

NPN wird als weißes Pulver in Trockenampullen zu 60 mg geliefert, da wässrige Lösungen nicht stabil sind. Es darf erst unmittelbar vor Gebrauch aufgelöst und auf eine 0,01 - 0,05%ige Lösung verdünnt werden. Die Zersetzung der Lösung, die an einer Braunfärbung kenntlich ist, erfolgt unter Lichteinwirkung sehr rasch. Daher sind die Lösungen von NPN während des Gebrauchs gegen Licht zu schützen. NPN soll nach Möglichkeit über stufenlos einstellbare Motorpumpen und eigene venöse Leitungen appliziert werden. Je höher die Verdünnung, desto besser ist die Wirkung zu steuern, aber desto größer ist natürlich auch die Volumenzufuhr. Die blutdrucksenkende Wirkung von NPN ist sehr ausgeprägt und erfolgt sehr rasch. Ein- und Ausschleichen bei Beginn und Beendigung der KH ist ratsam. Die individuelle Empfindlichkeit schwankt sehr stark. Sie ist unter anderem abhängig vom Alter, vom Blutvolumen, von der Narkoseart und -tiefe. Dosierungen können zwischen 1 und 10 µg/kg x min schwanken, und die Einstellung eines konstanten MAP ist nicht immer einfach.

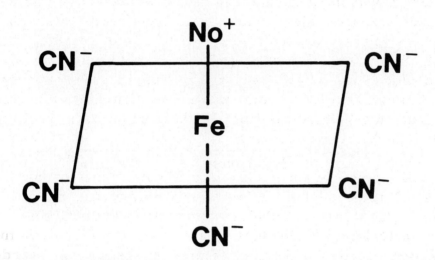

Abb. 49: Strukturformel von NPN

Die Strukturformel von NPN geht aus Abb. 49 hervor. Es enthält ein Eisenatom, eine Nitrosogruppe und fünf Cyanidgruppen. Diese stellen die eigentliche Gefahr und den großen Nachteil des NPN dar, denn die Substanz wird offenbar im strömenden Blut sehr schnell abgebaut, wobei freie Cyanidionen entstehen. Cyanid, z.B. als Blausäure (HCN) oder als Kaliumcyanid (KCN-Cyankali), ist ein sehr starkes Gift, das durch Blockierung sauerstoffaufnehmender Enzymsysteme in der Zelle in kurzer Zeit zum Sauerstoffmangel aller Zellen und zum Tod des Gesamtorganismus führen kann. Der Abbau von NPN erfolgt offenbar über Hämoglobin im strömenden Blut und geht sehr rasch vonstatten. Zunächst scheint aus Hämoglobin (mit zweiwertigem Eisen) Methämoglobin mit dreiwertigem Eisen zu entstehen (Abb. 50a), das Sauerstoff nicht mehr transportieren kann, und gleichzeitig scheint ein instabiles, 'aktives' NPN zu entstehen, das alle seine fünf Cyanidionen abgibt. Ein Cyanidion bindet sich an Methämoglobin, wobei Cyanmethämoglobin entsteht, die anderen vier Cyanidionen müssen anderweitig 'unterkommen'. Hierfür bietet sich die Überführung von Cyanid in Rhodanid an (Abb. 50b) mit Hilfe des Enzyms Rhodanase, das in Leber und Nieren vorkommt. Diese chemische Reaktion läuft normalerweise langsam ab, offenbar weil der Schwefel im Körper in ausreichender Menge nicht zur Verfügung steht. Sie kann durch Zufuhr von Thiosulfat ganz wesentlich beschleunigt werden. Rhodanid ist in hohen Konzentrationen, die allerdings wohl selten erreicht werden, auch giftig und wird mit einer Halbwertszeit von etwa einer Woche über die Nieren ausgeschieden. Ein dritter Weg der Cyanidentgiftung (Abb. 50c) ist die Bindung an Vitamin B 12a.

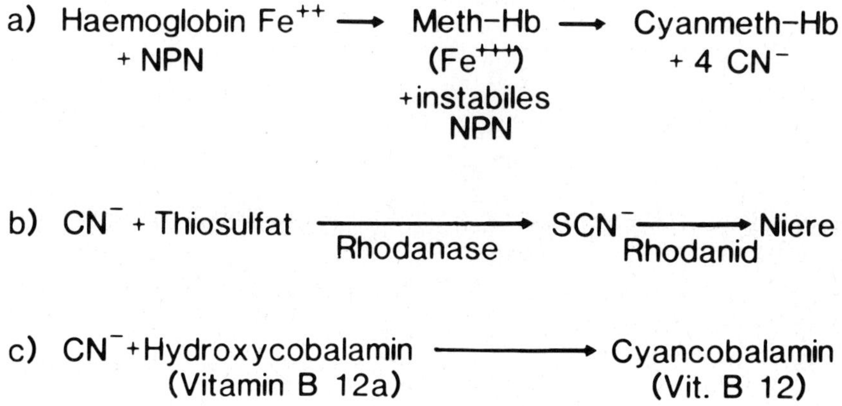

a) Haemoglobin Fe^{++} $\longrightarrow$ Meth-Hb $\longrightarrow$ Cyanmeth-Hb
$\quad$ + NPN $\qquad\qquad$ (Fe^{+++}) $\qquad$ + 4 CN^-
$\qquad\qquad\qquad\qquad$ +instabiles
$\qquad\qquad\qquad\qquad$ NPN

b) CN^- + Thiosulfat $\xrightarrow[\text{Rhodanase}]{}$ SCN^- $\xrightarrow[\text{Rhodanid}]{}$ Niere

c) CN^- +Hydroxycobalamin $\longrightarrow$ Cyancobalamin
$\quad$ (Vitamin B 12a) $\qquad\qquad\qquad$ (Vit. B 12)

Abb. 50:   Abbau von NPN

Die tödlichen Cyanidspiegel im Blut beginnen etwa bei 5 mg/l, was bei hohem NPN-Verbrauch erreicht werden kann. Es sind mehrere tödliche Cyanidvergiftungen nach NPN-Anwendung beschrieben worden. Zeichen der beginnenden Cyanidvergiftung sind eine sich rasch entwickelnde, metabolische Azidose durch Laktat, ein ansteigendes venöses PO_2 und eine abnehmende $a\bar{v}DO_2$ aufgrund mangelnder Aufnahme des Sauerstoffs in die Zellen bei gleichzeitigem Sauerstoffmangel der Zellen. Als nächstes fällt dann häufig auf, daß der Blutdruck nach Absetzen des NPN nicht mehr ansteigt und sich der Kreislaufzusammenbruch anbahnt. Die Toxizität von NPN hat u.a. deshalb so große Bedeutung, weil sich bei NPN-Gabe nicht ganz selten Resistenz und relativ häufig Tachyphylaxie finden. Resistenz bedeutet, daß mit üblichen Dosen schon primär keine Wirkung erzielt werden kann, während bei Tachyphylaxie rasch steigende Dosierungen benötigt werden, um den gleichen Effekt zu erzeugen. Während die

Ursache der Resistenz auf NPN noch völlig unklar ist, wird als Ursache der Tachyphylaxie eine beginnende Cyanidvergiftung diskutiert, dergestalt, daß das aus NPN entstehende Cyanid, das nicht nach Abb. 50 rasch gebunden werden kann, die Wirkung des NPN am glatten Gefäßmuskel verhindert. Todesfälle mit NPN rührten hauptsächlich daher, daß man trotz Tachyphylaxie die NPN-Dosierung immer weiter erhöhte, um den Blutdruck niedrig zu halten. Bei Resistenz und Tachyphylaxie ist der Versuch der KH mit NPN sofort zu beenden und auf andere Techniken umzuwechseln. Als Höchstdosen für NPN gelten derzeit 10 µg/kg pro min oder 1,5 mg pro Kilogramm Körpergewicht für die Dauer einer Hypotension von etwa 2 h. 24 h-Höchstdosen bei kontinuierlicher Infusion, z.B. bei Hypertonie oder im kardiogenen Schock, sind bisher nicht definiert.

Maßnahmen bei vermuteter Cyanidvergiftung sind neben Absetzen des NPN

a)   Einatmenlassen von Amylnitrit oder die Injektion von Na-Nitrit 5 mg/kg in 20 ml NaCl langsam über 3 - 4 min i.v. Die Nitrite führen zur Methämoglobinbildung. Methämoglobin steht dann zur Cyanidbindung zur Verfügung. Voraussetzung ist, daß auf einen Teil der Sauerstofftransportkapazität verzichtet werden kann.

b)   Na-Thiosulfat 150 mg/kg in 50 ml Lösungsmittel über 15 min i.v. zur beschleunigten Rhodanidbildung und

c)   Hydroxycobalamin (Vitamin B 12a) in großen Mengen i.v. zur Cyanidbindung.

Merke:

Bei jeder Anwendung von NPN sind anhand von Verdünnung und Infusionsgeschwindigkeit die Höchstdosierungen von 10 µg/kg pro min oder 1,5 mg/kg über etwa 2 Stunden zu prüfen. Bei deutlichen Zeichen der Tachyphylaxie ist das Medikament abzusetzen. Schwere Leber- und Nierenschäden und Kachexie sprechen gegen eine NPN-Anwendung.

1.10.5   Nitroglycerin (NGL)

NGL ist schon seit langer Zeit in der inneren Medizin zur Behebung von Angina-pectoris-Anfällen in Anwendung. Dabei werden häufig alkoholische Lösungen sublingual verwendet. NGL hat am peripheren Gefäßsystem Wirkungen, die mit denen des NPN weitgehend übereinstimmen. Möglicherweise ist die Dilatation der Kapazitätsgefäße stärker als die der Widerstandsgefäße, so daß die bei intravenöser Gabe resultierende Blutdrucksenkung mehr auf einer Senkung des venösen Rückstroms als auf einer Senkung des Arteriolenwiderstandes beruht. Zusätzlich zu den peripheren Wirkungen hat NGL eine günstige Wirkung auf die Myokarddurchblutung im Sinne einer bevorzugten Durchblutung subendokardialer und damit besonders ischämiegefährdeter Bezirke. Diese Wirkung fehlt dem NPN, bei dem eher vermutet wird, daß unter seiner Wirkung in Ischämiebezirken des Myokards die Versorgung verschlechtert wird zugunsten anderer, ohnehin schon gut durchbluteter Bezirke. NGL kommt in Lösungen mit 1 mg/ml in den Handel und kann nach Belieben verdünnt werden. Die Lösungen sind nicht lichtempfindlich, übliche Dosierungen zur KH liegen zwischen 2 und 7 µg/kg pro min. Die hypotensive Wirkung setzt langsamer ein als die bei NPN. NGL hat keine bekannte Toxizität, Neigung zur Tachyphylaxie besteht nicht. Tachykardie und Änderungen der Lungenfunktion finden sich wie bei NPN. NGL wird in der KH möglicherweise das NPN, insbesondere wegen dessen Toxizität, verdrängen.

1.10.6   Isofluran (Forene^R)

In letzter Zeit wird in zunehmendem Maß Isofluran zur KH empfohlen, da dieses Inhalationsanästhetikum einfach und sicher in der Anwendung ist, keine Tachyphylaxie und keine überschießende Blutdrucksteigerung nach Beendigung der Zufuhr auftreten. Isofluran wirkt hypotensiv durch eine Reduktion des gesamtperipheren Widerstandes mit überwiegend arteriolärem Angriffspunkt. Selbst in tiefer Isoflurananästhesie ist die myokardiale Pumpfunktion nur mäßig beeinträchtigt. Dank einer reflektorischen Tachykardie werden Herzzeitvolumen und Perfusion der vitalen Organe nur wenig beeinflußt. Allerdings wird in höherer Dosierung die zerebrale Autoregulation aufgehoben, d. h. die zerebrale Perfusion folgt druckpassiv Veränderungen des arteriellen Blutdrucks. Bei Blutdruckanstieg kann ein Anstieg des intrakraniellen Drucks resultieren. Der Sauerstoffverbrauch des Gehirns nimmt deutlich ab. Bei unveränderter Perfusion des Gehirns bedeutet dies eine Verbesserung des Sauerstoffangebots ('hirnprotektiver' Effekt). Bei massivem Blutverlust (Ruptur eines zerebralen Aneurysmas) könnte die Steuerung der Narkosetiefe schwierig sein.

1.11   Hämodilution (HD)

1.11.1   Sinn und Zweck der HD

Das Hepatitisrisiko der Bluttransfusion dürfte im Moment bei rund 1 %
pro Konserve für ikterische Verlaufsformen liegen und etwa bei dem
Drei- bis Vierfachen, wenn anikterische Verlaufsformen mitberück-
sichtigt werden. Da bei chirurgischen Blutungen meist nicht eine,
sondern bei bestehender Indikation mindestens 2 - 3 Bluttransfusionen
nötig sind, muß damit gerechnet werden, daß von 100 Patienten, die
im Verlauf einer Operation Bluttransfusionen benötigen, 2 - 3 Patienten eine ikterische Hepatitis und 6 - 10 Patienten anikterische Verlaufsformen durchmachen werden. Da das Hepatitisrisiko offenbar
nicht entscheidend weiter gesenkt werden kann, muß jeder Versuch
unternommen werden, um die Notwendigkeit einer Fremdbluttransfu-
sion zu verhindern. Die akute normovolämische präoperative Hämodilution stellt einen solchen Versuch dar und soll, falls das Risiko für
den Patienten vertretbar erscheint und der technische Aufwand (insbesondere das entsprechende Monitoring) möglich ist, in Betracht gezogen werden. Das Vorgehen besteht in der Gewinnung von Eigenblut
am narkotisierten Patienten vor Operationsbeginn im Austausch gegen
gleiche Volumina kolloidaler Lösungen und in einer Retransfusion während und/oder nach der Operation entsprechend dem Blutverlust.
Dabei werden in Abhängigkeit vom Körpergewicht und Ausgangshäma-
tokrit 1 000 - 2 500 ml Eigenblut entnommen und synchron durch
Dextran oder Albuminlösungen ersetzt, so daß schließlich unmittelbar
nach Hämodilution ein Hämatokrit von 25 - 30 Vol% resultiert. Der
Vorteil der Methode wird darin gesehen, daß zunächst während der
Operation verdünntes (und damit weniger wertvolles) Blut verloren
wird, und daß das autolog retransfundierte Patientenblut im Gegensatz zu Konservenblut über normale Thrombozytenzahlen und Gerinnungsfaktoren und über einen normalen 2,3-DPG-Gehalt der Erythrozyten verfügt. Der entscheidende Vorteil ist, wenn es gelingt,
Fremdbluttransfusionen zu verhindern, natürlich die Vermeidung des
Hepatitisrisikos.

1.11.2   Pathophysiologie der HD

Entsprechend Abb. 51 führt die isovolämische HD zur Abnahme des Hämatokrits, was eine Abnahme der Viskosität des Blutes zur Folge hat (vgl. Kap. 1.2.5), womit nach dem HAGEN-POISEUILLE'schen Gesetz der periphere Strömungswiderstand in den Gefäßen abnimmt. Hier kommt also eine Widerstandsabnahme nicht durch eine primäre Erweiterung der Gefäße, sondern durch eine Verbesserung der Fließeigenschaften des Blutes zustande. Die Widerstandsabnahme hat nach dem OHM'schen Gesetz bei konstantem arteriellem Mitteldruck eine Zunahme des HZV zur Folge. Diese ist bei akuter HD ganz offenbar primär nicht durch eine Stimulation des Sympathikus, sondern durch Steigerung des venösen Rückstroms (Zunahme der Vorlast) bei gleichzeitiger Abnahme des Widerstandes im Hochdrucksystem (Abnahme der Nachlast) bedingt, beides verursacht durch bessere Fließeigenschaften des Blutes. So findet man unter akuter isovolämischer HD auch in der Tat keine Zunahme des Blutdrucks oder der Herzfrequenz. Die HZV-Zunahme ist also durch Zunahme des Schlagvolumens verursacht. Mit zunehmendem Schlagvolumen (zunehmender Wandspannung) steigt natürlich bei konstantem arteriellem Druck auch die Herzarbeit (Druck x Volumen) und der Sauerstoffverbrauch des Myokards ($M\dot{V}O_2$). Dies führt bei gleichzeitiger Abnahme des im arteriellen Blut verfügbaren Sauerstoffs (s.u.) zu einer momentanen Hypoxie des Herzmuskels, die bei intakten Koronarien mit einer ausgiebigen Dilatation beantwortet wird. So ist ein typischer Befund der akuten isovolämischen HD, daß der koronare Blutfluß (MBF) bedeutend gesteigert wird. Nach dem FICK'schen Prinzip (vgl. Kap. 1.2.3) muß bei konstantem Sauerstoffverbrauch des Gesamtorganismus mit steigendem HZV die $a\bar{v}DO_2$ fallen, was in der Tat der Regelbefund ist. Im Normalfall wird das HZV etwa um den Betrag steigen, um den der Hämoglobingehalt des Blutes absinkt, und die Sauerstofftransportkapazität (vgl. Kap. 1.8.1) bleibt unverändert bei konstanter arterieller Sättigung.

Wie Abb. 51 weiter ausweist, sinkt unter akuter HD der arterielle Sauerstoffgehalt durch Absinken des Hb-Gehalts erheblich. Damit sinkt natürlich auch der gemischtvenöse Sauerstoffgehalt, allerdings etwas geringer aufgrund der geringen Verkleinerung der $a\bar{v}DO_2$. Somit könnte die gemischtvenöse Sättigung des Hämoglobins oder der gemischtvenöse Partialdruck des Sauerstoffs vor und nach HD in etwa konstant bleiben.

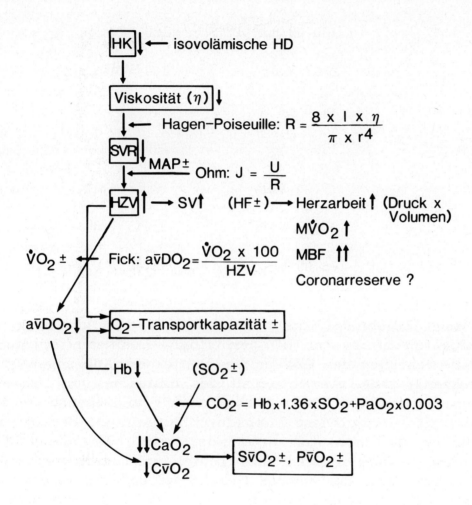

Abb. 51:   Pathophysiologie der HD (Erläuterung der Abkürzungen im
           Text)

Tab. 12:   Veränderungen des Sauerstofftransports im Blut durch HD

	vor HD	nach HD
HZV	4,5 l	6,0 l
$\dot{V}O_2$	120 ml/min	120 ml/min
$a\bar{v}DO_2$	2,67 Vol%	2,0 Vol%
Hb	14,0 g%	9,8 g%
SaO_2	100 %	100 %
CaO_2	19,04 Vol%	13,13 Vol%
$C\bar{v}O_2$	16,37 Vol%	11,13 Vol%
$S\bar{v}O_2$	86,00 %	84,80 %

Tab. 12 zeigt Ergebnisse, die nach einer größeren klinischen Studie an 46 Patienten mit akuter HD geringfügig modifiziert wurden. Bei diesen Patienten stieg das HZV um ein Drittel des Ausgangswertes an, und gleichzeitig sank der Hb-Gehalt des Blutes um ein Drittel. Der O_2-Verbrauch war unter Narkose eher niedrig und ebenso die $a\bar{v}DO_2$. Es bestand also eine gewisse Luxusdurchblutung. Da der Sauerstoffverbrauch vor und nach HD unverändert war, nahm die $a\bar{v}DO_2$ ab. Der arterielle Sauerstoffgehalt des Blutes nahm bedeutend ab und etwas geringer auch der venöse Gehalt, so daß die gemischtvenöse Sättigung praktisch konstant blieb. Hier besteht also für den Organismus neben der Zunahme des HZV unter HD eine zusätzliche Kompensationsmöglichkeit in der weiteren Sauerstoffausschöpfung des Blutes, womit $S\bar{v}O_2$ sinkt und die $a\bar{v}DO_2$ steigt. Die gemischtvenöse Sättigung wird also unter HD zu einem besonders wichtigen Zeichen, das sorgfältig überwacht werden muß. Sinkt nämlich unter HD die gemischtvenöse Sättigung oder vergrößert sich die $a\bar{v}DO_2$ gegenüber dem Wert vor HD, so ist dies ein Zeichen dafür, daß der Organismus neben der Erhöhung des HZV den zweiten Kompensationsmechanismus, nämlich die vermehrte venöse Ausschöpfung des Blutes, in Gang setzt. Hier ist bei einem $S\bar{v}O_2$ von 60 % die Grenze erreicht, bei der spätestens durch Retransfusion der Hb-Gehalt erhöht werden muß, um hypoxische Organschäden zu verhindern.

Das kritische Organ bei der HD ist das Herz. Es muß auf der einen Seite aufgrund der Erhöhung des HZV vermehrt Arbeit leisten und benötigt daher vermehrt Sauerstoff, erhält aber auf der anderen Seite unter HD durch den niedrigen arteriellen O_2-Gehalt (CaO_2) weniger Sauerstoff pro Volumen Blut angeboten. Die koronare $avDO_2$ ist normalerweise 12 Vol% (vgl. Kap. 1.2.3) und kann unter extremer Belastung bis auf 15 Vol% ansteigen, vorausgesetzt, daß genug Sauerstoff im arteriellen Blut ist, um überhaupt 15 ml Sauerstoff pro 100 ml auszuschöpfen. Unter HD kann CaO_2 schon deutlich niedriger liegen (Tab. 12). Bei einem Hb-Gehalt von 8 g% ist CaO_2 z.B. nur noch rund 11 Vol%, und da auch der Herzmuskel nicht allen Sauerstoff aus dem Blut ausschöpfen kann, muß die koronare $avDO_2$ notgedrungen auf unter 10 Vol% zurückgehen. Nun bleibt als einzige Kompensationsmöglichkeit für eine genügende Versorgung des Herzmuskels mit Sauerstoff nur noch eine überproportionale Zunahme der Koronardurchblutung durch stärkere Koronardilatation, was eine ausreichende Koronarreserve zur Voraussetzung hat (vgl. Kap. 1.3.4). Wir wissen aber, daß bei der koronaren Herzerkrankung die Koronarreserve mehr oder weniger vollständig verloren geht. Ein Herz mit arteriosklerotischen Arterien kann sich also bei einer nennenswerten Hämodilution nicht mehr gegen Hypoxie schützen. Diese Überlegungen gelten natürlich nicht nur für die geplante präoperative isovolämische HD, sondern in gleicher Weise für die akzidentelle, d.h. nicht geplante, akute Anämie, wie sie bei größeren chirurgischen Blutungen täglich im Operationssaal auftritt. Hier gilt in gleicher Weise, daß der Hb-Gehalt des Blutes um so weniger absinken darf, je geringer die Koronarreserve eines Patienten mit KHK ist. Bei Verdacht auf KHK sollte CaO_2 zumindest nicht den Wert unterschreiten, der es dem Myokard noch gestattet, eine normale koronare $avDO_2$ von 12 Vol% aufrecht zu erhalten, wobei optimale Oxygenierung und Normovolämie ohnehin immer schon unabdingbare Voraussetzungen sind. Bei einem Hb von 10 g% ist CaO_2 z.B. rund 14 Vol% und bei einer koronaren $avDO_2$ von 12 Vol% wäre der koronarvenöse Sauerstoffgehalt nur noch rund 2 Vol%, entsprechend einer Sättigung des Hämoglobins im Sinus coronarius von nur noch 15 %. Dabei ist mit Sicherheit mit Myokardhypoxie, besonders in den subepikardialen Bereichen, zu rechnen.

1.11.3   Technik, Indikationen und Kontraindikationen der HD

Die Durchführung der HD erfordert ein spezielles Monitoring, wobei auch bei herzgesunden jungen Menschen zumindest eine direkte arterielle Druckmessung sowie fortlaufende Hb- und/oder Hk-Bestimmungen und Blutgasanalysen möglich sein müssen (ZVD-Messung ist selbstverständlich). Bei älteren Patienten und bei Verdacht auf eingeschränkte Herzfunktion ist zusätzlich ein Pulmonaliskatheter und die fortlaufende Bestimmung der $a\bar{v}DO_2$ wünschenswert. Das EKG sollte besonders sorgfältig auf ST-Senkungen als Ausdruck der Myokardhypoxie kontrolliert werden. Der Blutentzug erfolgt am ausreichend tief narkotisierten Patienten nach Einlegen aller für das Monitoring erforderlichen Katheter in der Regel aus der arteriellen Kanüle in mit Stabilisator versehene Blutbeutel. Dabei müssen die entzogenen Volumina möglichst exakt bestimmt werden, da gleichzeitig gleiche Volumina kolloidaler Lösungen (zuerst 500 - 1 000 ml 6 %iges Dextran 70, dann am besten 5 %ige Albuminlösung) infundiert werden müssen. Die autologen Blutkonserven haben damit natürlich in fortlaufender Reihenfolge abnehmende Hämatokritwerte. Nach einem Blutentzug von 1 000 ml sollte eine Hk-Bestimmung erfolgen, nach deren Meßwert die weitere Entnahmemenge bis zu einem geplanten Hk um 27 Vol% (Hb 9 %) zu richten ist. Bei chirurgischer Blutung unter der Operation sind Retransfusionen in umgekehrter Reihenfolge der Entnahme durchzuführen, so daß das 'wertvollste' Blut bis zum Schluß aufgehoben wird.

Indikationen zur HD sind Eingriffe, die einen Blutverlust zwischen 1 000 und 2 000 ml erwarten lassen, insbesondere, wenn präoperativ ein hoher Hb-Wert vorliegt. Ein angenehmer Nebeneffekt der HD ist eine wirksame Thromboseprophylaxe (vgl. Kap. 1.9.4). Normovolämie und optimale Oxygenierung sind Grundbedingungen. Eine leichte Hypervolämie mag dazu beitragen, ein hohes HZV zu halten. Für die Sauerstoffversorgung des Herzens bringt sie jedoch keinen günstigen Effekt, da diese nur von CaO_2 und der Koronarreserve abhängt. Kontraindikationen gegen eine HD sind Anämie mit Hb-Werten unter 12 g%, sowie gesicherte KHK und Herzinsuffizienz. Der Aufwand für die HD ist erheblich, und die Durchführenden sollten eine fundierte klinische Erfahrung haben. In klinischen Studien gelingt es bei der Hälfte der so behandelten Patienten, Fremdbluttransfusionen zu vermeiden.

1.12 Herzkrankheit und Narkoseführung (U.FINSTERER)

1.12.1 Vorbemerkung, Übersicht über Abkürzungen und wichtige Formeln

Die bis hierher dargestellten Tatsachen und Zusammenhänge aus Anatomie, Physiologie, Pathophysiologie und Pharmakologie von Herz und Kreislauf und die beschriebenen speziellen Maßnahmen des hämodynamischen Monitorings, der kontrollierten Hypotension und Hämodilution dienen als theoretisches Rüstzeug, um dem Patienten generell, aber besonders dem herzkranken Patienten, beste Fürsorge während Narkose und Operation und auf der Intensivstation zu sichern. Abschließend sollen praktische Nutzanwendungen dieser theoretischen Grundlagen für die Narkoseführung beim Herzkranken erörtert werden. Dazu sollen zunächst die wichtigsten Begriffe der Herz-Kreislaufphysiologie und ihre gesetzmäßigen Zusammenhänge in einer Übersicht rekapituliert werden:

Begriff	Abkürzung	Benennung	Gleichungen
Herzzeitvolumen	HZV	ml/min oder l/min	
Herzfrequenz	HF	min^{-1}	HZV = HF x SV
Schlagvolumen	SV	ml	
Hämoglobingehalt des Blutes	Hb	g/100 ml Blut oder g%	
Sauerstoff	O_2		
Partialdruck des Sauerstoffs	PO_2	mmHg	
Partialdruck des Sauerstoffs im arteriellen, im gemischtvenösen Blut	PaO_2, $P\bar{v}O_2$	mmHg	
Sauerstoffsättigung des Hämoglobins	SO_2	%	

Begriff	Abkürzung	Benennung	Gleichungen
arterielle und gemischt-venöse O_2-Sättigung des Hämoglobins	SaO_2, $S\bar{v}O_2$	%	
Sauerstoffgehalt des arteriellen Blutes, des gemischt-venösen Blutes	CaO_2 $C\bar{v}O_2$	ml/100 ml Blut oder Vol%	CaO_2, $C\bar{v}O_2 =$ $Hb x \bar{S}O_2 x 1,36$ $+ PaO_2 x 0,003$
arterio-venöse Sauer-stoffgehaltsdifferenz	$a\bar{v}DO_2$	Vol%	$a\bar{v}DO_2 = CaO_2 - C\bar{v}O_2$
Sauerstoffverbrauch des Gesamtorganismus	$\dot{V}O_2$	ml/min	$\dot{V}O_2 = \dfrac{HZV \ x \ a\bar{v}DO_2}{100}$ (FICK'sches Prinzip)
Durchblutung des Herzens	MBF	ml/min	
Sauerstoffverbrauch des Myokards	$M\dot{V}O_2$	ml/min	$M\dot{V}O_2 = \dfrac{MBF \ x \ avDO_2}{100}$ (FICK'sches Prinzip)
Arteriokoronarvenöse Sauerstoffgehalts-differenz	$avDO_2$ kor	Vol%	
Widerstand	R	$\dfrac{mmHg \ x \ min}{l}$	$R = \dfrac{U}{I}$ (OHM'sches Gesetz)
Spannung (Druckdifferenz)	U	mmHg	
Stromstärke (Fluß)	I	l/min	

Begriff	Abkürzung	Benennung	Gleichungen
Viskosität des Blutes	η		$R = \dfrac{8 \times l \times \eta}{\pi \times r^4}$ (HAGEN-POISEUILLE'sches Gesetz)
Sauerstofftransport-kapazität des Blutes	TcO_2	ml/min	TcO_2 = HZVx10xHb x1,36xSO$_2$
Arterieller Mitteldruck	MAP	mmHg	
Pulmonalarterien-mitteldruck	PAP	mmHg	
Rechtsvorhofdruck	RAP	mmHg	ZVD = RAP
Zentralvenöser Druck	ZVD	mmHg oder cm H$_2$O	1 mmHg = 1,36 cm H$_2$O
Linksvorhofdruck	LAP	mmHg	
Pulmokapillärer Ver-schlußdruck	PCWP	mmHg	PCWP = LAP
Großkreislauf-widerstand	SVR		$SVR = \dfrac{MAP - RAP}{HZV}$
Lungenkreislauf-widerstand	PVR		$PVR = \dfrac{PAP - PCWP}{HZV}$

1.12.2 Präoperative Besonderheiten

Bevor man Patienten aufgrund einer Herzkrankheit in der Narkose-führung besondere Sorgfalt angedeihen lassen kann, müssen sie als Herzkranke erkannt werden. Dies scheint banal, und es dürfte in der Tat nicht schwierig sein, eine dekompensierte Links- oder Rechts-herzinsuffizienz zu erkennen. Hier genügen allein anamnestische Erhebungen über Orthopnoe, Asthma cardiale-Anfälle, Lungenödeme, Beinödeme oder Aszites. Auch dekompensierte Koronarinsuffizienzen, die bereits zu Angina pectoris und Myokardinfarkt geführt haben, werden dem Untersucher kaum entgehen. Wichtig ist es aber, auch die kompensierten Zustände der Herzinsuffizienz und Koronarinsuffizienz, bei denen im Gegensatz zu den oben erwähnten Patienten noch eine gewisse Leistungsbreite der Herzkraft oder der Koronardilatation besteht, zu erkennen, da diese Leistungsbreite evt. während Narkose und Operation ausgeschöpft oder überschritten werden kann. Belastungsdyspnoe und Hypertonie in der Anamnese, ST-Senkungen, T-Negativierungen, ventrikuläre Extrasystolen und Schenkelblockbilder im präoperativen EKG sind also auch bedeutsam. Das Narkose- und Operationsrisiko nimmt in starkem Maße zu, wenn eine dekompensierte Herzinsuffizienz oder ein Myokardinfarkt im letzten halben Jahr vor der Narkose bestanden hat. Beim relativ frischen Myokardinfarkt soll der Eingriff wegen der großen Reinfarktgefahr wenn möglich bis nach Ablauf eines halben Jahres nach Erstinfarkt verschoben werden. Eine bestehende, dekompensierte Herzinsuffizienz gestattet nur noch absolute Noteingriffe.

Präoperative Rhythmusstörungen sind bedeutsam. Sie lassen nicht nur eine Koronarsklerose oder dergleichen vermuten, sondern sind dann auch weniger alarmierend, wenn sie sich unter Narkose wieder einstellen. Bei bradykarden Rhythmusstörungen muß unbedingt präoperativ die Frage einer temporären oder definitiven Schrittmachertherapie geklärt werden. Schrittmacherpatienten haben für Narkose- und Operationsverlauf als Besonderheit, daß sie Hypovolämien häufig nicht mehr mit einem Frequenzanstieg kompensieren können. Tachykardie als Warnzeichen der Hypovolämie fällt also fort, und die Messung des ZVD ist dann um so wichtiger, wobei zu bedenken ist, daß wegen der Schrittmacherimplantation meist die rechte Vena jugularis interna und Vena subclavia nicht mehr zugänglich sind.

Ein arterieller Hypertonus in der Anamnese läßt an Linksherzinsuffizienz und generalisierte Arteriosklerose mit Beteiligung der Koronarien und der Nieren denken. Ein bedeutsamer Hypertonus sollte präoperativ nach Möglichkeit immer medikamentös eingestellt werden. Eine bereits bestehende antihypertensive Therapie sollte bis zum Operationstag fortgeführt werden. Unbehandelte Hypertoniker haben häufig einen hohen peripheren Gefäßwiderstand durch arterioläre Konstriktion bei eher niedrigem Blutvolumen. Sie neigen bei Narkoseeinleitung häufig zu bedrohlichen Blutdruckstürzen. Viele Hypertoniker und Patienten mit KHK stehen heute unter einer peroralen Dauertherapie mit beta-Sympathikolytika, hauptsächlich mit Propranolol. Auch hier soll die Medikation möglichst bis sechs Stunden vor Narkosebeginn

weitergeführt werden. Absetzen der beta-Blocker kann zu bedrohlichen Blutdruckanstiegen und Tachykardien mit der Folge einer Myokardischämie unter Narkose führen. Haben Patienten Digitalis und
Diuretika eingenommen, so muß dem Serumkalium besondere Aufmerksamkeit geschenkt werden. Dauerbehandlung mit Saluretika kann zu
einer Kaliumverarmung des Organismus führen. Diese Patienten benötigen meist schon präoperativ Kalium. Erhalten sie dieses, z.B. per
os, so können sie momentan einen akzeptablen Serumkaliumwert haben. Aufgrund eines intrazellulären Defizits von 100 - 300 mmol wird
der Serumkaliumwert jedoch immer wieder bedrohlich abfallen, so lange, bis diese Defizite einigermaßen ausgeglichen sind. Bei der Kombination von Digitalisgabe und Hypokaliämie sind besonders häufig
Herzrhythmusstörungen zu erwarten. Herzkranke sollen nach Möglichkeit präoperativ einen Serumkaliumspiegel an der oberen Grenze der
Norm haben, da eine normale Narkose und Operation fast immer zur
Abnahme des Serumkaliums führt.

1.12.3   Die zwei Arten der Herzkrankheit

Wo liegen denn nun eigentlich die besonderen Belastungen für das
Herz unter Narkose und Operation? In der Regel sollte eine ausreichend tiefe Narkose keine Belastungen für das Herz bringen, gleicht
sie doch einem tiefen Schlaf mit herabgesetztem Stoffwechsel und
erniedrigtem $\dot{V}O_2$. Gefahren drohen in erster Linie von Blutdruck-
und Frequenzanstiegen mit entsprechenden Anstiegen des HZV bei
Einleitung und Ausleitung der Narkose und von der akuten Anämie,
die sowohl die O_2-Transportkapazität als auch die myokardiale Sauerstoffaufnahme des Herzkranken bedroht und dem Herzen Kompensa-
tionsmaßnahmen abverlangt. Druck- und Frequenzanstiege unter der
laufenden Narkose und Operation, Hypovolämie und Hypoxämie sind
ebenfalls ernste Bedrohungen für den Herzkranken, sollten aber
leichter zu verhindern sein.

Herzkranke lassen sich aufgrund klinischer Erfahrung vereinfachend
in zwei Gruppen einteilen, nämlich in die Gruppe mit überwiegender
muskulärer Insuffizienz oder eigentlicher Herzinsuffizienz (HI)
(vgl. Kap. 1.3.2), und in die Gruppe mit überwiegender koronarer
Insuffizienz (KHK) (vgl. Kap. 1.3.4). Patienten dieser beiden
Gruppen verhalten sich unter Narkose und Operation häufig sehr
unterschiedlich, und aus der unterschiedlichen Pathophysiologie ihrer
Krankheiten leiten sich auch unterschiedliche therapeutische Konzepte
ab.

Bei der HI ist die Kontraktilität des Herzens das eigentliche Problem.

Der hypertrophierte und dilatierte Ventrikel wirft bei hohem enddiastolischem Volumen ein sehr kleines Schlagvolumen aus (kleine Ejektionsfraktion), was trotz einer kompensatorischen Tachykardie in einem kleinen HZV mit entsprechend hoher $a\bar{v}DO_2$ resultiert. Die enddiastolischen Füllungsdrucke (LVEDP, RVEDP) sind hoch und müssen auch auf einer bestimmten Höhe bleiben, damit über diese vermehrte Faservorspannung wenigstens noch das verkleinerte Schlagvolumen ausgeworfen werden kann. Würde man die Füllungsdrucke zu stark reduzieren, so würde das Schlagvolumen völlig inakzeptabel. Das insuffiziente Herz braucht also 'seine' Füllungsdrucke, damit braucht der Organismus auch 'sein' häufig hohes Blutvolumen. Das insuffiziente Herz braucht auch 'seine' erhöhte Frequenz und 'seinen' erhöhten peripheren Widerstand, um einen akzeptablen MAP zu halten, und 'sein' ausreichend hohes Hb. Große Kompensationsmöglichkeiten sind nicht mehr vorhanden. Geringe Druckbelastungen ergeben rapide Zunahmen der Füllungsdrucke ohne Verbesserung des HZV. Der limitierende Faktor ist also die O_2-Transportkapazität (TcO_2), (immer in bezug zum aktuellen Sauerstoffverbrauch), und der beste Parameter zu seiner Überwachung ist die $a\bar{v}DO_2$, denn sie spiegelt das Verhältnis von TcO_2 und $\dot{V}O_2$ wieder. Der zweitwichtigste Parameter bei der Linksherzinsuffizienz ist der PCWP, denn er reagiert sehr sensibel bei geringen Veränderungen im Funktionszustand des Myokards. Kann man ihn nicht messen, da kein SWAN-GANZ-Katheter liegt, sollte man dem arteriellen PO_2 besondere Aufmerksamkeit schenken. Denn Erhöhungen von PCWP führen schnell zum interstitiellen, dann auch alveolären Lungenödem, das sich bei konstanter inspiratorischer Sauerstoffkonzentration relativ früh in einer Abnahme von PaO_2 ankündigt. Sinkt der PCWP wieder, so verschwindet das Ödem, der PaO_2 klettert wieder. Die Frage, die man sich bei der Narkose des Herzinsuffizienten unablässig stellen muß, lautet also:
Wie hoch ist das HZV und damit (unter Berücksichtigung von Hb und SO_2) die O_2-Transportkapazität und wie hoch ist der PCWP? Bei der Narkoseführung müssen negative Inotropie, Druckbelastung des Ventrikels, große Schwankungen des Blutvolumens und Anämie vermieden werden. Notmedikamente sind Dopamin und Lasix.

Bei der KHK (vgl. Kap. 1.3.4) sind Kontraktilität, HZV und Füllungsdrucke im Ruhezustand häufig normal, und Kompensationsmöglichkeiten über Vorlast und Erhöhung der Herzfrequenz sind durchaus vorhanden. Koronarpatienten können hohe HZV und hohe arterielle Drucke erzeugen. Hier ist der limitierende Faktor die Koronarreserve, also das Ausmaß der Koronardilatation zum Zweck der Steigerung des myokardialen Sauerstoffangebots bei Zunahme des myokardialen Sauerstoffverbrauchs ($M\dot{V}O_2$). Nach dem FICK'schen Prinzip ist:

$$\dot{MVO_2} = \frac{MBV \times a\bar{v}DO_{2kor}}{100}$$

Da die koronare $a\bar{v}DO_2$ normalerweise schon so hoch ist, daß sie kaum
noch gesteigert werden kann, bei Anämie (niedriges CaO_2) sogar
reduziert werden muß (vgl. Kap. 1.11.2), hängt alles vom Verhältnis
Myokarddurchblutung zu myokardialem Sauerstoffverbrauch ab. Ergibt
sich hier ein Mißverhältnis, so kommt es zur Myokardhypoxie mit ST-
Senkungen und Extrasystolen und dann schließlich auch zur Herzmuskelinsuffizienz. Die Narkoseführung muß also alles vermeiden, was den
myokardialen Sauerstoffverbrauch erhöht, und das sind in erster
Linie Zunahmen der Herzfrequenz und des systolischen Blutdrucks,
und weiterhin muß der Hb-Gehalt des Blutes so hoch sein, daß die
koronare $a\bar{v}DO_2$ nicht unter 12 Vol% eingeschränkt werden muß (vgl.
Kap. 1.11.2). Das Produkt aus Herzfrequenz und systolischem Blutdruck ist ein gutes Maß für den myokardialen Sauerstoffverbrauch,
und die Frage, die man sich bei der Narkose des Patienten
mit KHK unablässig stellen muß, lautet also: Wie hoch ist der myokardiale Sauerstoffverbrauch anhand von Herzfrequenz und systolischem
Blutdruck, und wie hoch ist CaO_2?

Ein empfindliches Zeichen für Myokardhypoxie sind frisch auftretende
ST-Senkungen im EKG. Die Beeinträchtigung der Inotropie bei KHK-
Patienten ist nicht gefährlich, häufig sogar erwünscht, um $\dot{MVO_2}$ zu
senken. Die Narkose muß also tief sein und soll Fentanyl und Inhalationsanästhetika in ausreichender Konzentration beinhalten. Notfall-
medikamente sind Nitroglycerin (vgl. Kap. 1.10.5), Nitroprussidnatrium (vgl. Kap. 1.10.4) und Propranolol bei Druck- und/oder
Frequenzanstieg.

1.12.4   Monitoring unter Narkoseeinleitung

Je schwerer die Herzkrankheit, um so intensiver muß das hämodynamische Monitoring sein, wobei die Größe des operativen Eingriffs erst
in zweiter Linie von Bedeutung ist. Blasenkatheter und Temperatur-
sonde sollen großzügig eingesetzt werden. Eine ausreichende Diurese
ohne Diuretikaeinwirkung spricht für ein gutes HZV, auch wenn
$a\bar{v}DO_2$ und PCWP nicht verfügbar sind. Bei schwer herzkranken
Patienten soll die direkte arterielle Druckmessung mit Lokalanästhesie
im Wachzustand vor Narkoseeinleitung installiert werden, da gerade
bei Narkoseeinleitung die hämodynamischen Veränderungen bedeutend
sein können. Auf den SWAN-GANZ-Katheter kann man eher bei KHK
als bei Herzinsuffizienz verzichten, besonders wichtig ist er aber

auch bei KHK-Patienten in der Aortenchirurgie. Auf häufige Bestimmungen der Blutgase, der $a\bar{v}DO_2$, des Serumkaliums und des Hb kann
nicht genug Wert gelegt werden.

Die Narkoseeinleitung umfaßt die Gabe eines Injektionsnarkotikums,
die Relaxation und die tracheale Intubation (vgl. Kap. 8.1). Blut-
druckabfälle nach Injektionsnarkotika können (OHM'sches Gesetz) Abfall des peripheren Widerstandes, des HZV oder beider Größen bedeuten. Hier kann außer bei schwerer Herzinsuffizienz relativ großzügig
das Blutvolumen erhöht werden. Als Injektionsnarkotika bei Herzinsuffizienz eignen sich Flunitrazepam (z.B. Rohypnol[R]) und Etomidat
(z.B. Hypnomidate[R]). Bei KHK sind Barbiturate ebenso geeignet
(vgl. Kap. 7.3). Hier müssen zusätzlich Analgetika wie Fentanyl oder
Inhalationsanästhetika vorgegeben werden, um Druck- und Frequenzanstiege zu verhindern.

Hypoxie und Hyperkapnie sollen vermieden werden. Die tracheale
Intubation löst durch Dehnung der Weichteile von Pharynx und
Larynx und durch sensible Reize der Kehlkopfschleimhaut eine starke
Sympathikusstimulation aus, die in der Regel durch die Einleitungs-
anästhetika (Barbiturate, Diazepam, Flunitrazepam) nicht blockiert
werden kann. Die Folge ist eine Zunahme der Herzfrequenz, des Blut-
drucks und des peripheren Widerstandes und zusätzlich auch beim
Gesunden eine Zunahme des PAP und des PCWP, die beim Herzkranken bis zu Myokardischämie und Lungenödem führen kann. Diese
Reaktionen sind besonders ausgeprägt bei unbehandelten Hypertoni-
kern. Die Narkose muß also bei der trachealen Intubation tief genug
sein. Fentanylgaben oder die Oberflächenanästhesie von Pharynx und
Larynx mit Lidocain können den sympathischen Reflex dämpfen.
Glücklicherweise ist die sympathische Reaktion auf tracheale Intubation meist flüchtig und nach spätestens 10 Minuten völlig abgeklun-
gen.

1.12.5   Besonderheiten der Durchführung der Narkose und
Narkoseausleitung

Unter Besonderheiten der Durchführung der Narkose sollen nur noch
Details erwähnt werden, nämlich der intraoperative Hb-Abfall, intraoperative Rhythmusstörungen und die hämodynamische Reaktion beim
Abklemmen der abdominalen Aorta. Eine akute Anämie unter 10 -
12 g% kann weder bei der muskulären Insuffizienz noch bei der KHK
akzeptiert werden. Während sie im ersten Fall die durch niedriges
HZV ohnehin schon beeinträchtigte O_2-Transportkapazität weiterhin
erniedrigt, gefährdet sie im Falle der mangelhaften Koronarreserve
das myokardiale Sauerstoffangebot. Rhythmusstörungen, die unter

Narkose und Operation erstmals auftreten, sind immer ein Alarm-
zeichen, nach dessen Ursache gesucht werden muß. Bradykardien
können bei Vagusreizung (Zug an den Eingeweiden) oder bei akutem
Hirndruck auftreten. Sie können einen akuten Myokardinfarkt anzeigen, eine Situation, wie sie immer wieder bei ausgebluteten Koro-
narsklerotikern eintritt. Bradykardie kann aber auch durch eine
Hyperkaliämie verursacht sein (zu schnelle intravenöse Gabe von
Kalium, Hämolyse, wiederholte Gaben von Succinylcholin, vgl.
Kap. 7.6). Rhythmusstörungen aller Art unter Narkose haben aber
als häufigste Ursache die Hypokaliämie. Weiterhin muß Hypoxie oder
eine akute Überdehnung der Vorhöfe oder Ventrikel bedacht werden.
Medikament der Wahl bei Extrasystolen ist Lidocain intravenös (vgl.
Kap. 1.6).

Beim Abklemmen der Bauchaorta (Aneurysmaresektion, aortofemoraler
Bypass) kommt es immer zu einer bedeutenden Zunahme des peripheren Gefäßwiderstandes. Damit geht eine Erhöhung des Blutdrucks und
eine Abnahme des HZV einher. Beim weitgehend Herzgesunden sinken
gleichzeitig, vermutlich durch Drosselung des venösen Rückstroms,
die Füllungsdrucke beider Ventrikel. Beim Patienten mit KHK dagegen
(und die periphere Arteriosklerose ist häufig mit einer Arteriosklerose
der Herzkranzgefäße vergesellschaftet), belastet die Druckarbeit
gegen den Aortenverschluß den linken Ventrikel so stark, daß eine
akute Myokardischämie auftreten kann. Diese wird kenntlich an ST-
Senkungen, ventrikulären Extrasystolen und einem Anstieg des PCWP.
Diese Situation ist ohne SWAN-GANZ-Katheter praktisch nicht zu
erkennen. Wird nicht schnell eingegriffen, so kommt es zum Lungenödem. Senkung der Nachlast mit NPN oder NGL ist die Methode der
Wahl.

Die Narkoseausleitung stellt eine mindestens ebenso starke, aber meist
länger dauernde sympathische Stimulation des Herzkreislaufsystems
dar wie die tracheale Intubation. Schmerz, Angst und Erregung beim
Erwachen, Hyperkapnie und Hypoxie nach Extubation und die zusätzliche Auskühlung resultieren in Tachykardie, Hypertonie, hohem HZV
und hohem $M\dot{V}O_2$. Naloxon, ein Morphinantagonist, der zur Aufhebung
der Atemdepression bei Opiatüberhang während Narkoseausleitung
angewendet werden kann, hat als Eigenwirkung gleiche Kreislaufeffek-
te zur Folge. Es soll daher bei Herzkrankheit nicht angewendet
werden. Besteht Hypothermie, Opiatüberhang und periphere Vasokonstriktion, so soll der gefährdete Patient lieber in Narkose ins Bett
umgelagert, nachbeatmet und erwärmt werden, wobei gleichzeitig eine
milde Vasodilatation und eine optimale Volumenkorrektur erreicht
werden können. Die Extubation im Aufwachraum zwei Stunden später
verläuft häufig reibungslos.

Schließlich soll anhand des FICK'schen Prinzips der verheerende Effekt des Kältezitterns dargelegt werden.

Tab. 13:   Sauerstofftransport unter dem Einfluß des Kältezitterns

	vorher	bei Kältezittern
VO_2	200 ml/min	400 ml/min
$H\bar{Z}V$	4 l/min	5 l/min
$a\bar{v}DO_2$	5 Vol%	8 Vol%
Hb	10 g%	10 g%
SaO_2	98 %	90 %
PaO_2	125 mmHg	55 mmHg
CaO_2	13,7 Vol%	12,4 Vol%
$C\bar{v}O_2$	8,7 Vol%	4,4 Vol%
$S\bar{v}O_2$	64 %	33 %
$P\bar{v}O_2$	34 mmHg	15 mmHg

Ein Patient mit muskulärer Herzinsuffizienz hatte vor Narkoseende bei einem Sauerstoffverbrauch von 200 ml/min und einem HZV von 4 l/min eine $a\bar{v}DO_2$ von 5 Vol%. Dies ergab bei einer Anämie von 10 g% und guter Oxygenierung eine gemischtvenöse Sättigung von 64 %, die gerade noch akzeptabel war. Durch Kältezittern verdoppelt sich der Sauerstoffverbrauch, das HZV konnte von dem insuffizienten Herzen nur noch geringfügig gesteigert werden, so daß eine $a\bar{v}DO_2$ von 8 Vol% resultierte. Da der Patient bei Luftatmung auch noch hypoxisch war, resultiert eine venöse Sättigung von 33 %, die in Kürze zum kardiogen-hypoxischen Schock führen würde. Bei Kältezittern müssen umgehend Sedativa und kleine Dosen Pethidin (z.B. Dolantin[R]) gegeben werden. Für ausreichende Oxygenierung (O_2-Maske) ist zu sorgen. Kältezittern, Hypoxämie, Anämie und Hypertonie in der postoperativen Phase können den Erfolg einer kunstvoll durchgeführten Narkose und Operation beim Herzkranken rasch und unwiderruflich zunichte machen.

ATMUNG UND BEATMUNG

2.1 Anatomie und pathologische Anatomie des Respirationstrakts (H. HASSELBRING)

2.1.1 Anatomie der Atmungsorgane

Zu den Atmungsorganen zählen Nasenhöhlen, Rachen, Kehlkopf, Luftröhre, Bronchien, Bronchiolen und Alveolen. Die Mundhöhle wird anatomisch zum Verdauungstrakt gezählt, kann jedoch funktionell ebenso
den Atmungsorganen zugeordnet werden. Der Gasaustausch vollzieht
sich in den Alveolen der Lunge, die eine Oberfläche von ca. 100 m²
haben.

2.1.1.1 Die Nasenhöhle

Die äußere Nase besteht aus Knochen, Knorpel und Haut. Die knöcherne Grundlage der äußeren Nase bilden die beiden Nasenbeine, an
welche sich verschiedene Knorpel anfügen. Den Eingang zur Nasenhöhle bilden die beiden Nasenlöcher. Der Ausgang in den Rachenraum
wird von den Choanen gebildet. Die Öffnung der Nasenlöcher liegt
beim Menschen in einer annähernd horizontalen Ebene. Biegt man die
Nasenlöcher hoch, dann läßt sich z.B. ein Magenschlauch oder Tubus
entlang dem sogenannten unteren Nasengang in den Nasenrachenraum
einführen (d.h. nicht nach oben, sondern nach hinten). Der knöcherne Boden der Nasenhöhle hat vorn die engste Stelle, wird nach
hinten breiter und verschmälert sich gegen die Choanen hin wieder.
Die Schleimhaut der Nasenscheidewand ist reichlich vaskularisiert
(Blutungsgefahr bei Intubationsversuchen) und liegt der knöchernen
Unterlage dicht auf. Die Schleimhaut der Nasenhöhle weist ein mehrreihiges Flimmerepithel mit vielen Becherzellen auf, dessen Flimmerstrom rachenwärts gerichtet ist. An den Nasenmuscheln und an
den Ausführungsgängen der Nasennebenhöhlen befindet sich cavernö-
ses Gewebe, die Schwellkörper (Schnupfen) (Abb. 52).

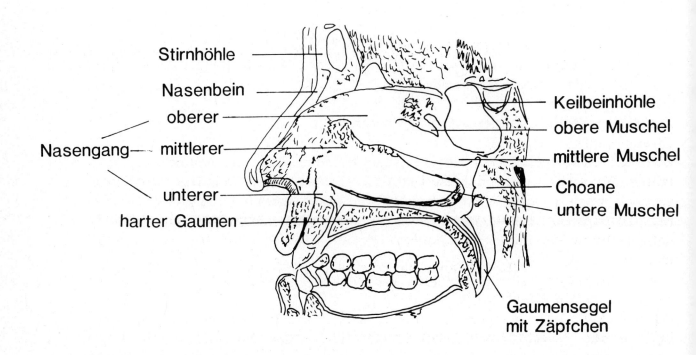

Abb. 52:   Sagittalschnitt durch den Nasen-Rachenraum

2.1.1.2   Mundhöhle und Rachen

Die Mundhöhle wird seitlich begrenzt von den Alveolarfortsätzen des Ober- und Unterkiefers, vorne durch die Zähne. Das Dach wird gebildet durch den harten (= knöchernen) und weichen Gaumen. Der hinten liegende weiche Anteil des Gaumens macht etwa 1/3 aus und trennt die Mundhöhle von der oberen Etage des Pharynx (Rachenraum). In der Mitte bildet der weiche Gaumen das Zäpfchen (Uvula). Beim Schluckakt bewegt sich der weiche Gaumen nach oben und schließt den mittleren Abschnitt des Pharynx gegen den oberen ab. Den Boden der Mundhöhle bildet die in ihrer Größe sehr variable Zunge, bestehend aus quergestreifter Muskulatur. Die Tonsillen befinden sich beiderseits zwischen den beiden Gaumenbögen. Die orotracheale Intubation kann durch große Mandeln im Kindesalter beträchtlich erschwert sein. Hinter der Mund- und Nasenhöhle befindet sich als gemeinsamer Vorraum für die Trachea und den Ösophagus der Rachenraum (Pharynx), ein von Schleimhaut ausgekleideter Muskelschlauch. Er reicht von der Schädelbasis bis zum Beginn der Speiseröhre und liegt unmittelbar vor den Halswirbeln. Im Mesopharynx, dem mittleren Teil des Pharynx, kreuzen sich der Luft- und Speiseweg, so daß er ein besonderes Gefahrengebiet für den Anästhesisten darstellt. Die Schleimhaut im Bereich der Rachenhinterwand liegt der knöchernen Unterlage der Halswirbelkörper direkt auf, so daß bei Einführung des Laryngoskops leicht Verletzungen entstehen können (Abb. 53).

2.1.1.3   Der Kehlkopf (Larynx)

Der Larynx (Abb. 53-55) ist aus mehreren Knorpeln aufgebaut, die durch Bänder beweglich miteinander verbunden sind und in ihrer Lage zueinander und zu benachbarten Organen durch eine Reihe von Muskeln verändert werden können. In Form und topographischer Lage sind deutliche individuelle und altersabhängige Unterschiede zu erkennen. Die Länge des Kehlkopfes beträgt beim Erwachsenen ca. 7 cm, die Breite 4 cm. Zu beiden Seiten des Kehlkopfes verlaufen wichtige Gefäße und Nerven, wie z.B. Arteria carotis, Vena jugularis, Nervus phrenicus und Nervus vagus. Zu beiden Seiten des Kehlkopfes liegen die beiden Seitenlappen der Schilddrüse. Der Abstand zwischen Ringknorpel und Incisura jugularis des Sternums (Drosselgrube) beträgt etwa zwei Querfinger, so daß hier ein genügend großer Zugang für eine Tracheotomie gegeben ist (vgl. Kap. 2.8). Das Skelett des Kehlkopfes besteht aus mehreren Knorpeln, von denen der Schild- und Ringknorpel (Cartilago thyreoidea und Cartilago cricoidea), die beiden Stellknorpel (Cartilagines arytaenoideae)

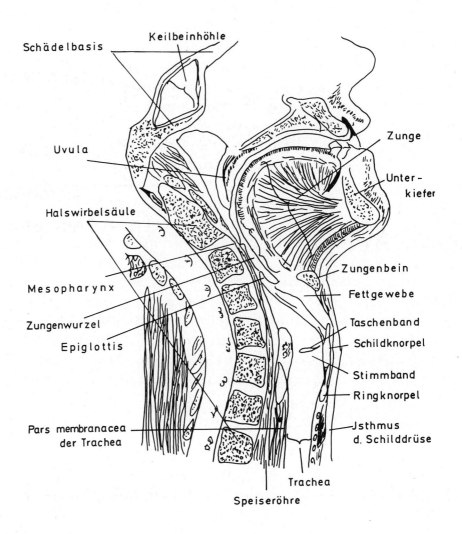

Schädelbasis   Keilbeinhöhle

Uvula

Halswirbelsäule

Mesopharynx

Zungenwurzel

Epiglottis

Pars membranacea
der Trachea

Speiseröhre

Zunge

Unter-
kiefer

Zungenbein

Fettgewebe

Taschenband

Schildknorpel

Stimmband

Ringknorpel

Jsthmus
d. Schilddrüse

Trachea

Abb. 53: Sagittalschnitt durch den unteren Kopf- und den Halsbereich

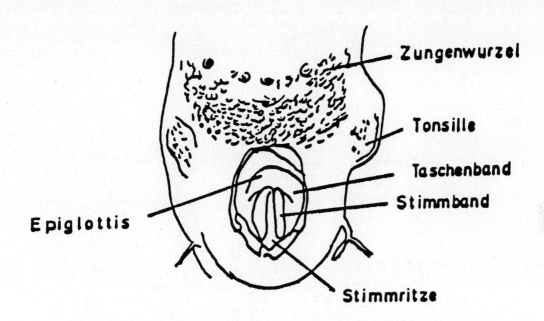

Abb. 54:   Aufsicht auf Zungengrund und Kehlkopfeingang

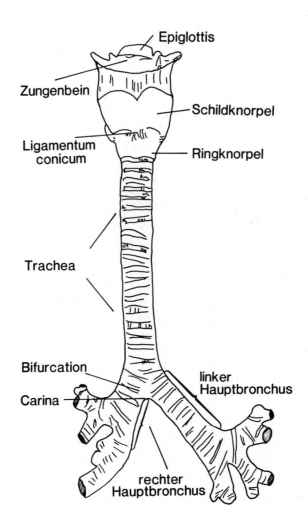

Abb. 55:   Kehlkopf, Trachea und große Bronchien

und der Kehldeckel (Epiglottis) erwähnt werden sollen. Der Schleim-
hautschlauch in der Luftröhre verengt sich innerhalb des Ringknorpels und bildet mit den beiden Stimmbändern die dazwischen gelegene
spaltförmige Stimmritze (Abb. 52). Die Stimmbänder öffnen und
schließen sich durch Veränderungen der Ring- und Stellknorpelver-
bindungen, so daß die Stimmritze eine unterschiedliche Weite haben
kann. Die Länge der Stimmritze (Glottis) beträgt beim Mann 2 - 2,5
cm. Die Glottis ist die engste Stelle der oberen Luftwege im Erwach-
senenalter, während bei Kindern bis zu etwa 8 Jahren der Raum
unterhalb der Stimmritze am engsten gefunden wird. So kann im
Kindesalter unter Umständen ein Tubus die Stimmritze passieren,
kann aber für das Lumen des Ringknorpels zu dick sein.

Die Entfernung von der Zahnreihe bis zur Stimmritze schwankt beim Erwachsenen zwischen 11 und 14 cm. Sie beträgt bei Kindern bis zu 8 Jahren ca. 10 cm und bei Kindern bis zu 2 Jahren ca. 9 cm. Der Abstand von der Glottis bis zur Bifurkation beträgt beim Erwachsenen 10 bis 13 cm, bei Kindern bis zu 8 Jahren 6 cm und bei Kindern bis zu 2 Jahren 3,5 cm. In Ruhe ist die Epiglottis fast senkrecht aufgerichtet mit ihrem oberen Ende der Zunge genähert. Bei Neugeborenen und Säuglingen steht sie so hoch, daß sie sich an die Uvula anlegt (wichtig bei der Intubation von Kleinkindern). Große Strumen oder andere Tumoren im Halsbereich, vor allem bei einseitiger Ausbildung, verändern die symmetrische Einstellung des Kehlkopfes. Seine Lage kann durch Betasten des Adamsapfels (= vordere Kante des Schildknorpels) festgestellt werden. Der wichtigste Nerv für den Kehlkopf ist der Nervus recurrens, der die inneren Kehlkopfmuskeln innerviert (bei der Extubation nach einer Strumaresektion prüft der Anästhesist die Funktion der Stimmbänder, um die Beschädigung eines oder beider Recurrens-Nerven auszuschließen).

2.1.1.4   Die Luftröhre (Trachea)

Die Luftröhre (Abb. 55) beginnt unterhalb des Ringknorpels und endet mit ihrer Verzweigung in den beiden Hauptbronchien an der Bifurkation. Die Bronchien sind die Verzweigungen der Trachea und ihre Hauptstämme ein verkleinertes Abbild der Luftröhre. Durch den Einbau von etwa 16 - 20 hufeisenförmigen Knorpelspangen in die Wand der vorderen und seitlichen Abschnitte wird das Lumen der Luftröhre für die Luftzufuhr unter allen Umständen offen gehalten. Hinten werden die Knorpelspangen durch die Pars membranacea ergänzt (Abb. 53). Die Schleimhaut ist durch ein mehrreihiges Flimmerepithel charakterisiert. Der Flimmerstrom ist in Richtung Kehlkopf und Mundhöhle gerichtet. Beim Schlucken wird der Kehlkopf nach oben gezogen und mit ihm die an ihm befestigte Luftröhre. Bei tiefer Inspiration steigt das Zwerchfell hinab, während die Lungen gedehnt werden. In beiden Fällen wird also die Luftröhre in ihrer Längselastizität beansprucht. Die Länge der Luftröhre ist abhängig von der Körpergröße und vom Geschlecht und beträgt im Durchschnitt ca. 9 - 15 cm. In Höhe des 4. Brustwirbels etwa teilt sich die Trachea (Bifurkation) in die zwei Haupt- oder Stammbronchien. An der Bifurkation springt im Winkel zwischen den beiden Hauptbronchien der Trachealsporn, die Carina, von unten her in das Lumen der Trachea vor. Der Abstand von der oberen Zahnreihe bis zur Carina beträgt bei dorsal flektiertem Kopf in Rückenlage beim Erwachsenen durchschnittlich 25 cm.

2.1.1.5   Der Bronchialbaum

Der Bau der Bronchien (Abb. 55) gleicht dem der Trachea weitgehend. Der rechte Hauptbronchus steigt steiler nach abwärts, er ist
weiter und erscheint kürzer, weil er alsbald den Ast in den rechten
Oberlappen abgibt. Der linke Hauptbronchus wird vom Aortenbogen
überquert und ist länger als der rechte. Die verschiedene topo-
graphische Lage der beiden Stammbronchien ist von großer Bedeutung
beim blinden oder gezielten Absaugen von Sekret, bei der Bronchoskopie, bei der Blockierung einzelner Lungenabschnitte und bei
versehentlich zu tiefer Intubation. Wird ein Tubus zu tief eingeführt,
so gerät er fast immer in den rechten Hauptbronchus, da dieser
nahezu die Richtung der Trachea fortsetzt. Damit wird die linke
Lunge nicht belüftet und liefert einen hohen intrapulmonalen Shunt
(vgl. Kap. 2.3.1.3) mit beträchtlicher arterieller Hypoxämie.
Außerdem kann es bei längerer Fehllage des Tubus im rechten Hauptbronchus zu einer Sekretstauung im Bronchialsystem der linken Lunge
und Teilatelektasen (s.u.) kommen.

2.1.1.6   Die Lunge

Die Lunge ist paarig angelegt. Die beiden Lungenflügel füllen beiderseits vom Mediastinum her die Pleurahöhle bis auf einen kapillären
Spaltraum vollkommen aus. Sie sind überall, auch in den Spalten
zwischen den einzelnen Lungenlappen, von der Pleura bedeckt. In
dem Spaltraum zwischen Pleura und Lunge herrscht ein Unterdruck,
der die Lunge auch in der Ausatemphase nicht kollabieren läßt. Gerät
Luft in diesen Zwischenraum (Verletzung, Platzen einer Emphysem-
blase), so wird der Unterdruck aufgehoben und die Lunge schnurrt
aufgrund ihrer Eigenelastizität zusammen (Pneumothorax). Im Hilus,
der Lungenwurzel, verlaufen Bronchien, Blut- und Lymphgefäße sowie
Nerven. Jeder Lungenflügel besteht aus mehreren Lappen, die voneinander durch tiefe, bis fast zum Hilus reichende Spalten getrennt
werden. Die linke Lunge, die in ihrem Gesamtvolumen etwas kleiner
ist als die rechte, hat zwei Lappen, nämlich einen Ober- und Unterlappen. Der tiefste Punkt des linken Oberlappens bildet einen zun-
genförmigen Fortsatz, die Lingula. Die rechte Lunge hat drei Lappen.
Der Unterlappen entspricht demjenigen der linken Lunge. Der Oberlappen erscheint unterteilt, als wäre aus ihm ein Keil herausge-
schnitten, der Mittellappen. Die Lunge wird noch weiter in Segmente
unterteilt, die jeweils einen eigenen Bronchus und einen eigenen Ge-
fäßbaum haben. Dies ermöglicht eine exakte Lokalisation und gezielte
Resektion intrapulmonaler Krankheitsprozesse. Die Farbe der Lungen

ist in der Jugend blaßrosa. Mit zunehmendem Alter treten dunkelblaue bis schwarze Flecken und Streifen auf, auch in Abhängigkeit von den Lebensgewohnheiten eines Individuums, ob z.B. viel Staub und Ruß eingeatmet wurde oder nicht. Die Lunge besitzt ein doppeltes Gefäß-system, nämlich die Pulmonalgefäße (funktioneller Lungenkreislauf) und die Bronchialgefäße (nutritiver Lungenkreislauf). Die letzten Bronchiolen des Bronchialbaumes heißen Bronchioli alveolares. Diese verzweigen sich noch mehrmals und enden blind als sogenannte Alveo-larsäckchen. In den Alveolen findet der Gasaustausch statt. Die kapillaren Endverzweigungen der Arteria pulmonalis berühren unmit-telbar die lufthaltigen Alveolen. Eine Lunge ist umso leistungsfähiger, je zahlreicher die funktionstüchtigen Alveolen, je dichter das sie umgebende Kapillarnetz und je dünner die Membran ist, die sich zwischen Blut und Luft befindet.

2.1.1.7   Das Zwerchfell

Das Zwerchfell trennt als aktiv und passiv bewegliche Platte die Brust- von der Bauchhöhle und besteht aus einem Muskel mit zen-traler Sehnenplatte und Faszien. Es wird beiderseits vom N. phreni-cus innerviert, der im Halsmark (C_4) entspringt. Der vom Bauchraum auf das Zwerchfell ausgeübte Druck ist sehr wesentlich von der Kör-perlage abhängig. So wird in Rückenlage besonders bei über-gewichtigen Menschen das Zwerchfell durch die Baucheingeweide kopf-wärts gedrängt.

2.1.2   Pathologische Anatomie der Lunge

Normale Alveolen enthalten Luft. Bei pathologischen Veränderungen können die Alveolen entweder luftleer sein, in diesem Fall spricht man von Atelektasen, oder sie enthalten mehr Luft als im Normalfall, dann spricht man von einem Emphysem. Außerdem können bei krankhaften Veränderungen auch herdförmig oder generalisiert Serum, Blut und Eiter in den Alveolen vorkommen und die Funktion derselben beein-trächtigen.

2.1.2.1   Atelektase

Unter Atelektase versteht man einen Zustand, bei dem die Alveolen luftleer und kollabiert sind. Beim Neugeborenen sind beide Lungen vollkommen atelektatisch und werden erst mit dem ersten Atemzug gebläht (physiologische Atelektase). Pathologische Atelektasen können durch Kompression von außen, z.B. durch Tumoren, Pneumotho-rax, Pleuraexsudate und Hämatothorax entstehen. Atelektasen durch

Verschluß eines Bronchus können natürlich durch einen Tumor entstehen, der um den Bronchus herumwächst und ihn einengt. Der Verschluß des Bronchus führt zu einer Resorption der Luft in den Alveolen des zugehörigen Versorgungsgebietes. Somit kommt es zur Atelektase. Atelektasen können auch durch Verschluß des zuführenden Bronchus durch Fremdkörper entstehen. Diese Atelektasen treten häufig rechts auf, da die Fremdkörper bei der Aspiration leichter in den steiler absteigenden rechten Hauptbronchus gelangen. Atelektasen, besonders häufig sogenannte Mikroatelektasen, können auch durch mangelhafte Ventilation entstehen. Diese Atelektasen treten vor allem bei bettlägerigen Patienten auf, zumal wenn diese, durch Fettleibigkeit oder geblähtes Abdomen bedingt, einen Zwerchfellhochstand haben und eine verringerte funktionelle Residualkapazität (FRC) vorliegt (vgl. Kap. 2.4). Beim Vorliegen von Atelektasen ist die Infektionsgefahr erhöht, da das gestaute Bronchialsekret nicht abgehustet werden kann und einen idealen Nährboden für Bakterien bildet. Bei über längere Zeit bestehenden Atelektasen geht Alveolargewebe zugrunde, und es kann zur Induration der betreffenden Abschnitte kommen. Atelektatische Alveolen, die weiterhin durchblutet werden, liefern intrapulmonalen venoarteriellen Rechts-Links-Shunt und führen zur Hypoxämie (vgl. Kap. 2.3.1.3).

2.1.2.2   Lungenemphysem

Unter Lungenemphysem versteht man eine irreparable Weitung der Alveolarräume durch degenerativen Umbau des respiratorischen Gewebes mit Schwund der Alveolarwände und Alveolarsepten. Die Anzahl der Alveolen nimmt also ab, während die Größe der aus mehreren Alveolen entstehenden großen Alveolen von ca. 140 μ auf 1 - 2 mm Durchmesser zunimmt. Man unterscheidet das Altersemphysem (nur geringfügig eingeschränkte Lungenfunktion) von dem chronisch obstruktiven Emphysem, welches auch im jüngeren Alter auftreten kann und zu erheblichen Störungen der Lungenfunktion führt. Letzteres kann als Folgezustand entzündlicher Gewebsveränderung, bedingt z.B. durch chronische Bronchitis und Asthma bronchiale, entstehen. Im Endstadium eines chronisch obstruktiven Emphysems kann es zur Ausbildung eines chronischen Cor pulmonale kommen, welches häufig in das Rechtsherzversagen mündet. Der Pathomechanismus hierfür ist durch die ständig überblähten Alveolen gegeben, die einen Druck auf die sie umgebenden Kapillaren ausüben. Hierdurch kommt es allmählich zu einer Verödung vieler Kapillaren, d.h. die Anzahl der Lungenkapillaren nimmt ab, und der Blutstrom muß vom rechten Herzen durch ein erheblich reduziertes Kapillarbett und damit gegen einen erhöhten

Widerstand gepreßt werden. Der erhöhte pulmonal-arterielle Druck
fordert vom rechten Herzen mehr Arbeit, es hypertrophiert (Cor pulmonale, vgl. Kap. 1.3.3).

2.1.2.3   Lungenödem

Zum Lungenödem kommt es z.B. bei Dekompensation des linken Ventrikels, etwa nach Herzinfarkt. Das linke Herz ist dann nicht mehr in
der Lage, genügend Blut auszuwerfen, also kommt es zu einem Blut-
stau vor der linken Kammer. Es entsteht die Stauungslunge mit vermehrter Füllung der Kapillaren und Plasmaaustritt durch die gestauten
Kapillaren in die Alveolen. Die Alveolen werden sozusagen 'unter
Wasser gesetzt' (hämodynamisches Lungenödem). Außerdem kann es
durch toxische Schädigung zum Lungenödem kommen, und zwar
durch die erhöhte Permeabilität der Gefäßwände ('kapilläres Leck').
Dies kann bei septischen Erkrankungen oder nach Inhalation von toxischen Dämpfen vorkommen.

2.1.2.4   Pneumonie

Bei der Pneumonie kommt es zur entzündlichen Verdichtung mehr oder
weniger ausgedehnter Lungenbezirke. Je nach der Ausbreitung unterteilt man in Lobärpneumonien (auf Lungenlappen beschränkt) und
Bronchopneumonien. Seit einigen Jahren trifft man häufiger Bronchopneumonien als Lobärpneumonien an. Bei der Bronchopneumonie
stehen die Entzündungsherde in Beziehung zu den Endigungen des
Bronchialsystems. Kleinste Herdchen, etwa von der Größe eines
Stecknadelkopfes, fließen zu größeren Herden zusammen. Dazwischen
liegt normales Lungengewebe. Meistens sind diese Herde über mehrere
Lappen oder über beide Lungen verteilt. Die entzündeten Alveolen
sind mit Leukozyten, Alveolarepithelien und seröser Flüssigkeit ausge-
füllt. Nach Aspiration von Mageninhalt, Blut oder Fremdkörpern
kommt es fast immer zur Ausbildung einer Aspirationspneumonie.
Durch die Anatomie bedingt, ist der Lokalisationsort meist der rechte
Unterlappen. Ist der Aspirationsinhalt sauer (z.B. Magensaft, pH
unter 2), so beträgt die Letalität der Aspirationspneumonie etwa 60 %.
Bei Aspiration von weniger saurem Material ist die Letalität sehr viel
geringer.

2.1.2.5   Lungenembolie

Durch einen losgelösten Thrombus, der in der Regel aus einer tiefen
Bein- oder Beckenvene kommt, wird ein Teil der Lungenstrombahn
verstopft. Dies erfordert vom rechten Ventrikel eine akut erhöhte

Druckarbeit. Wird eine Lungenarterie durch einen Embolus verschlossen, so ist dieses Gebiet zumindest zunächst noch belüftet, aber nicht mehr durchblutet und stellt alveolären Totraum dar (s.u.). Klinische Symptome sind akut einsetzende Atemnot, evtl. Zyanose, Tachykardie und Todesangst. Gelegentlich kommt es zum Bild des hämorrhagischen Lungeninfarkts nach Lungenembolie, d.h. das Gebiet, das von der verschlossenen Lungenarterie versorgt wird, füllt sich mit Blut. Der Lungeninfarkt verläuft immer keilförmig mit der breiten Basis zur Pleura hin, entsprechend dem Versorgungsgebiet der Arterie. Entsprechend stellt sich der Lungeninfarkt im Röntgenbild dar.

2.1.2.6   Asthma bronchiale

Das Asthma bronchiale ist eine allergische Erkrankung, bei der anfallsweise eine Kontraktion der glatten Muskulatur der kleinen Bronchien, deren Verengung und eine Behinderung der Exspiration auftreten. Dazu kommt ein Ödem der Schleimhaut und eine vermehrte Sekretion von zähem Schleim. Die Verschlüsse der Bronchiolen kann man sich ventilartig vorstellen: Bei der Inspiration kommt es zu einem Eintritt von Luft in das Alveolargebiet, die Exspiration ist dagegen durch den 'Ventilschluß' (die verengte Bronchiole) erschwert. Es kommt zu einer akuten Weitung der Alveolen. Das Residualvolumen der Lunge und die FRC sind erheblich vergrößert, die respiratorische Mittellage ist zur Inspiration hin verschoben, und die Einsekunden-Kapazität (maximales Ausatemvolumen in 1 sec = TIFFENEAU Test, s.u.) ist stark erniedrigt. Die Atemhilfsmuskulatur wird bei der Exspiration kräftig mitbenutzt (normalerweise erfolgt die Ausatmung aufgrund der Eigenelastizität des Lungengewebes passiv), der Kranke sitzt aufrecht im Bett. Der im Bronchialsystem befindliche zähe Schleim führt zu lauten, pfeifenden und giemenden Geräuschen, die schon aus größerer Entfernung deutlich zu hören sind. Der zähe, glasige Schleim kann nur unter großer Anstrengung ausgeworfen werden. Bei einer Häufung von Asthmaanfällen über lange Zeit kann ein chronisch obstruktives Lungenemphysem (s.o.) die Folge sein. Dann treten zu den schweren Symptomen der akuten Anfälle noch die einer chronischen Bronchitis, einer Belastungsdyspnoe und eines Cor pulmonale hinzu.

2.1.2.7   Lungentumoren

Die häufigsten Tumoren des Bronchialsystems sind Karzinome. Sie gehen vom Epithel des Bronchialbaumes aus und entwickeln sich meist im Bereich der Abgangsstellen der Segmentbronchien. Bei den in Hilusnähe entstehenden Karzinomen kommt es bei endobronchialem

Wachstum zum Syndrom der Bronchusstenose mit nachfolgender Atelektase des zugehörigen Lungensegments. Charakteristisch für das
Bronchialkarzinom ist seine je nach dem Reifungsgrad des Tumors oft
sehr frühzeitige und ausgedehnte Metastasenbildung. Auf dem Lymph-
weg kommt es zu ausgedehnten Metastasen in den bronchialen, media-
stinalen, retroperitonealen und zervikalen Lymphknoten. Hämatogene
Metastasen finden sich vornehmlich in der Leber, im Knochenmark, in
den Nieren und Nebennieren und im Gehirn. Klinisch ist das Bronchialkarzinom meist schwierig zu diagnostizieren, da die Frühzeichen
völlig uncharakteristisch sind. Meist tritt zuerst ein Reizhusten mit
spärlichem Auswurf auf. Dieser kann lange bestehen, ehe weitere
Symptome wie Gewichtsverlust, Blutbeimengung zum Sputum oder ein
allgemeines Krankheitsgefühl den Kranken zum Arzt führen. Auch
dann ist die Diagnose oft noch schwierig zu stellen, und oft wird der
Kranke erst länger wegen chronischer Bronchitis behandelt. Die Diagnose wird schließlich durch Röntgenaufnahmen und Bronchoskopie
mit Probebiopsie gestellt. Die einzig erfolgversprechende Behandlung
des Bronchialkarzinoms ist die Operation im Frühstadium, wobei bei
umschriebenen Herden eine Lobektomie (Entfernung eines Lungenlap-
pens) oder sogar eine Pneumonektomie durchgeführt werden muß
(Entfernung eines ganzen Lungenflügels). Bei inoperablen Bronchial-
karzinomen versucht man, die Symptome durch Bestrahlung und Che-
motherapie zu lindern. Häufig kommen auch Metastasen anderer Or-
gankarzinome in der Lunge vor. Durch hämatogene Verschleppung
kommt es zur Ansiedlung von Karzinomzellen in der Lunge. Diese Metastasen treten meist in Form typischer Rundherde in beiden Lungen
auf.

2.1.2.8   Schocklunge

Die typische Entwicklung einer Schocklunge ist folgende: Initialer
Kreislaufschock, meist verbunden mit ausgedehnter Gewebstraumati-
sierung, kurzes symptomfreies Intervall von 1 - 2 Tagen, dann Ateminsuffizienz, die eine künstliche Beatmung erforderlich macht. Als
Ursache der pulmonalen Veränderung nach Schock wird eine intravasale Gerinnung mit Mikroembolien in den Lungenkapillaren angenommen. Eine Verbrauchskoagulopathie läßt sich klinisch meist auch nachweisen. Die pathologisch-anatomischen Befunde dieser schweren pulmonalen Krankheit sind sehr charakteristisch, oft geradezu eintönig:
Bei der Obduktion sind die Lungen schwer und fest, sie kollabieren
bei Eröffnung des Thorax nicht. Die Oberfläche ist charakteristisch
düsterrot gefleckt. Beim Schnitt durch das Parenchym fällt auf, daß
kaum lufthaltige Bezirke gefunden werden. Das Gewebe ist leberähn-
lich, wenig Flüssigkeit fließt ab. Das histologische Bild ist ebenso

typisch: Freie, lufthaltige Alveolarbezirke sind weitgehend verschwunden. Bei dem extremen Schwund an funktionsfähigem Lungengewebe wird klar, daß diese Patienten nur unter der Respirator-Beatmung so lange am Leben gehalten werden konnten. Die Veränderungen liegen im wesentlichen im Interstitium, nicht in der Alveole. Das Interstitium kann bis auf das Zehnfache der Norm verbreitert sein. Diese Verbreiterung wird im Frühstadium durch ein interstitielles Ödem verursacht. Bei längerer Überlebenszeit kann es zur sogenannten 'mesenchymalen Proliferation', d.h. zur Fibrosierung (= Faserbildung) kommen. Auffällig ist auch im Frühstadium eine Dilatation der interstitiellen Lymphbahnen, ein deutliches perivaskuläres Ödem und eine massive Blutstauung. Charakteristisch sind weiter zahlreiche Mikrothromben, hauptsächlich in den kleineren Gefäßen des Lungenparenchyms. Sie sind Beweis einer disseminierten intravasalen Gerinnung. Diese Mikrothromben werden auch in anderen Organen, z.B. in den Nieren beobachtet. Sie werden jedoch in der pulmonalen Strombahn, also im Niederdrucksystem, besonders zahlreich gefunden. Neben der pulmonalen Mikrothrombosierung findet man häufig hyaline Membranen, die ebenfalls zum typischen Bild gehören. Bronchopneumonische Bezirke müssen dagegen wohl als Begleitbefund aufgefaßt werden.

Das terminale Stadium wird gelegentlich als 'Beatmungslunge' bezeichnet. Tatsächlich gibt es aber für einen kausalen Zusammenhang zwischen künstlicher Beatmung und diesen beobachteten Veränderungen keinen Beweis. Im Gegenteil, es können derartige Veränderungen an vielen Patienten, die nach langdauernder künstlicher Beatmung an einer nichtpulmonalen Todesursache sterben, nicht gefunden werden. Wir halten die Bezeichnung 'Beatmungslunge' deshalb nicht für angebracht, da nicht die Beatmung Ursache der schweren Lungenveränderungen ist. Den aus dem anglo-amerikanischen Schrifttum übernommenen Ausdruck 'akute respiratorische Insuffizienz' halten wir derzeit für angemessen.

2.2   Physiologie der Atmung (U. JENSEN)

2.2.1   Grundlagen

2.2.1.1   Definitionen und Maßeinheiten

a) Volumen: In der Atemphysiologie spielen Blutvolumina und Gasvolumina eine entscheidende Rolle. Die Volumeneinheit ist das Kubik-
   meter (m^3). Ein Kubikzentimeter (cm^3) ist ein Millionstel Kubik-
   meter. Das häufig verwendete Liter entspricht etwa 1 000 cm^3. Es
   ist als Maßeinheit strenggenommen nicht gültig. Während die Volumenveränderungen von Flüssigkeiten mit der Temperatur minimal
   sind, werden die Volumina von Gasen durch Änderungen der Temperatur und des Drucks beträchtlich verändert. Temperatur und
   Druck und ebenso die Anwesenheit oder das Fehlen von Wasserdampf müssen daher bei der Angabe von Gasvolumina berücksichtigt werden.

b) Fluß: Unter Flußrate versteht man das Volumen einer Flüssigkeit
   oder eines Gases, das in einer bestimmten Zeit verschoben wird.
   Im Falle von Flüssigkeiten (z.B. Herzminutenvolumen) ist die Maßeinheit Liter pro Minute (l/min) oder, exakt, Kubikzentimeter pro
   Minute (cm^3/min). Für Gasflüsse gelten die gleichen Maßeinheiten,
   außer daß man üblicherweise Liter pro Sekunde (l/sec) benützt,
   wenn man die hohen Gasflußraten während Exspiration und Inspiration beschreibt.

c) Konzentration: Konzentration bedeutet Stoffmenge pro Volumen.
   Beispiel: Befinden sich 3,5 mg einer Substanz in 100 ml Wasser,
   ist die Konzentration dieses Stoffes 3,5 mg%. Da die Stoffmenge
   der Atemgase meist in Volumeneinheiten angegeben wird, ist die
   Benennung der Konzentration hier 'Volumen pro Volumen' und damit formal ohne Dimension. Beispiel: 3,5 % in der Exspirationsluft
   bedeutet 3,5 cm^3 in 100 cm^3 Gasgemisch. Besonders zu beachten
   ist, daß zwischen Konzentrationsangaben für Gase in der Blutphase
   und in der Gasphase ein grundsätzlicher Unterschied besteht. In
   der Blutphase ist die Konzentration als Stoffmenge Gas pro Volumen Blut angegeben. Einheit: cm^3 Gas pro cm^3 Blut oder cm^3 Gas
   pro 100 cm^3 Blut (Vol%). Beispiel: Eine Konzentration von 0,7 Vol%
   Isofluran im Blut besagt, daß sich 0,7 cm^3 Isofluran in 100 cm^3
   Blut befinden.

Ab 01.01.1978 sollten in der BRD in Klinik und Praxis nur noch die SI-Einheiten (Systeme International d'Unites) benützt werden. Danach wäre vorgeschrieben, daß bei allen Substanzen, deren Molekulargewicht bekannt ist (außer Hämoglobin), die Konzentration in mol pro Liter oder in millimol pro Liter (mmol/l) angegeben wird. Das Molvolumen für CO_2 ist 22,26 l, für O_2 ist es 22,4 l, d.h., 1 mol CO_2 = 22,26 l CO_2 und 1 mol O_2 = 22,4 l O_2. 1 mmol CO_2 ist demnach gleich 22,26 cm³ und 1 mmol O_2 ist gleich 22,4 cm³. In der Gasphase bedeutet die <u>fraktionelle Konzentration F</u> den Volumenanteil eines bestimmten Gases am Volumen eines Gasgemisches im trockenen Zustand. Beispiel: FO_2 = 0,5 oder 50 % sagt aus, daß Sauerstoff die Hälfte des Volumens eines trockenen Gases ausmacht. Als Formel dargestellt für ein Gas x : F_x = Volumen des Gases x/Volumen des Gasgemisches. F ist daher eine Verhältniszahl, die in absoluten Brüchen oder in Prozent angegeben wird, z.B. FO_2 = 0,5 oder 50 %.

d) <u>Druck</u>: Druck ist definiert als Kraft pro Flächeneinheit, z.B. Pond oder Kilopond pro Quadratzentimeter. Drucke werden in der Klinik häufig mit Hilfe von Flüssigkeiten in U-Rohren bestimmt (vergleiche Venendruckmessung). Dabei werden als Flüssigkeiten Wasser (Venendruck) oder Quecksilber (arterieller Druck) verwendet und die Drucke in cm H_2O oder in mmHg angegeben. Der Druck von 1 cm H_2O ist gleich dem Druck eines Würfels, enthaltend 1 cm³ = 1 g = 1 pond Wasser, auf eine Fläche von 1 Quadratzentimeter, entsprechend 1 p/cm². Der Druck von 1 mmHg ist gleich dem Druck von 1 Kubikmillimeter Quecksilber gleich 13,6 mm³ Wasser (spezifisches Gewicht von Quecksilber 13,6) auf eine Grundfläche von 1 Quadratmillimeter. Der Druck von 1 mmHg ist demnach gleich dem Druck von 13,6 mm = 1,36 cm Wassersäule.

Nach dem SI-System ist die neue Einheit für Druck das 'Pascal'. Da aber diese Einheit für klinische Zwecke zu klein ist, werden Blutgasgeräte und Gasmanometer in Zukunft in Kilopascal (= kPa = 1 000 Pa) geeicht. Dabei gilt:

cm H_2O	mmHg	kPa
1,0	0,736	0,098
1,359	1,0	0,133
10,197	7,501	1,0

Der Atmosphärendruck auf Meereshöhe ist demnach 1 atm = 760 mmHg = 101,3 kPa (760 : 7,5 = 101,3). Eine Gaskonzentration von 1 % in einem Gasgemisch auf Meereshöhe entspricht demnach etwa 1 kPa = etwa 7 mmHg.

e) Gasdruck, Partialdruck: Jedes Gas übt infolge der BROWN'schen Molekularbewegung auf begrenzende Wände einen Druck aus, der von den unzähligen Kollisionen der Gasmoleküle mit den Wänden herrührt. Die Gesamtheit aller Kollisionen wirkt wie ein gleichmäßiger Druck auf die Wand. Der Druck wird um so größer, je schneller und je häufiger die Moleküle auf die Wand treffen (je mehr Moleküle vorhanden sind = Abhängigkeit von der Gasdichte und je beweglicher die Moleküle sind = Abhängigkeit von der Temperatur): Der Gasdruck ist der Zahl der Moleküle und der Temperatur proportional. Das Gesetz der Partialdrucke besagt, daß in einer Gasmischung jedes Gas den Druck ausübt, den es ausüben würde, wenn es das ganze Volumen allein ausfüllen würde. Dieser Druck wird als Partialdruck bezeichnet. Die Summe der Partialdrucke ist gleich dem gesamten Druck der Gasmischung.

Beispiel: In einer Mischung von 5 % CO_2 in O_2 unter einem Druck von 760 mmHg ist der Partialdruck von CO_2: 5/100 x 760 = 38 mmHg, der O_2-Partialdruck ist 95/100 x 760 = 722 mmHg.

Im Alveolargas befindet sich auf Meereshöhe etwa 6,7 % Wasserdampf, der bei Körpertemperatur von 37 °C einen Partialdruck von 47 mmHg ausübt. Der zur Verfügung stehende Gesamtdruck für andere Gase ist demnach PB - 47 = 760 - 47 = 713 mmHg (PB = Barometerdruck auf Meereshöhe = 760 mmHg).

2.2.1.2   Atmosphärische Luft

Atmosphärische Luft hat folgende Zusammensetzung: 21 % Sauerstoff, 78 % Stickstoff, 1 % Argon und Spuren anderer Edelgase. Die CO_2-Konzentration von 0,03 % kann vernachlässigt werden, obwohl sie eine entscheidende Voraussetzung für die pflanzliche Photosynthese, d.h. den Aufbau von organischer Materie aus CO_2 und damit für das Leben überhaupt darstellt. Daneben enthält die atmosphärische Luft noch einen wechselnden Anteil an Wasserdampf. Der mittlere Luftdruck auf Meereshöhe ist 760 mmHg = 1 atm und fällt mit der Höhe über dem Meer exponentiell, d.h. zuerst schnell und dann zunehmend langsamer, ab (München 715 mmHg, Mt. Blanc 410 mmHg, Mt. Everest 230 mmHg).

2.2.1.3   Symbole

a) Primäre Symbole bezeichnen physikalisch-physiologische Größen,
   nämlich
   F   fraktionelle (%-anteilige) Konzentration eines Gases,
   P   Druck oder Partialdruck eines Gases ('pressure'),
   V   Gasvolumen,
   Q   Blutvolumen,
   C   Gehalt eines Gases im Blut ('content'),
   S   Sättigung des Hämoglobins mit Sauerstoff,
   RQ   Respiratorischer Quotient,
   $\dot{V}$ bedeutet Gasvolumen pro Zeit,
   $\dot{Q}$ bedeutet Blutvolumen pro Zeit.

b) Sekundäre Symbole bezeichnen den Ort der physikalischen Größen,
   nämlich

   in der Gasphase   im Blut

   I   inspiratorisch   a   arteriell
   E   exspiratorisch   v   venös
   A   alveolär $\bar{v}$ gemischtvenös
   D   Totraumgas ('deadspace')   c   kapillär
   T   Atemzuggas ('tidal')
   B   Barometer
   L   Lunge

c) Tertiäre Symbole bezeichnen ein spezielles Gas, z.B. O_2, CO_2,
   N_2O; f bedeutet Atemfrequenz.

2.2.2   Lungenstruktur und Funktion

In der Lunge findet der Gasaustausch zwischen Umgebung und Organismus statt. Der Gasaustausch ist die Hauptfunktion der Lunge. Dies
bedeutet O_2-Aufnahme aus den Alveolen ins venöse Blut, CO_2-Abgabe
aus dem Blut in die Alveolarluft und Konstanterhaltung des pH-Werts
im Blut durch die CO_2-Regulation. Daneben dient die Lunge als Blutreservoir und Filter für toxische Substanzen. Sie produziert (z.B.
Surfactant) und metabolisiert verschiedene Substanzen. Die Lunge
enthält auch zahlreiche phagozytosebereite Zellen, die zum retiku-
loendothelialen System zählen und der Infektabwehr dienen.

2.2.2.1   Gasaustauschfläche

Die Lunge ist in den sogenannten kleinen Kreislauf zwischen dem rechten und linken Herzen eingeschaltet und bewältigt ihre Aufgabe in Verbindung mit dem Lungenkreislauf. Die Fläche für den Gasaustausch (Berührungsfläche von Luft und Blut) beträgt zwischen 50 und 100 m², während die Diffusionsstrecke sehr kurz ist, nämlich weniger als 0,5 µm (1 µm = 1/1 000 mm). Damit sind ideale Voraussetzungen für den Gasaustausch geschaffen, da nach dem FICK'schen Diffusionsgesetz (s.u.) die Gasmenge, die durch eine Membran diffundiert, proportional zur Fläche und umgekehrt proportional zur Dicke der Membran ist. Diese große Diffusionsfläche wird in der Lunge durch Unterteilung in viele kleine Einheiten (Alveolen) erreicht. Es gibt etwa 300 Millionen Alveolen mit einem Durchmesser von etwa 1/3 mm, die, jede einzeln, von einem dichten Netz von Kapillaren umhüllt werden.

2.2.2.2   Luftwege und Luftstrom

Die Trachea teilt sich in den rechten und linken Hauptbronchus, und diese teilen sich weiter in lobäre und dann segmentale Bronchien bis zu den terminalen Bronchioli. Diese Luftwege dienen zusammen mit Nase und Rachen der Zuleitung, Reinigung, Erwärmung und Anfeuchtung der Inspirationsluft. Die zuführenden Luftwege enthalten keine Alveolen, nehmen nicht am Gasaustausch teil und stellen somit den anatomischen Totraum dar. Er beträgt durchschnittlich 150 ml, ist also annähernd doppelt so groß wie das Körpergewicht des Menschen, gemessen in Kilogramm (s.u.). Distal an die terminalen Bronchioli schließen sich die Alveolen an. Dieser Bereich ist ausschlaggebend für den Gasaustausch. Er enthält den größten Teil der Lungenvolumina. In diesem Bereich nimmt der gemeinsame Querschnitt der kleinen Luftwege so enorm zu, daß der rasche inspiratorische Luftstrom äußerst langsam wird. Dadurch wird die Gasdiffusion der Hauptmechanismus der Ventilation in diesem Lungenbereich. Die Lunge ist sehr leicht dehnbar, 100mal leichter als ein Luftballon. Außerdem ist der Widerstand in den terminalen Luftwegen gegen den Gasdurchfluß aufgrund des hohen Querschnitts sehr gering (vergleiche die Kapillaren im Körperkreislauf und das HAGEN-POISEUILLE'sche Gesetz, Kap. 1.2.5). So benötigt ein Gasfluß von 1 l/sec nur einen treibenden Druck von etwa 2 cm Wasser.

2.2.2.3   Blutgefäße und Blutstrom

Die Lungenkapillaren bilden ein dichtes Netz in den Wänden der Alveolen. Der Durchmesser einer Kapillare beträgt etwa 10 µm, ist also
gerade groß genug für einen Erythrozyten (7,5 µm). Das Netz der
Kapillaren ist so dicht, daß es fast wie eine geschlossene Schicht die
einzelnen Alveolen umschließt. 75 % der Septen zwischen den Alveolen
bestehen aus funktionierenden Kapillaren. Diese Struktur erleichtert
den Gasaustausch sehr. Ein Erythrozyt verbleibt etwa 1 Sekunde im
Kapillarnetz und berührt dabei etwa 2 - 3 Alveolen. Nur ein Drittel
dieser Zeit würde schon genügen für den vollständigen Partialdruckausgleich von O_2 und CO_2 zwischen Alveolarluft und venösem Blut.

2.2.3   Ventilation

2.2.3.1   Lungenvolumina

Die Lungenvolumina sind statische, d.h. zeitunabhängige Größen, die
in Litern gemessen werden (Abb. 56). Wir unterscheiden vier Einzel-
oder Hauptvolumina, die sich nicht überschneiden:

a) V_T (tidal volume) = Atemzugvolumen.
     Es beträgt beim Menschen in Ruhe etwa 0,5 l und wird bei Bedarf
     auf Kosten der unten aufgeführten Reservevolumina vergrößert.
b)   ERV = exspiratorisches Reservevolumen,
     das Volumen, das nach einer normalen Ausatmung noch zusätzlich
     ausgeatmet werden kann. Es beträgt etwa 1,5 l.
c)   IRV = inspiratorisches Reservevolumen,
     das Volumen, das nach einer normalen Einatmung noch zusätzlich
     eingeatmet werden kann. Es beträgt etwa 2,5 l.
d)   RV = Residualvolumen,
     das Volumen, das sich nach einer maximalen Exspiration noch in
     der Lunge befindet. Es beträgt etwa 1,5 l.

Außer diesen vier Einzelvolumina unterscheiden wir noch vier Lungen-
kapazitäten. In einer Kapazität sind zwei oder mehr Volumina zusammengefaßt.

a)   TLC (total lung capacity) = Totalkapazität, das Volumen, das sich
     nach einer tiefen Inspiration insgesamt in der Lunge befindet. Es
     beträgt etwa 6 l.
b)   VC (vital capacity) = Vitalkapazität,
     das Volumen, das nach einer maximalen Inspiration durch größte
     Anstrengung ausgeatmet werden kann, etwa 4,5 l.

c) IC (inspiratory capacity) = Inspirationskapazität,
    das Volumen, das von der Atemruhelage aus maximal eingeatmet
    werden kann, etwa 3 l.

d) FRC (functional residual capacity) = funktionelle Residualkapazi-
    tät,
    das Volumen, das sich nach einer normalen Ausatmung (in Atem-
    ruhelage) noch in der Lunge befindet. Normalerweise beträgt die
    FRC mit 3 l etwa die Hälfte der Totalkapazität der Lunge. Im
    Stehen und Sitzen ist sie am größten und nimmt im Liegen, wahr-
    scheinlich durch Druck des höhertretenden Zwerchfells, auf 2,5 l
    ab. Diese Tatsache sollte man besonders als Anästhesist nicht aus
    dem Auge verlieren (vgl. Kap. 2.4), sie ist praktisch bei allen
    bettlägerigen Patienten zu beachten.

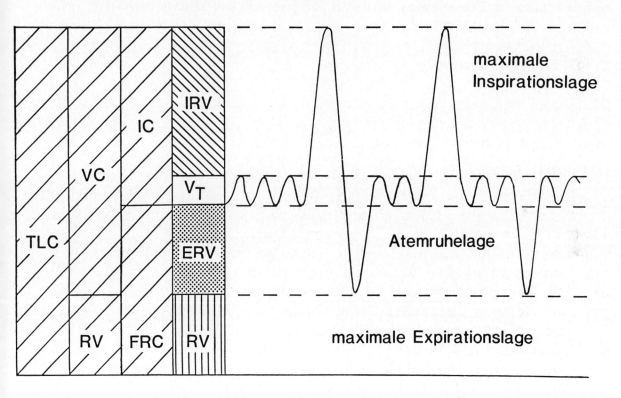

Abb. 56: Die Volumina und Kapazitäten der Lunge. Abkürzungen
          siehe Text

Nur einige dieser Lungenvolumina haben klinische und diagnostische
Bedeutung, z.B. das Atemzugvolumen und die Vitalkapazität, die in
einfacher Weise auch am Krankenbett durch Spirometrie gemessen
werden können. Die FRC (funktionelle Residualkapazität) kann nur
durch komplizierte Methoden, wie die der Gasverdünnung und Körper-
plethysmographie, bestimmt werden. Die FRC besteht aus ERV und
RV. In Atemruhelage hält die elastische Retraktionskraft der Lunge

dem Ausdehnungsstreben der Thoraxwand die Waage. Es besteht keine Muskelaktivität und keine Druckdifferenz zwischen den Alveolen und der den Körper umgebenden Atmosphäre.

2.2.3.2   Dynamische Ventilationsgrößen

Abb. 57 illustriert die Verhältnisse bei normaler Atmung und normaler Lunge. Das Atemzugvolumen von etwa 500 ml wird mit einer Frequenz von 15 Atemzügen pro Minute ein- und ausgeatmet. Daraus ergibt sich ein Atemminutenvolumen von 7,5 l. Der anatomische Totraum (V_D = anatomic dead space) ist im Vergleich zum gesamten Lungenvolumen sehr gering. Bemerkenswert ist die geringe Menge an kapillärem Blut (70 ml) im Vergleich zur alveolären Gasmenge (3 000 ml). Das Blut umgibt also in Form eines äußerst dünnen Films die Alveolen.

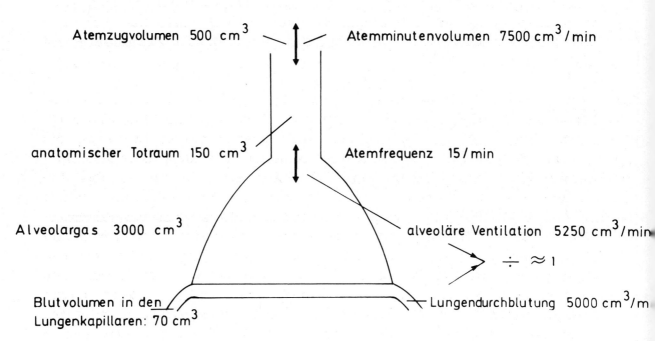

Abb. 57:   Dynamische Ventilationsgrößen. (Beachte, daß die angegebenen Werte erheblich schwanken können.)

Dynamische Ventilationsgrößen sind zeitabhängig und umfassen das Atemzeitvolumen, die alveoläre Ventilation und die Totraumventilation.

a)   Das AMV = <u>Atemminutenvolumen</u> ist die während einer Minute ventilierte Gasmenge. Es wird errechnet aus dem Atemzugvolumen und der Atemfrequenz:

$$AMV = V_T \times f.$$

b) <u>Die funktionelle alveoläre Ventilation:</u> Für die Lungenfunktion ist nur der Teil des AMV wichtig, der in die Alveolen gelangt und dort am Gasaustausch teilnimmt. Um diesen zu erhalten, muß also die Ventilation des Totraums von der Gesamtventilation abgezogen werden:

$$V_A = V_T - V_D.$$

Die Totraumventilation hängt stark von der Atemfrequenz ab. Wie groß der Einfluß der Frequenz auf die Totraumventilation sein kann, zeigt folgendes Zahlenbeispiel:

AMV = 4 500 ml, f = 30, V_D = 150 ml.

Das Atemzugvolumen ist: V_T = 4 500 : 30 = 150 ml und damit genauso groß wie der Totraum. Das Atemminutenvolumen von 4,5 l wird also bei einer Atemfrequenz von 30/min ausschließlich zur Totraumventilation aufgewendet, und die alveoläre Ventilation ist gleich Null.

c) <u>Totraum:</u> Wir unterscheiden anatomischen, alveolären und physiologischen (= funktionellen) Totraum. Beim anatomischen Totraum handelt es sich um das Volumen der gasführenden Luftwege bis hin zu dem Punkt, wo ein Gasaustausch mit dem Blut erfolgen kann. Dieser Punkt liegt wahrscheinlich am Eingang zu den Alveolen (Symbol: $V_D$anat.). Der alveoläre Totraum ($V_D$alv.) umfaßt dasjenige Volumen in den Alveolen, das nicht an der CO_2-Elimination teilnimmt. Er sagt etwas über einen Teil der Lungenfunktion aus. Dieser für den Gasaustausch nutzlose Teil der alveolären Ventilation entsteht durch ein Mißverhältnis der Ventilation zur Perfusion, z.B. bei einer Lungenembolie, bei der sogar ganze Lungenabschnitte nicht mehr durchblutet werden. Häufig sind jedoch nur einzelne Alveolen nicht ausreichend durchblutet (Abb. 58, vgl. Kap. 2.3.2).

Der <u>physiologische (= funktionelle) Totraum</u> ist ein errechnetes Volumen, das die Differenz des CO_2-Partialdrucks zwischen Ausatemluft und Alveolargas verursacht. Es ist die Summe aus anatomischem und alveolärem Totraum:

$$V_D \text{ phys. } = V_D\text{anat.} + V_D\text{alv.}$$

Da die Größe des physiologischen Totraums klinisch von Bedeutung ist, besonders bei schweren und chronischen Lungenveränderungen, mißt und berechnet man ihn mit Hilfe der <u>BOHR'schen Gleichung</u>:

$$V_D/V_T \; = \; \frac{PACO_2 \; - \; PECO_2}{PACO_2}$$

Erläuterung: V_D/V_T = Verhältnis von Totraumvolumen zu
                         Atemzugvolumen,
           $PACO_2$ = alveolärer CO_2-Partialdruck,
           $PECO_2$ = CO_2-Partialdruck in der gemischten
                         Ausatemluft.

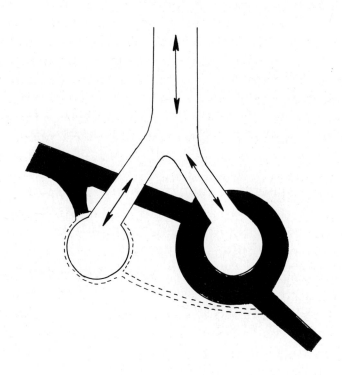

Abb. 58:   Ventilation ohne Perfusion bedeutet erhöhten Totraum.

Da der $PACO_2$ im alveolären Gas praktisch gleich dem arteriellen PCO_2 ist, läßt sich die Formel auch so schreiben:

$$V_D/V_T \; = \; \frac{PaCO_2 \; - \; PECO_2}{PaCO_2}$$

Der arterielle PCO_2 wird mit dem Blutgasanalysator bestimmt. Die CO_2-Konzentration in der Ausatemluft wird in Vol% mit dem URAS (Ultrarotabsorptionsspektrophotometer) gemessen und dann in den Partialdruck umgerechnet. Normalerweise beträgt das Totraumvolumen etwa 30 % des Atemzugvolumens.

Merke: Anatomischer und alveolärer Totraum stellen Begriffe für
            Luftvolumina dar, die inspiriert werden, aber nicht am Gas-
            austausch teilnehmen, weil sie entweder die Alveolen gar
            nicht erreichen oder in Alveolen gelangen, die nicht ent-
            sprechend durchblutet sind.

2.2.3.3   Regionale Unterschiede der Ventilation

Die Ventilation der Lunge ist nicht gleichmäßig über alle Gebiete verteilt. Sie nimmt vielmehr beim stehenden Menschen von oben nach
unten zu, die in vertikaler Richtung tiefer gelegenen Lungenbezirke
werden besser ventiliert. Auch beim auf dem Rücken und auf der Seite liegenden Menschen werden die abhängigen Lungenpartien besser
ventiliert. Lungenspitze und Lungenbasis zeigen im Liegen normalerweise keine Ventilationsunterschiede mehr. Als Grund für diese topo-
graphischen Unterschiede wird das Lungengewicht angesehen. Durch
das Eigengewicht der Lunge ist der intrapleurale Druck an der Basis
weniger negativ als an der Spitze. Dadurch ist die basale Lunge in
der Ruhelage relativ stärker komprimiert. Die Alveolarradien sind hier
kleiner als an der Spitze. Die abhängigen Lungenpartien können sich
bei der Inspiration besser ausdehnen, da die Alveolarradien kleiner
als die der oben liegenden Lungenpartien sind.

Merke: Die Alveolen an der Lungenbasis sind relativ kleiner als in
            der Lungenspitze und werden daher bei Einatmung stärker
            belüftet als letztere. Dies ist für den Gaswechsel äußerst
            sinnvoll, da, entsprechend der Schwerkraft der Erde, die
            abhängigen Lungenpartien auch stärker durchblutet werden
            als die zuoberst liegenden (s.u.).

2.2.4   Diffusion

Die Diffusionsgeschwindigkeit von Gas durch eine für Gasmoleküle
durchgängige Membran ist definiert durch das FICK'sche Diffusions-
Gesetz:

$$V\ Gas = A/T \times D \times (P_1 - P_2)$$

Erläuterung: V Gas   =   Gasaustauschrate,
                A   =   Austauschfläche,
                T   =   Diffusionsstrecke,
                D   =   Diffusionskonstante,
                $P_1 - P_2$ =   Konzentrations- (= Partialdruck)-
                               differenz eines Gases zwischen
                               beiden Seiten einer Membran.

Dieses Gesetz besagt, daß die Gasaustauschrate über eine Trennschicht proportional zur Austauschfläche und zur Konzentrationsdiffe-
renz der Gase zu beiden Seiten der Trennschicht und umgekehrt proportional zur Diffusionsstrecke ist. Im Blut kann die Konzentration
durch die leichter meßbaren Partialdrucke ersetzt werden, da die Beziehung zwischen beiden linear ist. Im Diffusionsgleichgewicht zwischen gasgefülltem Raum und flüssigem Medium sind nicht die Gaskon-
zentrationen, sondern die Gasdrucke gleich. Die Differenz der Partialdrucke ist die treibende Kraft der Diffusion zwischen Blut und Alveolargas und umgekehrt. Wie wir schon eingangs erwähnt haben, sorgen
in der Lunge große Austauschflächen und kurze Diffusionswege für
einen großen Diffusionsstrom, d.h. für einen schnellen Gasaustausch.
Zusätzlich ist die Diffusionsgeschwindigkeit proportional zu einer
Diffusionskonstanten, die abhängig ist von den spezifischen Eigenschaften des trennenden Gewebes und des diffundierenden Gases. Die
Diffusionskonstante ist proportional zur Löslichkeit des Gases in
Flüssigkeiten (hier: Blut) und umgekehrt proportional zur Quadrat-
wurzel des Molekulargewichts des Gases. Daher erklärt sich, daß
Kohlendioxid schneller durch Gewebe diffundiert als Sauerstoff, da
CO_2 in Blut viel besser löslich ist als O_2 bei etwa gleichem Molekulargewicht. Die CO_2-Abgabe aus dem venösen Blut an die Alveolarluft
ist deswegen bei Diffusionsstörungen weniger beeinträchtigt als die
O_2-Aufnahme. Normalerweise sind die Diffusionsreserven in der Lunge
sehr groß, da der Gasaustausch zwischen Blut und Alveolarluft schon
nach einem Drittel der für die Diffusion zur Verfügung stehenden Zeit
beendet ist (vgl. Kap. 2.3.1.2).

2.2.5   Lungenkreislauf

Das intrapulmonale Blutvolumen beträgt etwa 10 bis 20 % der Gesamt-
blutmenge, also etwa 500 bis 1 000 ml. Der Blutstrom durch den pulmonalen Kreislauf ist gleich dem durch den großen Kreislauf. Er kann
also zwischen 5 l/min unter Ruhebedingungen und der fünffachen
Menge bei schwerer Anstrengung schwanken. Obwohl die Flußraten in
beiden Kreisläufen gleich sind, sind doch die Blutdrucke ganz verschieden (Abb. 59, vgl. Kap. 1.2.2). Der Pulmonalarterienmitteldruck
beträgt mit etwa 15 mmHg nur 1/6 des Mitteldrucks in der Aorta.
Nicht nur die Drucke sind sehr unterschiedlich im großen und im
pulmonalen Kreislauf, sondern auch das Druckgefälle:

Pulmonaler Kreislauf: 15 - 5 = 10 mmHg (Pulmonalarteriendruck
                                 minus linker Vorhofdruck),

großer Kreislauf: 100 - 2 = 98 mmHg (Aortenmitteldruck
                                 minus zentralvenöser Druck).

Im Druckgefälle unterscheiden sich also beide Kreisläufe um den Faktor 10. Die Drucke im kleinen Kreislauf sind bemerkenswert niedrig.

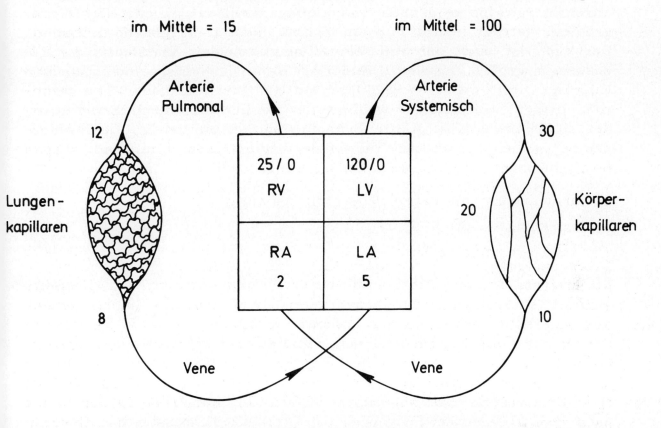

Abb. 59:   Vergleich der Drucke (in mmHg) in der Lungenstrombahn
           und im großen Kreislauf.
           LA = linker Vorhof, LV = linker Ventrikel,
           RA = rechter Vorhof, RV = rechter Ventrikel

Das pulmonale Gefäßsystem hat entsprechend dünne, muskelarme Wände. Das rechte Herz ist vorwiegend dazu geeignet, Volumen zu verschieben und ist nicht geeignet, gegen einen plötzlich ansteigenden Widerstand zu arbeiten. Akute Druckanstiege im kleinen Kreislauf führen leicht zum Rechtsherzversagen (akutes Cor pulmonale, vgl. Kap. 1.3.3). Der Pulmonalarteriendruck ist normalerweise gerade hoch genug, um das Blut bis in die Lungenspitze zu pumpen. Der pulmonale Gefäßwiderstand (siehe auch OHM'sches Gesetz, Kap. 1.2.5) wird errechnet, indem man die Druckdifferenz zwischen Anfang und Ende der pulmonalen Strombahn durch das Herzzeitvolumen dividiert, z.B.

$$PVR = \frac{15 - 5}{5\,000} = \frac{1}{500} \left[\frac{mmHg}{ml} \right]$$

d.h., um 500 ml Blut durch die pulmonale Strombahn zu treiben, ist ein Druck von nur 1 mmHg = 1,36 cm H_2O erforderlich. Die Blutdurchflußrate ist im großen und kleinen Kreislauf gleich, der Druckgradient beträgt jedoch nur ein Zehntel dessen im großen Kreislauf. Deswegen ist auch der Widerstand im pulmonalen Kreislauf nur 1/10 dessen im großen Kreislauf. Außerdem kann der Widerstand im kleinen Kreislauf noch weiter vermindert werden durch Eröffnen von weiteren, bisher noch nicht durchbluteten Kapillaren, durch Erweiterung des Gefäßbettes also. Akute Erhöhungen des pulmonalen Gefäßwiderstandes, die zu akuter pulmonaler Hypertonie und/oder akutem Rechtsherzversagen führen können, finden sich bei

a)   erniedrigter alveolärer Sauerstoffspannung,

b)   erniedrigtem pH-Wert im Blut,

c)   arterieller Hypoxämie.

Die sogenannte 'hypoxische pulmonale Vasokonstriktion' ist einerseits äußerst sinnvoll, da minderbelüftete Alveolarbezirke auch weniger durchblutet werden. Auf der anderen Seite kann sie z.B. im Rahmen der Höhenkrankheit rasch lebensgefährlich werden (akute Rechtsherzbelastung).

Das Blutvolumen, das pro Minute durch die Lunge fließt, läßt sich nach dem FICK'schen Prinzip (vgl. Kap. 1.2.3) messen und berechnen. Dabei geht man davon aus, daß der Sauerstoffverbrauch des Organismus pro Minute ($\dot{V}O_2$) gleich groß ist wie die über die Lunge ins Blut aufgenommene Sauerstoffmenge pro Minute. Bei diesem Vorgehen wird das Herzzeitvolumen also nicht durch Injektion von Farbstoff oder gekühlter Flüssigkeit gemessen, sondern über die Sauerstoffaufnahme in der Lunge als Produkt aus Differenz von inspiratorischer und exspiratorischer Sauerstoffkonzentration und Atemminutenvolumen:

$$\dot{V}O_2 = (F_IO_2 - F_EO_2) \times AMV$$

und über die arteriovenöse Sauerstoffgehaltsdifferenz (vgl. Kap. 1.7.4) bestimmt. Es gilt:

$$HZV = \frac{\dot{V}O_2}{a\bar{v}DO_2} = \frac{(F_IO_2 - F_EO_2) \times AMV}{a\bar{v}DO_2}$$

Leider ist dieses Verfahren aufgrund von Problemen bei der Messung der Gasvolumina und ihrer Sauerstoffkonzentrationen im Moment für Routinezwecke noch ungeeignet.

Ebenso wie die Belüftung zeigt auch die Durchblutung der Lunge regionale Unterschiede. Die Lunge ist nicht in allen Teilen gleichmäßig
perfundiert. In aufrechter Haltung sinkt beim Menschen die Durchblutung fast linear von der Basis zur Spitze. Dieses Verteilungsmuster
wird beeinflußt durch Lagewechsel und Anstrengungen. Der Lagewechsel wirkt sich dahingehend aus, daß jeweils die abhängigen
Partien besser durchblutet werden als die oberen Partien. Bei mäßiger
körperlicher Anstrengung wird die Verteilung der Durchblutung
gleichmäßiger, sie nimmt in den oberen Lungenabschnitten zu.

2.2.6   Das Alveolargas

Abb. 60 zeigt, wie die Sauerstoffspannung auf dem Weg von der
atmosphärischen Luft bis ins Gewebe abfällt. Verbraucht wird der
Sauerstoff in den Mitochondrien der Zellen. Der Partialdruck eines
Gases wird berechnet, indem man seine Konzentration mit dem gesam-
ten Druck multipliziert. Der gesamte Druck entspricht bei trockener
Luft dem Barometerdruck (PB). Die Sauerstoffkonzentration in der
Einatmungsluft (FIO_2) beträgt 0,21. Daraus ergibt sich für den
Sauerstoffpartialdruck der trockenen Einatmungsluft in Meereshöhe
folgende Berechnung:

$$PIO_2 \text{ (trocken)} = 0,21 \times 760 = 159 \text{ mmHg.}$$

Da die Einatemluft in den Atemwegen zu 100 % mit Wasserdampf gesättigt wird, muß man zur Berechnung des PO_2 in den terminalen Bronchien den Wasserdampfdruck (47 mmHg) vom Barometerdruck ab-
ziehen. Die normale Luft der Umgebung wird durch den Wasserdampf
verdünnt:

$$PIO_2 \text{ (feucht)} = 0,21 \times (760 - 47) = 150 \text{ mmHg.}$$

Der Sauerstoffpartialdruck in der Alveolarluft (PAO_2) beträgt jedoch
nur etwa 105 mmHg, da ständig durch das venöse Blut Sauerstoff aus
dem Alveolarraum entnommen wird, der durch Ventilation wieder aufgefüllt werden muß. Die Alveolarluft hat also aufgrund des permanent
stattfindenden Gasaustausches mit dem Blut eine andere Gaszusammen-
setzung als die uns umgebende Luft. Der O_2-Gehalt beträgt nur etwa
14 % und der CO_2-Gehalt etwa 5,6 % (vgl. Kap. 2.3.2.1). Die O_2-
Aufnahme in der Lunge wird bestimmt durch den Sauerstoffverbrauch
im Gewebe (etwa 200 bis 300 ml/min unter Ruhebedingungen). In
Ruhe hängt der Sauerstoffpartialdruck im Alveolarraum von der Ventilation ab. Das gleiche gilt für den Kohlensäurepartialdruck. Er
beträgt in der Alveolarluft etwa 40 mmHg. Die Kohlendioxidproduktion

pro Minute läßt sich nach dem gleichen Prinzip messen und berechnen wie der O_2-Verbrauch:

$$\text{Menge} = \text{Konzentration} \times \text{Volumen}$$
$$\dot{V}CO_2 = FECO_2 \times AMV.$$

Erläuterungen: $\dot{V}CO_2$ = CO_2-Abgabe pro Minute,
$FECO_2$ = CO_2-Konzentration der gemischten Ausatemluft (URAS).

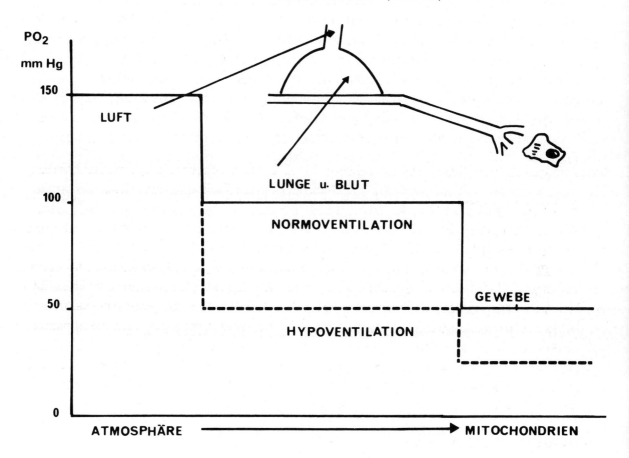

Abb. 60:   Schematische Darstellung des Abfalls des PO_2 von der atmosphärischen Luft bis ins Gewebe

Das Verhältnis von Kohlensäureabgabe zu Sauerstoffaufnahme wird als respiratorischer Quotient bezeichnet:

$$RQ = VCO_2/VO_2.$$

Der RQ beträgt unter Ruhebedingungen etwa 0,8 (z.B. VCO_2 = 200 ml/min, VO_2 = 250 ml/min). Bei der 'Verbrennung' von Fett und Eiweiß im Intermediärstoffwechsel wird also mehr Sauerstoff verbraucht als Kohlendioxid gebildet wird.

2.2.7 Gastransport in die peripheren Gewebe

2.2.7.1 Sauerstofftransport im Blut

Sauerstoff wird im Blut in zwei Formen transportiert, nämlich

a) physikalisch gelöst und
b) an Hämoglobin chemisch gebunden.

a) Für den physikalisch gelösten Sauerstoff gilt, daß die gelöste Menge proportional dem Partialdruck ist. In 100 ml Blut sind pro mmHg PO_2 0,003 ml O_2 physikalisch gelöst. Arterielles Blut mit einem PO_2 von 100 mmHg enthält also 0,3 ml O_2/100 ml. In 5 l Blut, etwa dem Herzminutenvolumen, sind also nur 15 ml physikalisch gelöster Sauerstoff enthalten. Diesem Angebot steht ein Sauerstoffverbrauch von 250 ml/min gegenüber. Es muß also noch eine bessere Transportmöglichkeit für Sauerstoff im Blut geben.

b) Der weitaus größte Teil des im Blut transportierten Sauerstoffs ist an Hämoglobin gebunden. Ein Gramm Hämoglobin kann maximal 1,36 ml Sauerstoff binden (HÜFNER'sche Zahl, vgl. Kap. 1.8). Die Höchstmenge an Sauerstoff, die an Hämoglobin gebunden werden kann, heißt Sauerstoffkapazität. Da normales Blut etwa 15 g/100 ml Hämoglobin enthält, ist die O_2-Kapazität etwa 20 ml O_2/100 ml Blut bei 100 %iger Sättigung des Hämoglobins mit Sauerstoff. Hämoglobin ist zu 100 % gesättigt bei einem arteriellen PO_2 von mindestens 150 mmHg. Der <u>Sauerstoffgehalt</u> des Blutes setzt sich aus dem chemisch gebundenen und dem physikalisch gelösten Sauerstoff zusammen. Unter prozentualer O_2-Sättigung (SO_2) versteht man den mit Sauerstoff gesättigten Anteil des Hämoglobins gemessen am Gesamthämoglobin.

Normalwerte (Luftatmung):

	arteriell	gemischtvenös
PO_2 (mmHg)	95 - 98	40
SO_2 (%)	96	75
O_2-Gehalt (Vol%)	20	15,5

Die normale $a\bar{v}DO_2$ beträgt also 4,5 ml/100 ml Blut.

Wenn ein Gas nicht nur physikalisch gelöst, sondern zusätzlich chemisch gebunden wird, was bei O_2 im Blut der Fall ist, ist die Beziehung zwischen Konzentration und Partialdruck komplizierter und kann dann nicht durch einen konstanten Faktor beschrieben werden, ist also nicht linear. Sie wird dann durch die sogenannte O_2-Bindungskurve oder O_2-Dissoziationskurve dargestellt (Abb. 61). Die Bindungseigenschaften des Hämoglobins für Sauerstoff bedingen den typischen S-förmigen Verlauf der Kurve. Diese Form hat klinische Bedeutung. Der flache Teil bedeutet z.B., daß, selbst wenn der PO_2 von 100 auf etwa 70 mmHg abfällt, die Sättigung des Hämoglobins kaum beeinträchtigt ist, d.h., auch bei mäßiger Hypoxämie im arteriellen Blut (leicht erniedrigter PaO_2) ist der Sauerstofftransport durch Hämoglobin praktisch nicht beeinträchtigt. Im steilen Teil der Kurve, also bei PO_2-Werten zwischen 60 und 20 mmHg, sind dagegen bedeutende Abnahmen der Sauerstoffsättigung des Hämoglobins mit nur geringen Abnahmen des Sauerstoffpartialdrucks verbunden, so daß das Sauerstoffdruckgefälle für die Diffusion, z.B. von der Kapillare zum Gewebe, besser erhalten bleibt. Die Höhe dieser Partialdruckdifferenz ist ja nach dem FICK'schen Diffusionsgesetz für den Fluß von Sauerstoff mitentscheidend. Im steilen Teil der Dissoziationskurve kann also ein großes Volumen an Sauerstoff vom Hämoglobin abgekoppelt werden, ohne daß der Sauerstoffpartialdruck in den Kapillaren kritisch niedrig wird.

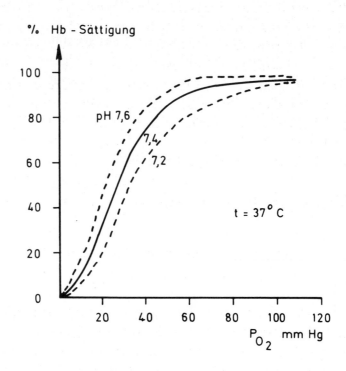

Abb. 61:   Sauerstoffbindungskurve des Hämoglobins in Abhängigkeit vom pH-Wert des Blutes

Die Tendenz zur Bindung ('Affinität') des Sauerstoffs an Hämoglobin wird durch mehrere Faktoren beeinflußt, am meisten durch Veränderungen von Temperatur, pH-Wert und PCO_2. Außerdem ist der Gehalt der Erythrozyten an 2,3-Diphosphoglycerat (2,3-DPG) entscheidend für die Sauerstoffaffinität des Hämoglobins. Alte Erythrozyten, solche aus Konservenblut und solche bei extremer Hypophosphatämie haben einen niedrigen 2,3-DPG-Gehalt und geben den gebundenen Sauerstoff in den Geweben schlecht ab. Eine Senkung des pH-Werts im Blut und die Erhöhung von Temperatur und PCO_2 verursachen jeweils eine Verschiebung der Sauerstoffdissoziationskurve nach rechts. Das bedeutet eine Abnahme der Sauerstoffaffinität des Hämoglobins: Die Sauerstoffaufnahme in der Lunge wird zwar erschwert, aber die Sauerstoffabgabe an das Gewebe wird erleichtert, was insgesamt ein günstiger Effekt ist. Eine Erhöhung des pH-Werts im Blut, eine Senkung des PCO_2 oder eine Senkung der Temperatur verursachen umgekehrt jeweils eine Verschiebung der Sauerstoffdissoziationskurve nach links. Das bedeutet eine Zunahme der Sauerstoffaffinität: Die Sauerstoffaufnahme in der Lunge wird zwar erleichtert, die Sauerstoffabgabe an die Gewebe wird aber erschwert. Dies kann in schweren Fällen zur Gewebshypoxie bei 'unauffälligem' arteriellem PO_2 führen. Linksverschiebung der Sauerstoffdissoziationskurve bedeutet also, daß gleiche Entsättigungen des Hämoglobins nur bei niedrigeren Partialdrucken des Sauerstoffs in der Kapillare und damit auch im Gewebe erreicht werden können als unter normalen Verhältnissen. Hypokapnie, Alkalose, Hypothermie und niedriger 2,3-DPG-Gehalt der Erythrozyten und insbesondere die Kombination mehrerer dieser Faktoren, z.B. nach Massivtransfusionen, müssen bekämpft werden, wenn eine 'schleichende' Gewebshypoxie vermieden werden soll.

2.2.7.2 CO_2-Transport im Blut

Der CO_2-Transport im Blut erfolgt in zwei verschiedenen Formen, nämlich

a)   physikalisch gelöst (zum kleineren Teil) und

b)   chemisch gebunden (zum größeren Teil).

Etwa 10 % der Kohlensäure werden physikalisch gelöst, der Hauptanteil wird jedoch als Bicarbonat transportiert. Dazu muß CO_2, das im Zellstoffwechsel gebildet wurde, zunächst in den Gewebskapillaren in den Erythrozyten eintreten, denn nur dieser enthält das Enzym Carboanhydrase (CA). Im Erythrozyten läuft dann folgende Reaktion ab:

$$CO_2 + H_2O \xrightarrow{\text{CA}} H_2CO_3 \longrightarrow H^+ + HCO_3^-.$$

Die Bicarbonationen verlassen den Erythrozyten zum großen Teil wieder und gelangen im Plasma zur Lunge, die gebildeten H^+-Ionen werden an Hämoglobin gebunden (Pufferung). In den Lungenkapillaren läuft die obige Reaktion in umgekehrter Richtung ab: Bicarbonat tritt in den Erythrozyten ein, verbindet sich mit den vom Hämoglobin freigegebenen H^+-Ionen zu Kohlensäure, die mit Hilfe der Carboanhydrase in CO_2 und Wasser zerfällt. Das CO_2 wird dann in die Alveolen abgegeben (zum CO_2-Transport im Blut, vgl. Kap. 3.1.2.2).

Merke also: Das Hämoglobin (Pufferung) und die Erythrozyten (Carboanhydrase) sind für den Kohlensäuretransport im Blut ebenso wichtig wie für den Sauerstofftransport.

2.2.8   Atemmechanik

2.2.8.1   Inspiration und Exspiration

Die Atemmechanik gibt Aufschluß darüber, welche Kräfte den Thorax und die Lunge bei der Atmung bewegen und welche Widerstände sie dabei überwinden. Die Inspiration ist ein aktiver Vorgang und wird im wesentlichen durch Kontraktion des Zwerchfells bewirkt. Das Zwerchfell wird vom Nervus phrenicus versorgt, der im 3. und 4. Zervikalsegment entspringt. Daraus folgt, daß auch bei relativ hoher Querschnittslähmung oder auch bei relativ hoher Peridural- oder Spinalanästhesie die Ventilation unter Ruhebedingungen noch ausreichen kann. Bei normalem Atemzugvolumen bewegt sich das Zwerchfell etwa 1 cm nach unten, kann sich aber bei forcierter Atembewegung um 10 cm verschieben. Außer dem Zwerchfell ist die Interkostalmuskulatur an der Inspiration beteiligt. Die Exspiration ist beim ruhigen Atmen ein passiver Vorgang. Die elastische Deformierung der Lunge und des Thorax beim Einatmen wird als Energiequelle für die Exspiration benutzt. Beim ruhigen Atmen genügt die Retraktionskraft der Lunge und des Thorax. Bei forcierter Atmung wird auch die Exspiration unter Zuhilfenahme der Bauchmuskulatur und der Interkostalmuskulatur ein aktiver Vorgang.

2.2.8.2   Compliance

Die Druckvolumenkurve in Abb. 62 gibt Aufschluß über die elastischen Eigenschaften der Lunge. Man erhält diese Kurve, wenn man, wie im linken Teil der Abb. 62 demonstriert, eine isolierte Lunge mit einem variablen Vakuum umgibt und den die Lunge umgebenden Druck

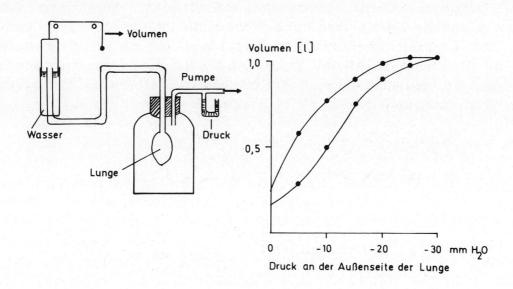

Abb. 62: Bestimmung der Druck-Volumen-Kurve einer exzidierten Lunge (Einzelheiten siehe Text)

jeweils gegen das dazugehörige intrapulmonale Volumen aufzeichnet. In dieser Versuchsanordnung wird die normale Situation im Thorax mit negativem Druck im Pleuraspalt (etwa -2 bis -10 cm H_2O) imitiert. Eine solche Druckvolumenkurve läßt sich jedoch genauso herstellen durch Erhöhung des intrapulmonalen Drucks, z.B. durch künstliche Beatmung. Die in der Lunge gemessenen Drucke sind dann positiv. Ob die Ausdehnung der Lunge durch Erhöhung des intrapulmonalen Drucks oder Erniedrigung des Umgebungsdrucks erzielt worden ist, spielt keine Rolle. Entscheidend für den Dehnungszustand der Lunge ist vielmehr die Druckdifferenz zwischen Innen- und Außenseite der Lunge. Diese Differenz wird als transpulmonaler Druck bezeichnet (vgl. Kap. 2.4). In vivo bei Spontanatmung entspricht er dem negativen Druck im Pleuraspalt, der jedoch nicht so leicht gemessen werden kann. Deswegen benützt man häufig den Druck im mittleren Ösophagusdrittel, der in etwa dem Pleuradruck entspricht. Wie Abb. 62 rechts zeigt, sind die Druckvolumenkurven bei Dehnung der Lunge (Inspiration) und Entblähung (Exspiration) unterschiedlich. Dies hat etwas mit der Oberflächenspannung in den Alveolen zu tun. Die Steilheit der Druckvolumenkurve oder die Volumenänderung pro Einheit Druckänderung ist die Volumendehnbarkeit der Lunge oder Compliance. Bei normaler Ausgangslage (intrapleurale Drucke von -2 bis -10 cm H_2O) ist die Lunge sehr leicht dehnbar. Die normale Lungencompliance beträgt etwa 200 ml Luft pro cm Wasserdruckänderung.

Jedoch zeigt der flache, obere Teil der Druckvolumenkurve (Abb. 62 rechts), daß die Lunge bei hohen Volumina eine niedrigere Compliance hat. Die Compliance des Thorax ist etwa gleich groß wie die der Lunge. Die Compliance von Lunge und Thorax zusammen, wie sie am Krankenbett bestimmt wird, beträgt normalerweise etwa 100 ml/cm H_2O (vgl. Kap. 2.5 und 2.7).

2.2.8.3   Resistance

Soll Gas oder Flüssigkeit durch ein Rohr bewegt werden, so muß der Druck am Anfang des Rohrsystems höher sein als am Ende. Die Gesetzmäßigkeiten von treibendem Druck, bewegtem Volumen und Strömungswiderstand in Abhängigkeit von den Eigenschaften des Rohrsystems und des fließenden Mediums beschreibt das OHM'sche Gesetz und das HAGEN-POISEUILLE'sche Gesetz (vgl. Kap. 1.2.5). Der Luftwegswiderstand (Resistance), der überwunden werden muß, damit ein bestimmtes Luftvolumen pro Zeiteinheit von der Außenwelt zu den Alveolen befördert werden kann, wird in Zentimeter Wassersäule pro Liter pro Sekunde angegeben und hängt in erster Linie von der Weite der Luftwege ab. Aktive Verengung der Luftwege (Bronchokonstriktion), z.B. bei Asthma und unter der Wirkung von Histamin oder Parasympathikomimetika (vgl. Kap. 6.6) oder teilweise Verlegung der Luftwege durch Sekret oder Fremdkörper, führt zu einer Zunahme des Luftwegswiderstands und damit zu vermehrter Atemarbeit, die vom Patienten selbst oder von einem Respirator aufgebracht werden muß.

2.2.8.4   Atemgrenzwert und Sekundenkapazität

Unter Atemgrenzwert versteht man das Atemzeitvolumen bei maximal forcierter, willkürlicher Hyperventilation für die Dauer von 10 sec mit einer Frequenz von 60 bis 70 Atemzügen pro min. Der Sollwert für den Atemgrenzwert hängt vom Alter und von den Körpermaßen ab und liegt beim Gesunden zwischen 100 und 170 l. Eine Abnahme des Atemgrenzwerts finden wir sowohl bei restriktiven als auch bei obstruktiven Ventilationsstörungen. Während restriktive Ventilationsstörungen durch eine Einschränkung der Ausdehnungsfähigkeit der Lunge gekennzeichnet sind, handelt es sich bei obstruktiven Ventilationsstörungen um alle diejenigen Zustände, die mit einer Erhöhung des Atemwegswiderstands (Resistance) einhergehen, z.B. Verengung der Atemwege bei Bronchialasthma.

Mit Hilfe der Sekundenkapazität (TIFFENEAU-Test) ist eine Unter-
scheidung, ob eine restriktive oder mehr obstruktive Ventilationsstörung vorliegt, möglich. Es handelt sich dabei um eine spirome-
trische Erfassung desjenigen Volumens, das nach maximaler Einatmung
innerhalb einer Sekunde ausgeatmet werden kann. Diese Sekundenkapazität wird relativ, d.h. bezogen auf die Vitalkapazität, angegeben.
Man verlangt dabei, daß mindestens 70 bis 80 % der Vitalkapazität innerhalb einer Sekunde ausgeatmet werden können. Ist dies nicht der
Fall, d.h. der Patient atmet in einer Sekunde weniger aus, so ist dies
ein deutlicher Hinweis auf das Vorliegen einer obstruktiven Ventilationsstörung. Beträgt beispielsweise bei einem Erwachsenen die Vitalkapazität 4 800 ml und werden davon in der ersten Sekunde 3 800 ml
(entsprechend 80 % VC) ausgeatmet, so liegen normale Verhältnisse
vor. Beträgt die Vitalkapazität nur 2 400 ml und werden davon
1 920 ml (entsprechend 80 % VC) in einer Sekunde ausgeatmet, so
liegt eine restriktive Ventilationsstörung vor. Beträgt VC schließlich
4 800 ml, werden aber nur 1 920 ml (entsprechend 40 % VC) in einer
Sekunde ausgeatmet, so liegt eine obstruktive Ventilationsstörung
vor.

2.2.9   Atemregulation

Die Atemregulation hat die Aufgabe, in Ruhe und Belastung die Ventilation dem jeweiligen Herzminutenvolumen und dem Sauerstoffverbrauch anzupassen. Dabei sind PO_2 und PCO_2, sowie der pH-Wert des
arteriellen Blutes innerhalb enger Grenzen konstant zu halten. Atem-
tiefe und Atemfrequenz sind so aufeinander abzustimmen, daß die
Atemarbeit unter möglichst ökonomischen Bedingungen erfolgt. Für
diese Aufgaben stehen dem Organismus zentrale, chemisch-reflekto-
rische und mechanisch-reflektorische Mechanismen zur Verfügung. Die
Atmung wird zentral gesteuert. Das Atemzentrum liegt in der Medulla
oblongata, wo inspiratorisch und exspiratorisch wirksame Neurone
räumlich getrennt voneinander liegen und abwechselnd aktiviert werden. Wenn das Großhirn ausfällt, bleibt die Atmung vorerst intakt.
Das Atemzentrum ist verantwortlich für die Aufrechterhaltung der
rhythmischen Atembewegungen und die Anpassung an den Bedarf und
ebenso für die koordinierte Form von Inspiration und Exspiration.
Chemische Veränderungen des Blutes beeinflussen das Atemzentrum
direkt, aber auch über Chemorezeptoren in der Peripherie.
Chemorezeptoren sind bisher im Glomus aorticum und Glomus caroticum
nachgewiesen worden. Die Ventilation wird reguliert durch den CO_2-
und O_2-Gehalt und den pH-Wert im Blut.

Die Kohlensäurespannung im Blut ist der wichtigste Parameter für den chemischen Atemantrieb. Die Regulierung durch den PCO_2 ist sehr empfindlich und präzise. Auch bei unterschiedlichen Belastungen des Organismus schwankt PCO_2 nur um etwa 3 mmHg. Für jeweils 1 mmHg Anstieg des PCO_2 steigt die Ventilation um etwa 3 l/min an. CO_2 diffundiert leicht durch die Bluthirnschranke in den Liquor. Dort werden dann mehr H^+-Ionen freigesetzt, und die resultierende pH-Senkung stimuliert über zentrale Chemorezeptoren am Boden des IV. Ventrikels das Atemzentrum in der Medulla oblongata. Die peripheren Chemorezeptoren reagieren ebenfalls auf einen PCO_2-Anstieg im Blut. Sie senden Impulse über afferente Bahnen des 9. und 10. Hirnnerven zum Atemzentrum. Daraus resultiert ebenfalls ein gesteigerter Atemantrieb. Die peripheren Chemorezeptoren für den PCO_2 sind jedoch nicht so wichtig für die Atemregulation wie die zentralen Rezeptoren.

Der Atemantrieb durch $\underline{O_2\text{-Mangel}}$ erfolgt reflektorisch nur über die peripheren Rezeptoren. Es gibt keine direkte, zentrale Stimulation durch den arteriellen PO_2. Bei normalem PCO_2 führt erst eine Senkung des arteriellen PO_2 auf etwa 50 mmHg zu einer erhöhten Ventilation. Deswegen spielt normalerweise die Atemregulation durch Hypoxämie keine sehr große Rolle, außer bei Patienten, die eine chronische PCO_2-Erhöhung bei chronischen Lungenveränderungen haben. Diese Patienten haben den Atemantrieb durch PCO_2-Anstieg verloren und regulieren ihre Ventilation durch den PO_2 im arteriellen Blut über die peripheren Chemorezeptoren. Bei diesen Patienten führt eine großzügige O_2-Zufuhr oft zu einer Atemdepression.

2.3   Pathophysiologie der Atmung (U. FINSTERER)

2.3.1   Hypoxämie und ihre Ursachen

2.3.1.1   Die alveolo-arterielle Sauerstoffdruckdifferenz

Eine der wichtigsten Funktionen der Lunge ist die Oxygenierung des Blutes. Wie Abb. 63 zeigt (vgl. Kap. 2.2.6), hat die ideale Alveolarluft auf Meereshöhe ein PO_2 von etwa 105 mmHg (PAO_2). Das gemischtvenöse Blut tritt mit einem Sauerstoffpartialdruck von 40 mmHg ($P\bar{v}O_2$) in die Lunge ein und verläßt sie mit einem PaO_2 von etwa 95 mmHg. Idealerweise sollte das Blut, das die Lungenkapillaren durchströmt, den Partialdruck des Sauerstoffs in der Alveole annehmen. Alveolärer und arterieller Sauerstoffdruck sind jedoch niemals völlig identisch, PAO_2 ist immer etwas größer als PaO_2, und die alveolo-arterielle Sauerstoffdruckdifferenz ($AaDO_2 = PAO_2 - PaO_2$) beträgt beim Gesunden bei Luftatmung etwa 10 - 12 mmHg. Diese Druckdifferenz hat theoretisch drei Ursachen (a - c in Abb. 63), nämlich

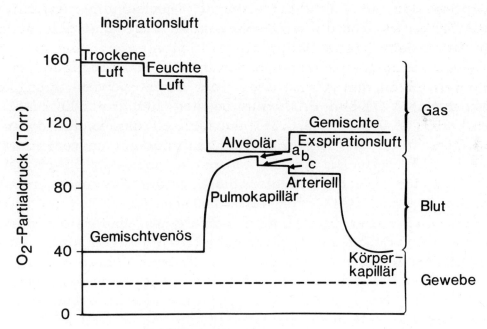

Abb. 63:   Oxygenierung des Blutes in der Lunge
            a - c stehen für die Ursachen der alveolo-arteriellen Sauerstoffdruckdifferenz, nämlich

  a)   Diffusionsstörung für Sauerstoff (klinisch nicht von Bedeutung)
  b)   anatomischer Shunt und
  c)   Störungen des Belüftungsdurchblutungsverhältnisses (niedriges $\dot{V}_A/\dot{Q}$)

a) ein Diffusionshindernis für Sauerstoff (vgl. Kap. 2.3.1.3),
b) einen intrapulmonalen venoarteriellen Rechts-Links-Shunt (vgl. Kap. 2.3.1.4),
c) ein Mißverhältnis zwischen Belüftung und Durchblutung ($\dot{V}_A/\dot{Q}$-Störung, vgl. Kap. 2.3.1.5).

Die $AaDO_2$ in einer gesunden Lunge kommt de facto aber dadurch zustande, daß auch unter normalen Bedingungen maximal 1 - 3 % des Herzzeitvolumens im wesentlichen durch anatomisch fixierte Kanäle vom rechten zum linken Herzen 'geshuntet' werden, ohne mit Alveolarluft in Berührung gekommen zu sein ('echter' anatomischer Shunt). Darüber hinaus liegt auch in einer völlig gesunden Lunge regional ein geringes Mißverhältnis von Belüftung und Durchblutung vor (niedriges $\dot{V}_A/\dot{Q}$), das zur normalen $AaDO_2$ beiträgt.

Die $AaDO_2$ ändert sich mit der inspiratorischen Sauerstoffkonzentration (Abb. 64). Sie steigt auch unter normalen Verhältnissen mit Zunahme der inspiratorischen Sauerstoffkonzentration an, was aber nicht bedeutet, daß die kalkulierte venöse Beimischung zunimmt. Dabei ist die $AaDO_2$, die durch $\dot{V}_A/\dot{Q}$-Störungen verursacht ist, etwa bei allen inspiratorischen Sauerstoffkonzentrationen gleich und verschwindet erst bei Atmung von reinem Sauerstoff (untere Linie in Abb. 64, vgl. Kap. 2.3.1.5). Die $AaDO_2$, die durch echten Shunt verursacht wird, nimmt zwischen PAO_2-Werten von 100 und 200 mmHg (entsprechend FIO_2 = 0,21 bzw. 0,35) deutlich zu und bleibt dann bei höheren inspiratorischen Sauerstoffkonzentrationen unverändert (mittlere Linie in Abb. 64). Die $AaDO_2$ ist in der normalen Lunge bei FIO_2 von 0,35, wie wir es z.B. normalerweise bei der Narkose verwenden (entsprechend einem PAO_2 von etwa 200 mmHg), mit rund 45 mmHg am größten und nimmt bei Atmung von reinem Sauerstoff durch Fortfall der venösen Beimischung durch $\dot{V}_A/\dot{Q}$-Störungen dann auf 35 mmHg ab. Wird bei einem Patienten in München bei Atmung von 35 % Sauerstoff ein arterielles PO_2 von 140 mmHg gemessen, so ist dies ein normaler Wert und spricht nicht für eine erhöhte venöse Beimischung, denn entsprechend der <u>Alveolargasgleichung</u> ist bei ihm

$$PAO_2 = (P_B - PH_2O) \times FIO_2 - PaCO_2/RQ =$$
$$(720 - 47) \times 0,35 - 50 = 186 \text{ mmHg}$$

und $AaDO_2$ ist mit 186 - 140 = 46 mmHg entsprechend Abb. 64 für ein PAO_2 um 200 mmHg im Normbereich (die Erklärung aller Symbole in der Alveolargasgleichung findet sich in Kap. 2.2.1.3). Da die $AaDO_2$

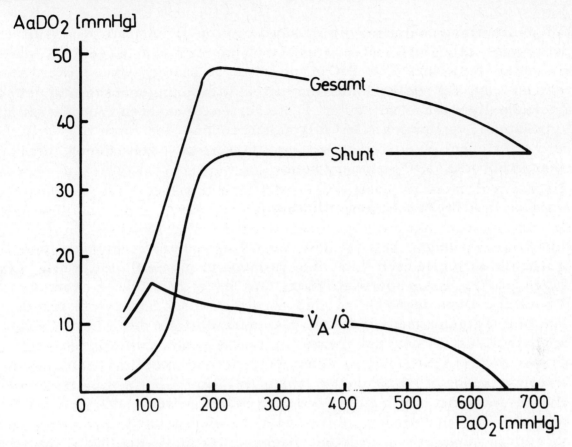

Abb. 64: 'Normale' AaDO$_2$ in Abhängigkeit von PAO$_2$. Die obere Kurve zeigt das Verhalten der gesamten AaDO$_2$ mit steigendem PAO$_2$. Die mittlere Kurve zeigt den Effekt des anatomischen Shunts, die untere Kurve den Effekt von $\dot{V}_A/\dot{Q}$-Störungen

mit FIO$_2$ variiert, muß bei jeder Angabe der AaDO$_2$ zur richtigen Beurteilung der Lungenfunktion auch FIO$_2$ angegeben werden, z.B. AaDO$_2$ = 45 mmHg bei FIO$_2$ = 0,35 ist ein normaler Wert (s. o.), während AaDO$_2$ = 45 mmHg bei FIO$_2$ = 0,21 bereits einen deutlich pathologischen Wert darstellt (entsprechend PaO$_2$ = 60 mmHg bei Luftatmung).

Ein entscheidender Parameter für die Beurteilung der Lungenfunktion ist demnach der Partialdruck des Sauerstoffs im arteriellen Blut, d.h. im Blut nach Lungenpassage (Normalwert bei Luftatmung auf Meereshöhe 90 - 95 mmHg). Würden wir bei allen unseren Patienten im Operationssaal, im Aufwachraum und auf der Intensivstation PaO$_2$ messen, so würden nur wenige diesen Normalwert erreichen. Bei den meisten unserer Patienten ist der PaO$_2$ gegenüber dem Normalwert erniedrigt, es liegt eine arterielle Hypoxämie vor. Die arterielle Hypoxämie bei Luftatmung ist bei weitem das häufigste Kennzeichen der gestörten

Lungenfunktion, während die Anhäufung von Kohlensäure im Blut (Hyperkapnie) sehr viel seltener angetroffen wird. Im Gegenteil, da die arterielle Hypoxämie (ab PaO_2 von etwa 50 mmHg) ein starker Atemreiz ist, ist bei vielen Patienten mit akuten Lungenerkrankungen die arterielle Hypoxämie mit einer gesteigerten alveolären Ventilation und Hypokapnie verbunden. Im folgenden sollen vier wichtige Ursachen der arteriellen Hypoxämie dargestellt werden, von denen drei mit einer erhöhten $AaDO_2$ einhergehen.

2.3.1.2   Alveoläre Hypoventilation

Wie Abb. 63 zeigt, beträgt auf Meereshöhe der O_2-Partialdruck der befeuchteten Luft (z.B. in den großen Bronchien) 150 mmHg (vgl. Kap. 2.2.6). PAO_2 beträgt aber nur etwa 2/3 dieses Wertes oder 105 mmHg. Dies liegt daran, daß in der Alveole Sauerstoff ständig in das Blut aufgenommen und CO_2 aus dem Blut in die Alveole abgegeben wird. Würde der Sauerstoff in der Alveole nicht durch ständige alveoläre Ventilation nachgeliefert, so würde seine Konzentration im Alveolargas sogar rasch weiter absinken, und CO_2 würde sich in der Alveole anhäufen. Es besteht demnach normalerweise ein Gleichgewicht zwischen der Menge des in das Blut aufgenommenen Sauerstoffs und der durch alveoläre Ventilation nachgelieferten Menge an Sauerstoff, das in einem alveolären PO_2 von etwa 100 mmHg resultiert. Wenn nun die alveoläre Ventilation reduziert wird, muß bei unverändertem Sauerstoffverbrauch PAO_2 und damit auch PaO_2 absinken. Hypoventilation wird häufig durch Krankheiten außerhalb der Lunge verursacht, in den meisten Fällen ist die Lunge sogar gesund, und die Prognose für den Patienten ist äußerst günstig, wenn es gelingt, die Ursache der Hypoventilation zu beseitigen. Zwei Kennzeichen sind typisch für die Hypoventilation, nämlich

a)   das arterielle PCO_2 ist immer erhöht und

b)   die arterielle Hypoxämie kann leicht durch eine Erhöhung der inspiratorischen Sauerstoffkonzentration (FIO_2) beseitigt werden.

a)   Es gilt die einfache Beziehung

$$PaCO_2 = K \times \dot{V}_{CO2}/\dot{V}_A$$

d.h., der arterielle PCO_2 ist direkt proportional zur CO_2-Produktion im Körper und umgekehrt proportional zur alveolären Ventilation. Wenn also z.B. bei konstanter CO_2-Produktion die alveoläre Ventilation halbiert wird, so verdoppelt sich der $PaCO_2$.

Merke: Alveoläre Hypoventilation bedeutet nicht niedrige Atemfrequenz oder niedriges Atemminutenvolumen, sondern zu niedrige alveoläre Ventilation im Verhältnis zur CO_2-Produktion im Körper, immer kenntlich an einem erhöhten $PaCO_2$. Wenn ein Patient nicht hyperkapnisch ist, hypoventiliert er nicht!

b) Arterielle Hypoxämie durch einfache alveoläre Hypoventilation (ohne zusätzliche Störung des Sauerstofftransports in der Lunge) kann immer durch eine geringe Erhöhung der FIO_2 beseitigt werden. Dies kann aus der Alveolargasgleichung (s.o.) leicht abgeleitet werden. Nehmen wir an, ein Patient habe bei Luftatmung auf Meereshöhe und normaler Körpertemperatur durch reine alveoläre Hypoventilation einen $PaCO_2$ von 80 mmHg bei einem RQ von 0,8, dann ist sein alveolärer Sauerstoff-Partialdruck:

PAO_2 = (760 - 47) x 0,21 - 80/0,8 = 50 mmHg (entsprechend einem PaO_2 von etwa 45 mmHg).

Erhält der Patient über eine Sauerstoffmaske ein Inspirationsgemisch mit 30 % Sauerstoff (FIO_2 = 0,3), so ist sein alveolärer Sauerstoff-Partialdruck:

PAO_2 = (760 - 47) x 0,3 - 80/0,8 = 114 mmHg (entsprechend einem PaO_2 von etwa 100 mmHg).

Wie Abb. 65 zeigt, ist bei einer alveolären Ventilation von 3 l/min alveoläres PCO_2 und PO_2 jeweils etwa 70 mmHg, d.h., hier ist die Hypoxämie noch nicht lebensbedrohlich, obwohl die respiratorische Azidose schon bedeutend ist. Sinkt die alveoläre Ventilation aber nur noch um ein weiteres Liter ab, so wird $PACO_2$ = 100 mmHg und PAO_2 = 30 mmHg, was mit dem Leben nur noch kurze Zeit vereinbar ist, d.h., die alveoläre Hypoventilation bei Luftatmung hat einen kritischen Punkt, unterhalb dessen rasch lebensbedrohlicher Sauerstoffmangel eintritt.

Ursachen der Hypoventilation sind z.B.:

a) Depression des Atemzentrums durch Barbiturate, Morphin und seine Abkömmlinge und durch Narkose generell,

b) Erkrankungen der Medulla oblongata, wie Enzephalitis, Schädelhirntrauma, Blutungen oder Tumoren,

c) Störungen der Leitungsbahnen im Rückenmark, wie hohe Querschnittslähmung,

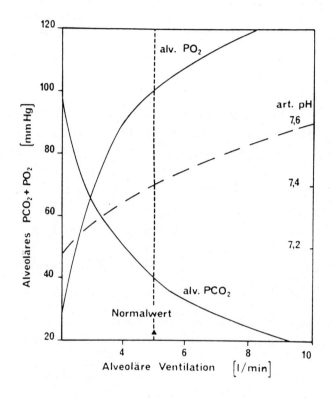

Abb. 65: Arterieller pH, alveolärer PO_2 und PCO_2 in Abhängigkeit von der alveolären Ventilation bei Luftatmung

d) Schäden der Vorderhornzellen, wie bei Poliomyelitis,

e) Erkrankungen der peripheren Nerven, wie Polyneuritis,

f) Störungen an der motorischen Endplatte, wie bei Myasthenia gravis, E605-Vergiftung und Anwendung von Muskelrelaxantien,

g) Erkrankungen des knöchernen Thorax, wie Rippenserienfrakturen mit instabiler Brustwand und

h) Verlegung der oberen Luftwege (z.B. nach Strumaresektion).

Merke: Alveoläre Hypoventilation ist immer gekennzeichnet durch Hyperkapnie. Die arterielle Hypoxämie bei Luftatmung kann schon durch mäßige Erhöhung von FIO_2 (z.B. auf 0,3) beseitigt werden. Die arterielle Hypoxämie bei alveolärer

Hypoventilation wird verursacht durch zu geringen Antransport von Sauerstoff in die Alveolen, die alveolo-
arterielle Sauerstoffdruckdifferenz (AaDO$_2$) ist aber im
Gegensatz zu 2.3.1.3 bis 2.3.1.5 nicht erhöht.

2.3.1.3   Diffusionsstörung

Sauerstoff bewegt sich durch die Blut-Gas-Schranke in der Lunge
(alveolo-kapilläre Membran) aufgrund eines Partialdruckgefälles, denn
der Partialdruck im Alveolargas ist höher als im Blut (vgl. Kap.
2.2.4).

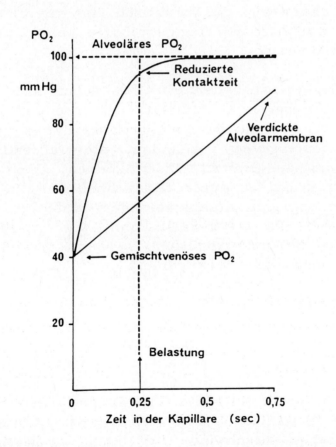

Abb. 66: Diffusion von Sauerstoff in der Lunge bei Luftatmung

Abb. 66 zeigt, wie der PO_2 im Blut steigt, wenn es durch die Lungenkapillaren fließt (und wenn Luft geatmet wird). Der alveoläre PO_2 ist etwa 100 mmHg, der PO_2 des gemischtvenösen Blutes ($P\bar{v}O_2$, Blut in der Lungenarterie) beträgt etwa 40 mmHg. Wenn das Blut also in die Lungenkapillare eintritt, besteht ein Partialdruckunterschied zwischen Blut und Alveole (beide sind hier nur durch eine etwa 1 µm dicke Grenzschicht getrennt) von 100 - 40 = 60 mmHg. Dies ist der treibende Druck für die Sauerstoffbeladung des Blutes, was zur Folge hat, daß der Sauerstoff rasch die dünne Grenzschicht durchdringt und PO_2 im Blut schnell ansteigt. Wie Abb. 66 weiter zeigt, beträgt die Kontaktzeit des Erythrozyten mit Alveolargas in den Lungenkapillaren normalerweise etwa 3/4 sec. Schon nach einem Drittel dieser Zeit, also nach 1/4 sec, hat normalerweise der PO_2 im Blut den PAO_2 fast erreicht. Nun ist der treibende Druck für die Sauerstoffbeladung nur noch minimal, und der PO_2 im Blut steigt jetzt nur noch ganz langsam auf den Endwert, der praktisch dem alveolären PO_2 entspricht, d.h. in der normalen Lunge gibt es keine $AaDO_2$ aufgrund eines Diffusionshindernisses.

Merke: Normalerweise hat der Blut-PO_2 schon nach einem Drittel der verfügbaren Kontaktzeit den alveolären PO_2 praktisch erreicht. So sind in der normalen Lunge in Ruhe große Diffusionsreserven vorhanden, die während körperlicher Belastung ausgenützt werden können. Denn während Belastung kommt es durch den schnelleren Blutfluß zu einer Verkürzung der Kontaktzeit des Blutes in den Lungenkapillaren. Die Kontaktzeit kann, wie wir gesehen haben, auf 1/4 Sekunde reduziert werden, und das Blut wird immer noch effektiv oxygeniert.

Bei einigen Krankheiten ist die Blut-Gas-Schranke so verdickt und die Diffusion des Sauerstoffs damit so verlangsamt, daß der Partialdruckausgleich zwischen Alveole und Lungenkapillarblut unvollständig bleibt. Zu diesen Krankheiten gehören: interstitielle Lungenfibrose, interstitielle Pneumonie, Sklerodermie u.a. Bei Hypoxie durch Diffusionsstörung ist typisch, daß sie bei körperlicher Belastung zunimmt (verkürzte Kontaktzeit), und daß sie bei Atmung von sauerstoffreichen Gemischen verschwindet, da dann das Partialdruckgefälle für Sauerstoff zwischen Alveole und Lungenkapillarblut erheblich steigt.

Ob im Rahmen der Anästhesie und Intensivpflege Hypoxämien durch Diffusionsstörung eine nennenswerte Rolle spielen, ist zur Zeit noch unsicher. Am ehesten wäre dies beim beginnenden interstitiellen

Lungenödem (s.u.) vorstellbar. In den meisten anderen Situationen kommt es neben der Verdickung der alveolo-kapillären Membran auch zu Störungen im Verhältnis von Durchblutung und Belüftung der Lunge, welche in erheblich stärkerem Maße zur Hypoxie Anlaß geben.

2.3.1.4   Intrapulmonaler venoarterieller Rechts-Links-Shunt

Rechts-Links-Shunt ist in der klinischen Medizin gut bekannt von angeborenen Herzfehlern, bei denen Verbindungen zwischen großem und kleinem Kreislauf bestehen, und bei denen der Druck im rechten Ventrikel größer als im linken ist (intrakardialer Rechts-Links-Shunt, vgl. Kap. 1.3.7). <u>Intrapulmonaler</u> Rechts-Links-Shunt ist in der Anästhesie und Intensivmedizin ungleich häufiger und tritt immer dann auf, wenn Blut Lungengefäße passiert (und damit vom rechten zum linken Herzen gelangt), ohne mit Alveolargas in Berührung zu kommen, wie es z.B. in völlig unbelüfteten, aber durchbluteten Teilen der Lunge (Atelektasen) der Fall ist. Dieser intrapulmonale Rechts-Links-Shunt durch unbelüftete, aber durchblutete Alveolen stellt einen Extremfall von Belüftungs-Durchblutungsstörungen dar (s.u.), wird aber hier gesondert abgehandelt, da er einerseits sehr häufig auftritt und andererseits bei der Atmung von reinem Sauerstoff ein spezielles Verhalten zeigt, indem nämlich dann der PaO_2 nicht annähernd den Sollwert des Lungengesunden erreicht. Abb. 67 zeigt zunächst eine schematische Situation mit 10 % Shunt (z.B. durch eine atelektatische Alveole) bei Luftatmung. $P\bar{v}O_2$ ist 38 mmHg, PAO_2 ist 105 mmHg und PaO_2 ist 77 mmHg ($AaDO_2$ = 28 mmHg) durch die venöse Bemischung von 10 % untersättigtem Blut.

In Abb. 67 wird auch auf die Shuntformel hingewiesen, wobei man zunächst davon ausgeht, daß sich das Herzminutenvolumen ($\dot{Q}_T$), also alles Blut, was durch die Lunge, aber natürlich auch durch den großen Kreislauf fließt, zusammensetzt aus Blut, das durch belüftete Alveolen fließt und Blut, das geshuntet wird:

$$\dot{Q}_T = \dot{Q}_c + \dot{Q}_S.$$

Weiterhin gilt unter Betrachtung des im Körper transportierten Sauerstoffs ($\dot{Q}_T$ x CaO_2), wobei C das Symbol für Sauerstoffgehalt ('Content') ist, daß dieser sich zusammensetzt aus dem Sauerstoff, der aus belüfteten Alveolen aufgenommen worden ist ($\dot{Q}_c$ x Cc) und dem Sauerstoff, der im venösen ('geshunteten') Blut noch vorhanden war ($\dot{Q}_S$ x C$\bar{v}$).

$$\dot{Q}_T \times CaO_2 = \dot{Q}_c \times Cc + Q_S \times C\bar{v},$$

woraus sich durch Substituierung von $\dot{Q}_c$ und Umschreibung die eigentliche Shuntformel ergibt:

$$\dot{Q}_S/\dot{Q}_T = \frac{CcO_2 - CaO_2}{CcO_2 - C\bar{v}O_2}$$

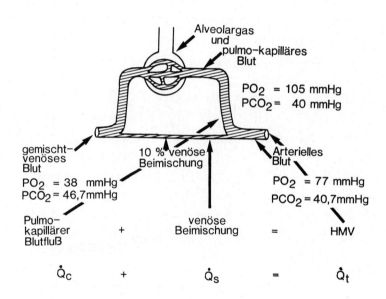

Abb. 67:   Effekt einer venösen Beimischung von 10 % des HZV auf die $AaDO_2$

Dabei ist:

$CcO_2 = Hb \times ScO_2 \times 1,36 + PAO_2 \times 0,003$ (ml/100 ml Blut)
ScO_2 entnimmt man einem Nomogramm für das aus der Alveolargasgleichung berechnete PAO_2 (s.o.),
$CaO_2 = Hb \times SaO_2 \times 1,36 + PaO_2 \times 0,003$ (ml/100 ml Blut)
und
$C\bar{v}O_2 = Hb \times S\bar{v}O_2 \times 1,36 + P\bar{v}O_2 \times 0,003$ (ml/100 ml Blut).

Für die Berechnung eines intrapulmonalen Shunts müssen also bekannt sein: Barometerdruck, Körpertemperatur, FIO_2, Hämoglobingehalt, PaO_2, $PaCO_2$, $P\bar{v}O_2$, SaO_2, $S\bar{v}O_2$ und, falls möglich, der RQ (dieser kann auch mit 0,8 angenommen werden). $P\bar{v}O_2$ muß im gemischtvenösen Blut aus rechtem Ventrikel oder Pulmonalarterie gemessen werden. Blut aus einem zentralvenösen Katheter ist nicht durchmischt und kann bei der Shuntberechnung zu sehr großen Fehlern führen. Somit wird die Shuntberechnung oft unmöglich, da ein Rechtsherzkatheter fehlt oder nicht indiziert ist.

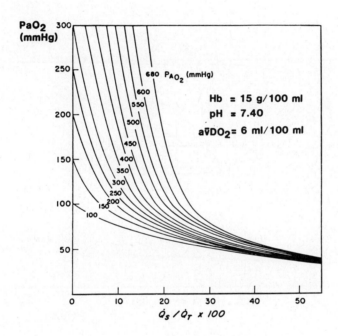

Abb. 68:   Verhältnis von PAO_2, PaO_2 und Shunt

Abb. 68 zeigt die Beziehung von PAO_2, PaO_2 und Shunt ($\dot{Q}_S/\dot{Q}_T$) in Prozent des Herzminutenvolumens, wobei die unterste Linie (PAO_2 = 100 mmHg) Luftatmung und die oberste Linie (PAO_2 = 680 mmHg) Atmung von reinem Sauerstoff bedeuten. Es ist ersichtlich, daß bei Shunts über 30 % auch die Atmung von reinem Sauerstoff die arterielle Hypoxämie nicht verhindern kann. Dies ist ein sehr wichtiger Punkt: Es hat also offenbar keinen Sinn, Patienten, z.B. mit akuter respiratorischer Insuffizienz, die an einem hohen intrapulmonalen Rechts-Links-Shunt leiden, mit einer beliebigen Erhöhung der inspiratorischen Sauerstoffkonzentration zu behandeln. Hohe Sauerstoffkonzentrationen sind nämlich nicht nur schädlich für die Lunge, sie können auch bei entsprechend hohem intrapulmonalem Shunt die Hypoxämie gar nicht beheben.

Abb. 69 zeigt den Effekt des intrapulmonalen venoarteriellen Shunts bei der Atmung von reinem Sauerstoff, wobei PO_2 gegen den Gehalt des Blutes an Sauerstoff in Vol% aufgetragen ist. Während in den Alveolen und damit in den zugehörigen Kapillaren das PO_2 über 600 mmHg liegt, ist PaO_2 75 mmHg, verursacht durch einen Shunt von 35 % des HZV. Folgende Werte wurden angenommen:

FIO_2 1,0, PAO_2 650 mmHg, Hb 13,5 g%, ScO_2 100 %, PaO_2 75 mmHg, SaO_2 95 %, $P\bar{v}O_2$ 35 mmHg, $S\bar{v}O_2$ 69 %, $a\bar{v}DO_2$ 4,8 Vol%. Versuchen Sie, daraus selbst den Shunt zu berechnen!

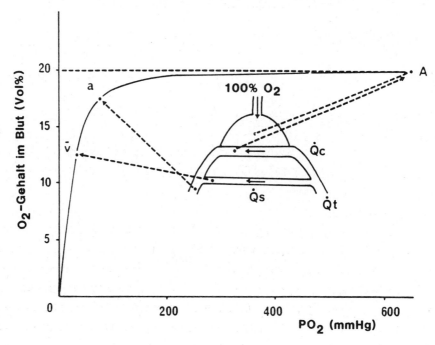

Abb. 69:   Atmung von reinem Sauerstoff bei einem $\dot{Q}_S/\dot{Q}_T$ von 0,35. Die $AaDO_2$ ist 575 mmHg.

Das enorm hohe PaO_2, das der Lungengesunde unter der Atmung von reinem Sauerstoff erreicht, wird also beim Vorliegen von intrapulmonalem Rechts-Links-Shunt erheblich reduziert, da die Sauerstoffdissoziationskurve bei hohen PO_2-Werten sehr flach verläuft. So können klinisch auch relativ kleine Shunts unter der Atmung von reinem Sauerstoff erkannt und berechnet werden.

Merke: Die $AaDO_2$ ist auch unter reiner Sauerstoffatmung pathologisch hoch, wenn ein Rechts-Links-Shunt vorliegt. Nur Shunts verhalten sich so. Bei den anderen Ursachen der Hypoxämie (Hypoventilation, Diffusionsstörung, $\dot{V}_A/\dot{Q}$-Störungen) ist die $AaDO_2$ unter Sauerstoffatmung normal.

Ist die $AaDO_2$ unter Sauerstoffatmung erhöht, liegt ein Rechts-Links-Shunt vor.

Intrapulmonaler veno-arterieller Rechts-Links-Shunt tritt immer dann auf, wenn Alveolen durchblutet, aber nicht belüftet werden, also

a) bei Alveolarkollaps (Pneumothorax, Verschluß der zuführenden Luftwege = Resorptionsatelektase) und

b) wenn Fremdmaterial statt Luft die Alveolen ausfüllt (z.B. Ödemflüssigkeit, Blut, pneumonisches Infiltrat).

2.3.1.5 $\dot{V}_A/\dot{Q}$-Störungen

Unter Ruhebedingungen beträgt das HZV etwa 5 l/min und die alveoläre Ventilation ($\dot{V}_A$) etwa 4 l/min. Da das gesamte HZV auch durch die Lunge fließt, ist das Belüftungs-Durchblutungsverhältnis ($\dot{V}_A/\dot{Q}$) für die Lunge als Ganzes normalerweise 4 l : 5 l = 0,8. In der 'idealen Lunge' sollte auch jede einzelne Alveole ein $\dot{V}_A/\dot{Q}$ von 0,8 haben, dann könnten keinerlei Störungen des Gaswechsels durch Verteilungsstörungen auftreten. Es bestehen zwar auch beim Lungengesunden regionale Abweichungen des $\dot{V}_A/\dot{Q}$ von 0,8, verursacht durch unterschiedliche Verteilung von Belüftung und Durchblutung in oberen und unteren Lungenanteilen. Diese sind jedoch nicht so ausgeprägt, daß sie zu mehr als 3 bis 5 mmHg $AaDO_2$ bei Luftatmung führen. Bei Lungenkranken (Asthma, Emphysem, Bronchitis) können aber $\dot{V}_A/\dot{Q}$-Störungen so ausgeprägt werden, daß die $AaDO_2$ bei Luftatmung 50 mmHg und mehr betragen kann und zusätzlich die CO_2-Ausscheidung empfindlich gestört ist.

Will man die Auswirkungen von $\dot{V}_A/\dot{Q}$-Störungen auf den Gaswechsel verstehen, so sollte man zunächst die beiden Extreme betrachten, die möglich sind und in erkrankten Lungen auch häufig vorkommen, nämlich Alveolen mit einem $\dot{V}_A/\dot{Q}$ von Null und solche mit einem $\dot{V}_A/\dot{Q}$ von unendlich (Abb. 70). Alveolen mit einem $\dot{V}_A/\dot{Q}$ von Null haben keine Ventilation, aber erhaltene Durchblutung und stellen intrapulmonalen venoarteriellen Rechts-Links-Shunt dar. Wir haben diesen Sonderfall des erniedrigten $\dot{V}_A/\dot{Q}$ oben abgehandelt. In Abb. 70 links ist z.B. der zuführende Bronchus verlegt. Zwischen dem eingeschlossenen Alveolargas und dem kapillären Blut erfolgt so lange ein Gasaustausch, bis die Partialdrucke für O_2 und CO_2 im eingeschlossenen Gas und im gemischtvenösen Blut gleich sind ($P\bar{v}O_2 = 40$, $P\bar{v}CO_2 = 45$ mmHg). Dann hört der Gasaustausch auf und es erfolgt echter Shunt. Meist kollabieren Alveolen irgendwann, wenn ihre zuführenden Luftwege

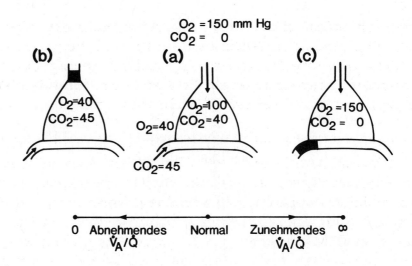

Abb. 70:   Alveoläres PO_2 und PCO_2 bei $\dot{V}_A/\dot{Q}$ von 0,8 (a), 0 (b) und unendlich (c) bei Luftatmung

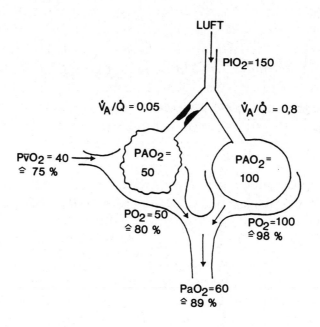

Abb. 71: O_2-Transport in Alveolen mit niedrigem $\dot{V}_A/\dot{Q}$
'PaO_2 = 60 ≙ 89 %' bedeutet: Das arterielle PO_2 ist 60 mmHg und die dazugehörige Sauerstoffsättigung des Hämoglobins ist 89 %

ständig verschlossen sind. Abb. 71 zeigt nun die Situation, in der $\dot{V}_A/\dot{Q}$ nicht Null ist, aber doch weit unter 0,8 liegt, d.h., die Alveole wird im Verhältnis zur Durchblutung viel zu gering belüftet, hier verursacht durch eine hochgradige Stenose (Bronchitis, Sekret, Tumor, Fremdkörper) des zuführenden Bronchus.

Da aufgrund der unzureichenden Belüftung bei voll erhaltener Durchblutung mehr Sauerstoff aus der Alveole entnommen wird als nachgeliefert werden kann, sinkt in Alveolen mit niedrigem $\dot{V}_A/\dot{Q}$ der Sauerstoffpartialdruck deutlich unter den Normwert, hier z.B. auf 50 mmHg, und das sie umspülende Blut bleibt deutlich untersättigt. Dies führt nach Durchmischung mit normal oxygeniertem Blut zu einer erhöhten $AaDO_2$, hier z.B. 100 - 60 = 40 mmHg. Alveolen mit niedrigem $\dot{V}_A/\dot{Q}$ liefern untersättigtes Blut und verhalten sich damit so, als ob sie Shuntblut beitragen würden, obwohl dies kein echter Shunt ist, sondern eben ein 'als ob-Shunt', denn eine geringe Oxygenierung findet ja in der Alveole statt.

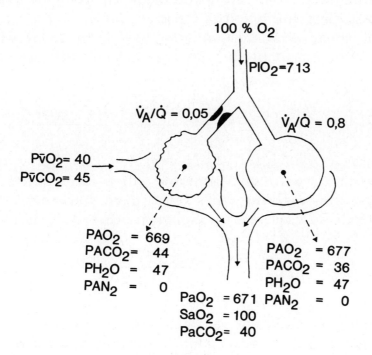

Abb. 72:   Hypoxämie durch $\dot{V}_A/\dot{Q}$-Störungen verschwindet bei Atmung von reinem Sauerstoff

In Abb. 72 wird unter den Verhältnissen von Abb. 71 reiner Sauerstoff geatmet und damit der Stickstoff völlig aus dem Körper ausgewaschen. Dann steigt nach einer gewissen Zeit auch in der teilweise obstruierten Alveole der Sauerstoffpartialdruck praktisch auf den gleichen Wert wie in der nicht obstruierten Alveole, denn Sauerstoff teilt sich jetzt in der Alveole den Barometerdruck nur noch mit CO_2 und Wasserdampf (da im Körper kein Stickstoff vorhanden ist). Die minimale Differenz im PAO_2 von 8 mmHg zwischen obstruierter und nicht obstruierter Alveole erklärt sich nur noch durch die unterschiedliche CO_2-Ausscheidung in beiden. Der gemischtvenöse PCO_2 ist 45 mmHg, der PCO_2 in der obstruierten Alveole ist 44 mmHg, da diese aufgrund der schlechten Ventilation fast kein CO_2 eliminiert. Der PCO_2 in der nicht obstruierten Alveole ist aufgrund geringer alveolärer Hyperventilation 36 mmHg, damit der arterielle PCO_2 bei 40 mmHg gehalten werden kann. Die arterielle Hypoxämie in Abb. 71 ist völlig verschwunden, die $AaDO_2$ ist mit 677 - 671 = 6 mmHg nahezu nicht mehr meßbar.

Hypoxämie durch niedriges $\dot{V}_A/\dot{Q}$ ist in der klinischen Medizin ungemein häufig, vermutlich sogar häufiger als Hypoxämie durch echten intrapulmonalen Rechts-Links-Shunt. Häufig liegen beide Ursachen der Hypoxämie nebeneinander vor, und die nach der obigen Shuntformel errechnete venöse Beimischung enthält immer dann, wenn nicht reiner Sauerstoff geatmet wird, eine Komponente, die verursacht wird durch echten Shunt und eine Komponente, die verursacht wird durch Alveolen mit niedrigem $\dot{V}_A/\dot{Q}$:

$$\dot{Q}_S/\dot{Q}_T \text{ total } (FIO_2 = 1,0) = \frac{\dot{Q}_S \text{ Shunt} + \dot{Q}_S \; \dot{V}_A/\dot{Q}}{QT}$$

Erhöhte $AaDO_2$ durch niedriges $\dot{V}_A/\dot{Q}$ verschwindet bei Atmung von reinem Sauerstoff und nach Auswaschung allen Stickstoffs aus dem Körper. Die venöse Beimischung, die jetzt noch berechnet wird, resultiert ausschließlich aus echtem intrapulmonalem Kurzschluß:

$$\dot{Q}_S/\dot{Q}_T \text{ total } (FIO_2 = 1,0) = \frac{\dot{Q}_S \text{ Shunt}}{QT}$$

Finden wir also bei einem Patienten bei Atmung von $FIO_2 = 1,0$ eine venöse Beimischung, so kann diese einmal durch echten intrapulmonalen Kurzschluß und zum anderen durch niedriges $\dot{V}_A/\dot{Q}$ verursacht sein. Wollen wir diese beiden Ursachen trennen, so müssen wir die venöse Beimischung auch bei Atmung von reinem Sauerstoff berechnen.

Tab. 14 zeigt ein willkürliches Beispiel von 30 % berechneter venöser Beimischung, die bei einem Patienten mit Lungenlappenatelektase fast ausschließlich durch echten Kurzschluß verursacht ist, d.h., bei diesem Patienten bleibt die Hypoxämie auch unter Sauerstoffatmung bestehen. Bei einem Patienten mit Asthma und Emphysem ist die 30 %ige venöse Beimischung überwiegend durch niedriges $\dot{V}_A/\dot{Q}$ bedingt. Dieser Patient hat bei Sauerstoffatmung ein sehr hohes PaO_2.

Tab. 14: Komponenten der venösen Beimischung bei Atelektase einerseits und Asthma und Emphysem andererseits

	$\dot{Q}_S/\dot{Q}_T$ Shunt	$\dot{Q}_S/\dot{Q}_T$ $\dot{V}_A/\dot{Q}$	$\dot{Q}_S/\dot{Q}_T$ total
Atelektase	28 %	2 %	30 %
Asthma und Emphysem	2 %	28 %	30 %

2.3.2 Hyperkapnie

2.3.2.1 CO_2-Produktion und Ventilation

CO_2 wird im Stoffwechsel in den Körperzellen produziert und im Blut im wesentlichen als Bicarbonat und in gelöster Form (vgl. Kap. 2.2.7.2) zur Lunge transportiert. Hier diffundiert es entlang einem Partialdruckgefälle vom Blut in die Alveole und wird durch die Ventilation in die Außenluft ausgeschieden. Der PCO_2 des Blutes wird normalerweise durch die Atemregulation sehr konstant gehalten, d.h., wird mehr CO_2 im Stoffwechsel produziert, so wird die alveoläre Ventilation gesteigert und umgekehrt. Es gilt die Formel:

$$\dot{V}CO_2 = \frac{FACO_2 \times \dot{V}_A}{100}$$

d.h. die CO_2-Produktion im Körper ist gleich der fraktionellen Konzentration von CO_2 im Alveolargas in Prozent multipliziert mit der alveolären Ventilation. Will man die alveoläre Ventilation berechnen, die nötig ist, um bei einer bekannten CO_2-Produktion den arteriellen PCO_2 bei 40 mmHg zu halten, so formt man die obige Gleichung wie folgt um:

$$\dot{V}_A = \frac{\dot{V}CO_2 \times 100}{FACO_2}$$

VCO_2 beträgt normalerweise etwa 200 ml/min und $FACO_2$ ist bei einem arteriellen (= alveolären) PCO_2 von 40 mmHg:

$$FACO_2 = \frac{40}{P_B - PH_2O} \qquad = \frac{40}{713} = 0,056 \text{ oder } 5,6 \text{ \%}$$

D.h., bei einem arteriellen PCO_2 von 40 mmHg enthält das Alveolargas 5,6 % CO_2 oder 5,6 ml CO_2 auf 100 ml Gas. Daraus ergibt sich nach der obigen Formel:

$$\dot{V}_A = \frac{200 \times 100}{5,6} \qquad = 3\ 570 \text{ ml}$$

d.h., mit einer alveolären Ventilation von 3,57 Litern kann bei einer CO_2-Produktion von 200 ml/min der arterielle PCO_2 bei 40 mmHg konstant gehalten werden. Berücksichtigt man nun eine Totraumventilation von 30 %, so ist ein Atemminutenvolumen von 3 570/7 x 10 = 5 100 ml erforderlich, um ein $PACO_2$ von 40 mmHg zu sichern.

2.3.2.2   Die zwei Ursachen der Hyperkapnie

Hyperkapnie bedeutet eine Erhöhung des $PaCO_2$ über 44 mmHg. Wird sie nicht vom Organismus angestrebt, um eine metabolische Alkalose zu kompensieren, so hat sie eine der beiden folgenden Ursachen, nämlich

a)   alveoläre Hypoventilation oder

b)   alveoläre Totraumventilation.

a)   Alveoläre Hypoventilation mit ihren Ursachen wurde in Kap. 2.3.1.2 bereits beschrieben. Durch einfaches Luftanhalten können $PaCO_2$-Werte bis 50 mmHg erreicht werden. PCO_2-Werte bei Bewußtlosen können unter Luftatmung nicht über 100 mmHg (pH etwa 7,05) gehen, da dann hypoxischer Herzstillstand eintritt (Abb. 65). Wurde vorher sauerstoffreiches Gasgemisch geatmet, so sind durch Apnoe und Hypoventilation auch höhere PCO_2-Werte möglich. Eine relative alveoläre Hypoventilation tritt auch dann auf, wenn z.B. bei relaxierten Dauerbeatmeten der Sauerstoffverbrauch und damit auch die CO_2-Produktion ansteigt (Fieber, mangelnde Sedierung), die alveoläre Ventilation aber nicht gesteigert wird. So muß eine Verdoppelung der CO_2-Produktion bei konstanter alveolärer Ventilation zu einem Anstieg des PCO_2 von 40 auf 80 mmHg führen.

b)   Anhand von Abb. 70 hatten wir als eine Extremform des gestörten $\dot{V}_A/\dot{Q}$-Verhältnisses ein $\dot{V}_A/\dot{Q}$ von Null diskutiert, das zum venoarteriellen Shunt führt. In dieser Abbildung ist auch die andere

Extremform der Störung des Belüftungs-Durchblutungsverhältnis-
ses, nämlich ein $\dot{V}_A/\dot{Q}$ von unendlich dargestellt. Dies ergibt
sich, wenn eine Alveole zwar belüftet, aber nicht mehr durchblutet wird, wie es z.B. im Schock, bei Lungenembolie, bei dissemi-
nierter intravaskulärer Koagulation, bei Emphysem und akuter
respiratorischer Insuffizienz der Fall ist. Die Ventilation dieser
Alveole ist genauso nutzlos wie die Ventilation des anatomischen
Totraums, und Alveolen mit $\dot{V}_A/\dot{Q}$ von unendlich stellen <u>alveolären</u>
<u>Totraum</u> dar (vgl. Kap. 2.2.3.2). Darüber hinaus tragen Alveolen
mit hohem $\dot{V}_A/\dot{Q}$ zwischen 1 und unendlich zum alveolären Totraum
bei, so wie Alveolen mit niedrigem $\dot{V}_A/\dot{Q}$ zur venösen Beimischung
beitragen. Alveolärer Totraum kann in erkrankten Lungen enorm
zunehmen, so daß 50 bis 80 % der Ventilation Totraumventilation
wird (V_D/V_T 0,5 bis 0,8). Nimmt in obigem Rechenbeispiel bei
einer alveolären Ventilation von 3,57 l/min V_D/V_T auf 0,5 zu, so
wird ein Atemminutenvolumen von 7,14 l/min notwendig, nimmt
V_D/V_T gar auf 0,8 zu, so ist ein Atemminutenvolumen von
17,9 l/min erforderlich. So hohe Atemminutenvolumina können auf
Dauer, zumal von Menschen mit erkrankten Lungen, nicht geleistet werden. Damit sinkt auch die effektive alveoläre Ventilation
und Hyperkapnie tritt ein.

<u>Merke:</u>   Nicht jede Hyperkapnie deutet auf Hypoventilation hin,
sondern sehr viele Hyperkapnien sind durch erhöhten
alveolären Totraum verursacht.

Wenn nahezu alle Patienten mit chronischen Lungenerkrankungen,
deren Zahl ja ständig zunimmt, $\dot{V}_A/\dot{Q}$-Störungen haben, warum sieht
man dann nicht öfter Hyperkapnien? Eine denkbare Erklärung zeigt
Abb. 73.

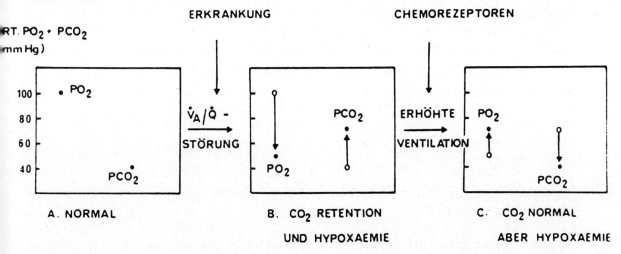

Abb. 73:   Gaswechsel bei einer chronischen Lungenerkrankung

Das normale $\dot{V}_A/\dot{Q}$-Verhältnis wird durch die Krankheit gestört, und Hypoxämie und Hyperkapnie resultieren (B). Nun reagieren die Chemorezeptoren auf den erhöhte PCO_2 und steigern die alveoläre Ventilation. Damit wird der PCO_2 wieder auf Normalwerte gebracht (C), auch PO_2 wird dadurch etwas erhöht, erreicht aber nicht den Normalwert, bedingt durch den starken Effekt von Alveolen mit niedrigem $\dot{V}_A/\dot{Q}$ auf die Oxygenierung. Patienten mit Lungenerkrankungen, $\dot{V}_A/\dot{Q}$-Störungen und erhöhtem V_D/V_T müssen also ständig ein erhöhtes Atemminutenvolumen erbringen, um PCO_2 bei 40 mmHg zu halten. Verschlechtert sich die Krankheit weiter oder nimmt der Luftwegswiderstand (Resistance) und damit die Atemarbeit zu, so kann die erhöhte Ventilation nicht geleistet werden und Hyperkapnie resultiert. Bemerkenswerterweise nimmt der prozentuale Anteil des O_2-Verbrauchs für die Atemarbeit mit steigendem Atemminutenvolumen immer steiler zu. So kann bei hohem Atemminutenvolumen der Sauerstoffverbrauch für die Atemarbeit größer sein als der Gewinn durch die vermehrte O_2-Aufnahme, und der Lungenkranke muß die Hyperkapnie in Kauf nehmen, um nicht die Atemarbeit unrationell zu steigern und seine O_2-Bilanz zu gefährden. Chronische Hyperkapnie ist demnach bei Lungenkranken immer ein Zeichen dafür, daß aufgrund verschlechterter Lungenmechanik und erhöhtem V_D/V_T Atemarbeit und Atemminutenvolumen zum Aufrechterhalten von Normokapnie unerreichbar hoch sind.

2.3.2.3   Effekte der Hyperkapnie

a) ZNS: Steigerung der Hirndurchblutung und des Hirndrucks, Bewußtlosigkeit (ab 90 bis 120 mmHg), Krämpfe,

b) Endokrinium: Steigerung der zirkulierenden Katecholamine Adrenalin und Noradrenalin,

c) Atmung: Stimulation des Atemzentrums, Verschiebung der O_2-Dissoziationskurve nach rechts, dadurch bessere O_2-Abgabe in der Peripherie,

d) Zirkulation: Tachykardie, Zunahme des systolischen Blutdrucks, Zunahme des HZV, Abnahme des peripheren Widerstands, Arrhythmien,

e) Serumkalium: Geringe Erhöhung um etwa 0,1 mmol/l pro 10 mmHg Steigerung des PCO_2,

f) Niere: Vermehrte tubuläre Bicarbonatresorption zur Kompensation der respiratorischen Azidose.

2.3.3   Lungenödem

2.3.3.1   Der interstitielle Raum der Lunge

Als Interstitium bezeichnet man allgemein lockeres Bindegewebe zwischen Blutgefäßen und Körperzellen. Alles Gewebe besteht demnach aus drei Komponenten: dem Blutgefäßsystem, den Zellen und dem Interstitium. Interstitium ist demnach alles, was extravaskulär und extrazellulär ist. Betrachtet man ein normales histologisches Bild der Lunge, so sieht man nur luftgefüllte Alveolen und hauchdünne Alveolarzwischenwände, und man kann sich nicht recht vorstellen, wo hier Interstitium sein soll. Es ist nun eine Besonderheit der Lunge, daß ihr extravaskulär-extrazellulärer Raum aus zwei Komponenten besteht, nämlich dem alveolären Gasraum und dem eigentlichen Interstitium, die getrennt sind durch das Alveolarepithel. Der Gasraum ist also theoretisch ein Teil des extrazellulären Raums der Lunge, und dies ist der Grund dafür, daß das Lungenödem, im Gegensatz zum Ödem anderer Gewebe und Organe, funktionell so verheerende Folgen haben muß.

Es ist ein Irrtum zu glauben, das normale Lungengewebe sei trocken. Das Gegenteil ist der Fall. Der Wassergehalt der blutfreien Lunge beträgt 80 % (gegenüber 60 % für den ganzen Körper). Betrachtet man ein elektronenoptisches Bild einer Alveolarwand, so besteht diese im wesentlichen aus längsgeschnittenen Blutkapillaren, wobei zwischen Erythrozyten und Alveolargas nur ein minimaler Abstand besteht. Zwischen Alveolarepithel und Kapillarendothel findet sich gelegentlich lockeres Interstitium, wie dies schematisch in Abb. 74 dargestellt ist. Das Kapillarendothel mit Poren verschiedener Größe und Funktion trennt das Lumen der Kapillare vom Interstitium. Es stellt damit eine Trennschicht zwischen zwei Räumen mit unterschiedlichem Druck und unterschiedlicher Flüssigkeitszusammensetzung dar und vermittelt den Flüssigkeitsaustausch und den Stoffaustausch zwischen Blut und Lungengewebe. Ähnlich trennt das Alveolarepithel den Gasraum vom eigentlichen Interstitium. Man beachte, daß, abgesehen von Wasser, Ionen, Proteinmolekülen und vielem anderen mehr, ständig auch große Mengen von Sauerstoff und Kohlendioxid diesen Raum zwischen Alveole und kapillärem Lumen passieren müssen.

Am unteren Bildrand von Abb. 74 ist ein sehr wichtiges Gebilde dargestellt, nämlich ein Lymphgefäß. Ohne die aktive Arbeit der Lymphgefäße, deren Transportfähigkeit in weiten Bereichen schwanken kann, wäre nämlich die Konstanz des normalen Lungeninterstitiums bezüglich des Flüssigkeitsgehaltes nicht aufrecht zu erhalten.

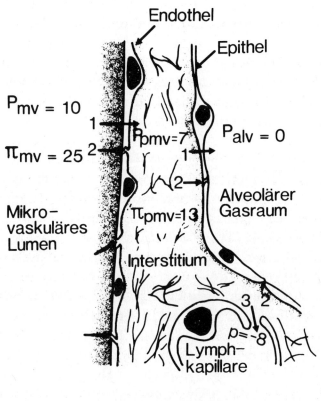

1 = kl. Poren
2 = gr. Poren
3 = interzell. Spalten

Abb. 74:   Schemazeichnung des Lungeninterstitiums.
           Links Kapillarlumen, rechts Alveole. Zwischen Kapillar-
           endothel und Alveolarepithel (beide mit Poren verschiede-
           ner Größe) liegt das Interstitium. Hypothetische hydrosta-
           tische und kolloidosmotische Drucke (in mmHg) der STAR-
           LING-Gleichung sind eingetragen.

Merke: Aus jeder Körperkapillare wird stetig Wasser und Protein
           in das Interstitium filtriert. Dies ist auch in der Lunge
           der Fall. Das abfiltrierte Wasser und Protein wird dem
           Kreislauf über Lymphdrainage wieder zugeführt. Intersti-
           tielles Ödem bedeutet in allen Organen und Geweben ein
           Mißverhältnis zwischen kapillärer Filtration und Lymph-
           drainage. Das normale Lungeninterstitium ist feucht, aber
           nicht überflutet. Dank der Lymphdrainage bleibt die Menge

an interstitiellem Wasser und Protein relativ konstant, auch
wenn sich die Flüsse für Wasser und Protein durch das
Lungeninterstitium und damit auch die Lymphflüsse ver-
vielfachen. Das pulmonale Lymphsystem funktioniert demnach wie eine Absaugpumpe, die in einem Gefäß (in diesem
Falle dem interstitiellen Raum der Lunge) den Flüssigkeits-
spiegel konstant hält (zum Flüssigkeitstransport durch
Kapillarwände vgl. Kap. 1.2.6).

Welche Zusammensetzung hat nun die interstitielle Flüssigkeit der
Lunge? Sie selbst konnte bisher nicht analysiert werden, und man
geht daher davon aus, daß die interstitielle Flüssigkeit die gleiche
Stoffzusammensetzung wie die Lungenlymphe hat. Dabei ist die Konzentration der kleinmolekularen Stoffe (z.B. Natrium, Glukose, Harn-
stoff) in Blut und interstitieller Flüssigkeit identisch, während die
Proteinkonzentration im Interstitium 50 - 80 % der Plasmakonzentration
beträgt. Dabei erfolgt ganz offensichtlich eine Siebung der Proteine
durch die Poren der Kapillarendothelien, denn die Konzentration der
kleinen Albuminmoleküle im Interstitium ist 80 % der Plasmakonzentration und die des großmolekularen Fibrinogens beträgt nur etwa 25 %.

Merke: Die interstitielle Flüssigkeit der Lunge enthält erhebliche
           Mengen an Plasmaproteinen, insbesondere an Albumin, die
           über den Lymphfluß im ständigen Austausch mit der Blut-
           bahn stehen.

2.3.3.2   STARLING-Gleichung

Diese beschreibt die Gesetzmäßigkeiten, die beim Wasserfluß über eine
Membran gelten, die Räume mit verschiedenen Drucken und verschiedenen Stoffkonzentrationen voneinander trennt, wie dies für die Kapillarmembran in der Lunge gilt. Dabei gilt allgemein:

Flüssigkeitstransport = Leitfähigkeit x treibender Druck und speziell:

Q_f = K_f x (Pmv - Ppmv) - σ x (πmv - πpmv).
Q_f :   Netto-Flüssigkeitstransport über die Kapillarwand
           (z.B. in ml/h x 100 g Lungenfeuchtgewicht),
K_f :   Filtrationskoeffizient
           (z.B. 0,5 ml/h x cm H_2O x 100 g Lungenfeuchtgewicht)
σ :   Reflexionskoeffizient für Plasmaproteine (z.B. 1,0),
Pmv   :   mittlerer pulmo-kapillärer Druck
           (z.B. 10 mmHg = 13,6 cm H_2O),

Ppmv   :   mittlerer perikapillärer Druck
           (z.B. -7 mmHg = -9,5 cm H_2O),
π mv   :   kolloidosmotischer Druck im Plasma
           (z.B. 25 mmHg = 34 cm H_2O),
πpmv   :   mittlerer kolloidosmotischer Druck perikapillär
           (z.B. 12,5 mmHg = 17 cm H_2O).

Q_f :   0,5 x 13,6 - (-9,5) - 1,0 x (34 - 17) =
           3,05 ml/h x 100 g Lungenfeuchtgewicht.

K_f und σ drücken die Leitfähigkeit der Kapillarmembran aus und sollen uns hier nicht weiter interessieren. In den treibenden Druck gehen vier Einzeldrucke ein, nämlich der Druck in der Lungenkapillare, der Druck im Lungeninterstitium, der kolloidosmotische Druck (KOD) der Plasmaproteine und der KOD im Lungeninterstitium. Obwohl nur einer dieser vier Drucke (KOD im Plasma) exakt gemessen werden kann, lohnt sich eine quantitative Betrachtung der STARLING-Gleichung, wie oben durchgeführt. Der pulmo-kapilläre Druck muß zwischen mittlerem Pulmonalarteriendruck und linkem Vorhofdruck liegen und wurde mit 10 mmHg angenommen. Der Druck im Lungeninterstitium dürfte bei Spontanatmung (ähnlich wie der Druck in der Pleura und im Mediastinum) subatmosphärisch, also negativ sein, verursacht durch die elastischen Zugkräfte in der Lunge und durch die Oberflächenkräfte in den Alveolen (s.u.). Der KOD im Plasma ist bei einer Proteinkonzentration von 6,5 g/100 ml etwa 25 mmHg, und der KOD im Lungeninterstitium wurde mit 50 % des Plasma-KOD angenommen. Setzt man diese Zahlen in die Gleichung ein, so ergibt sich ein Nettowasserfluß über die Wände der Lungenkapillaren von etwa 3 ml/h und 100 g Lungenfeuchtgewicht, entsprechend etwa 20 ml/h für die ganze Lunge (700 g) beim Menschen. Würde also der Lungenlymphfluß total blockiert, so käme es in etwa 24 h zur Verdoppelung des extravaskulären Lungenwassers und zum schweren Lungenödem.

Merke: Folgende Faktoren begünstigen die Entstehung eines Lungenödems: Zunahme des pulmo-kapillären Drucks, Abnahme des interstitiellen Drucks, Abnahme des Plasma-KOD, Zunahme des interstitiellen KOD, Zunahme der Leitfähigkeit der Kapillarmembran (z.B. Vergrößerung der Poren), Drosselung des pulmonalen Lymphflusses.

2.3.3.3 Ursachen und Symptome des Lungenödems

Die zwei Hauptursachen des Lungenödems sind:

a) erhöhter pulmo-kapillärer Druck (fast immer verursacht durch einen erhöhten Linksvorhofdruck) und

b) erhöhte kapilläre Permeabilität (erhöhte Leitfähigkeit) durch Schädigung der Kapillarendothelien.

a) Es handelt sich häufig um primäre Herzkrankheiten, wie Herzinfarkt, Linksherzinsuffizienz durch arterielle Hypertonie und Mitralklappenfehler, bei denen der linke Vorhofdruck (LAP) und, durch Rückstau, der pulmonal-venöse Druck und der pulmo-kapilläre Druck steigen. Anzeichen eines Lungenödems ist wahrscheinlich ein LAP von etwa 20 mmHg. Das Lungenödem wird begünstigt durch Hypoproteinämie. Es wird verzögert, wenn der LAP langsam (über Wochen und Monate) steigt, wie bei Mitralfehlern, da die Lymphgefäße hypertrophieren und dilatieren. Ein Lungenödem kann auch beim Herzgesunden durch exzessive intravenöse Infusion von Blut, Plasma, Kolloiden und Elektrolytlösungen erzeugt werden. Hier führt die Hypervolämie zur Erhöhung des pulmo-kapillären Drucks (vgl. Kap. 1.3.2).

b) Erhöhte kapilläre Permeabilität wird erzeugt durch die verschiedensten Giftstoffe, die über den Gas- und den Blutweg die Kapillarendothelien schädigen, z.B. Inhalation von Phosgen oder Rauch, Endotoxinen bei Infektionen, Viren bei Lungenentzündung, hohe Sauerstoffkonzentrationen (s.u.). Hier müssen die pulmo-kapillären Drucke nicht unbedingt erhöht sein, sondern das Sieb wird sozusagen poröser, die interstitiellen Proteinkonzentrationen sind besonders hoch und der Schaden nimmt damit weiter zu (Q_f, σ und πpmv der STARLING-Gleichung wird erhöht).

Zeitlicher Ablauf: Zunächst nehmen die Wasser- und Proteinflüsse durch das Interstitium zu und damit auch der pulmonale Lymphfluß. Erst wenn die Kapazität der Lymphbahnen erschöpft ist, sammelt sich Ödem im Interstitium, zunächst um die kleinen Bronchien und Gefäße herum, dann auch in der Alveolarwand. Schließlich quillt das Ödem über in die Alveolen und macht erst jetzt klinisch faßbare Symptome. Dazu gehören Atemnot, flache, frequente Atmung, Orthopnoe, Husten, Knistern und Rasseln bei Auskultation, röntgenologische Veränderungen je nach Ausdehnung des Ödems, Abnahme der Compliance und der Vitalkapazität, Zunahme der Resistance und damit der Atemarbeit. Intraalveoläres Ödem macht Hypoxämie durch Shunt und $\dot{V}_A/\dot{Q}$-Störungen. PCO_2 ist häufig durch alveoläre Hyperventilation lange erniedrigt. Hyperkapnie im Lungenödem zeigt die unmittelbar bevorstehende Katastrophe an.

2.3.4   Surfactant

Das Alveolarepithel der Lunge stellt eine Trennschicht zwischen Gas und Flüssigkeit dar, denn man darf das Lungengewebe jenseits des Alveolarepithels vereinfacht als Flüssigkeit betrachten. An jeder Grenzschicht zwischen Gas und Flüssigkeit werden nun sogenannte Oberflächenkräfte wirksam, die bestrebt sind, die Oberfläche der Flüssigkeit zu verkleinern. Deswegen sind z.B. Wasser- oder Quecksilbertröpfchen auf einer Glasplatte kugelig, da ein Körper als Kugel die kleinste Oberfläche hat. In den Alveolen, die man sich vereinfacht als Gasblasen in einer Flüssigkeit vorstellen darf, wirken die Oberflächenkräfte nun in der Form, daß sie die Alveole verkleinern und schließlich zum Kollabieren bringen wollen. Dabei gilt das LAPLACE'sche Gesetz: P retr. = 2 x OS/r (Abb. 75), d.h., die Kräfte, die die Alveole zum Kollabieren bringen wollen, entsprechen dem Quotienten aus zweifacher Oberflächenspannung (OS) und Radius (K) der Alveole. An einer Grenzschicht von Plasma und Luft beträgt die Oberflächenspannung z.B. 55 dyn/cm, und die Retraktionskraft in einer Alveole mit 50 μ Radius wäre so hoch (etwa 22 cm H_2O), daß die Alveole nicht offen gehalten werden könnte (A). Die Alveolen sind nun normalerweise mit einer oberflächenaktiven Substanz ('Surfactant', 'Antiatelektasefaktor') ausgekleidet, einem Stoffgemisch aus Fetten und Eiweißen, das die Oberflächenspannung in der Alveole herabsetzt.

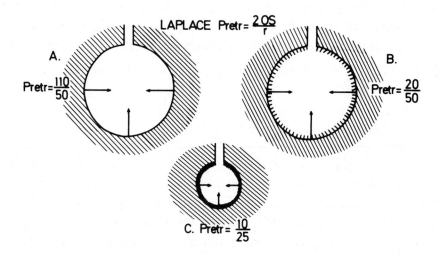

Abb. 75:   Retraktionskraft in einer Alveole (A) ohne Surfactant, in einer großen Alveole (B) mit Surfactant und in einer kleinen Alveole (C) mit dichterer Surfactantschicht

Diese Substanzen werden in bestimmten Zellen des Alveolarepithels gebildet und sind über das Alveolarepithel ausgebreitet. Durch Reduktion der Oberflächenspannung (B) wird bei unverändertem Radius die Retraktionskraft soweit vermindert, daß die Alveole offengehalten werden kann. Würde nun wie in C der Radius der Alveole (bei konstanter Oberflächenspannung) durch Ausatmung oder Kompression halbiert werden, so würde die Retraktionskraft verdoppelt, was vermehrte Atemarbeit beim Erweitern dieser Alveole bedeuten würde. Dieser Zunahme der Retraktionskraft bei Verkleinerung der Alveole wird daher normalerweise entgegengewirkt, indem bei Verkleinerung der Alveole (was ja auch Verkleinerung ihrer Oberfläche bedeutet), die Surfactantmoleküle dichter zusammenrücken, so daß die Oberflächenspannung kleiner wird (wie in C geschehen).

Merke: Der Surfactant, ein Lipoidgemisch, vermindert die Oberflächenspannung in den Alveolen in Abhängigkeit von deren Radius und sorgt damit normalerweise für niedrige und konstante Retraktionsdrucke in großen und kleinen Alveolen.

Ein Krankheitsbild, das primär auf Surfactantmangel beruht, ist das 'Atemnotsyndrom des Neugeborenen'. Unreife Frühgeborene können den Surfactant noch nicht produzieren, und ihre Lungen zeichnen sich durch niedrige Compliance, Atelektasen und hyaline Membranen aus, was in Ateminsuffizienz und Hypoxämie resultiert. Bei vielen anderen Schädigungen der Lunge, z.B. Rauchinhalation, O_2-Toxizität, Schocklunge, Lungenödem wird der Surfactant mitbetroffen und ist dann entweder funktionell geschädigt oder unzureichend vorhanden. Folge sind auch hier erhöhte Kollapsneigung der Alveolen, niedrige Compliance, hohe Atemarbeit, Atelektasen und erhöhte venöse Beimischung.

2.3.5   Pulmonale Sauerstofftoxizität

Bereits seit etwa 1870 (PAUL BERT) kennt man die toxischen Wirkungen des Sauerstoffs auf das Gehirn in der Form, daß Atmung von reinem Sauerstoff unter einem Druck von 2,5 atm oder mehr nach kurzer Zeit zu epileptiformen Krämpfen führen kann. Seit 1898 (J. LORRAIN SMITH) ist auch die pulmonale Sauerstofftoxizität bekannt, als gezeigt wurde, daß Mäuse nach längerer Atmung von reinem Sauerstoff an Ateminsuffizienz mit Ödemen und Konsolidierung der Lunge starben. Diese Befunde schlummerten sozusagen bis Mitte der sechziger Jahre unseres Jahrhunderts einen Dornröschenschlaf, und die pulmonale Sauerstofftoxizität wurde 'neu entdeckt', als die Respiratortherapie mit hohen Sauerstoffkonzentrationen bei progressivem Lungenversagen zunehmend häufiger wurde. Studien am Menschen über einen Kausalzusammenhang von Atmung hoher Sauerstoffkonzentrationen und Lungenschädigung sind schwierig, da Patienten nur dann mit hohen Sauerstoffkonzentrationen behandelt werden, wenn ihre Lungen ohnehin schon stark geschädigt sind. Immerhin gelingt es jederzeit, bei Freiwilligen durch Atmung von hohen Sauerstoffkonzentrationen über 24 bis 72 h Schmerzen beim Atmen und Husten, evt. blutiges Sputum und Abnahme von Vitalkapazität und Compliance zu erzeugen. Unser heutiges Wissen über die pulmonale Sauerstofftoxizität anhand von klinischen Studien und Tierversuchen läßt sich etwa so zusammenfassen:

a) Es darf als sicher gelten, daß eine FIO_2 von 0,5 oder weniger, auch über lange Zeit verabreicht, zu keinen Schäden der Lungenstruktur und -funktion führt.

b) Auch die Gabe von reinem Sauerstoff bis zu 24 h ist bei gegebener Notwendigkeit klinisch unbedenklich.

c) Für das Ausmaß der Lungenschädigung durch Sauerstoff ist die FIO_2 und die Dauer der Gabe maßgebend. Nach 2 bis 3 Tagen FIO_2 0,8 - 1,0 muß mit ernsten Lungenschäden gerechnet werden.

d) Wie Erfahrungen der Raumfahrtmedizin zeigen, entscheidet der inspiratorische Partialdruck (PIO_2) und nicht die inspiratorische Sauerstoffkonzentration (FIO_2), wobei die toxische Grenze demnach bei etwa 300 - 350 mmHg PIO_2 liegt. Atmung von reinem Sauerstoff mit 1/3 atm (PIO_2 etwa 250 mmHg) wurde von Raumfahrern über lange Zeit ertragen.

e) Gefährlich scheint der hohe O_2-Partialdruck in der Alveole, aber mehr noch im Blut, zu sein. Patienten mit Shunts und hoher $AaDO_2$ genießen offenbar einen gewissen Schutz gegen eine hohe FIO_2.

f) Der hohe PO_2 schädigt offenbar zuerst Enzymsysteme der Kapillarendothelien der Lunge, so daß die Permeabilitäten für Wasser und Protein an der Kapillarmembran zunehmen.

g) Histologische Kennzeichen der pulmonalen Sauerstofftoxizität sind zunächst Schwellung der Kapillarendothelien, interstitielles Ödem und Alveolarödem, dann Einwanderung von Zellen in das Interstitium und die Alveolen und Ausbildung hyaliner Membranen in den Alveolen, daneben Blutungen, Atelektasen und Nekrosen der Kapillarendothelien und Alveolarepithelien, schließlich Ausbildung von Fasern im Interstitium und in den Alveolen (Fibrose). Dieses histologische Bild ist also durchaus vergleichbar dem der akuten respiratorischen Insuffizienz (vgl. Kap. 2.5).

h) Klinische Kennzeichen sind demnach Hypoxämie durch Shunt, Hyperkapnie durch alveolären Totraum, Abnahme der Compliance und Zunahme des pulmonalen Gefäßwiderstandes mit Rechtsherzversagen.

i) Lungenschäden durch Sauerstoff können sicher in einzelnen Fällen überlebt werden. Über spätere Veränderungen (Fibrose) ist noch wenig bekannt.

k) Jedermann, der mit der Behandlung ateminsuffizienter Patienten zu tun hat, muß über die pulmonale Sauerstofftoxizität genauestens orientiert sein. FIO_2 und PaO_2 müssen ausreichend oft gemessen (nicht geschätzt) werden. Furcht vor Sauerstofftoxizität darf nicht dazu führen, daß dem Patienten lebensnotwendiger Sauerstoff vorenthalten wird. Auf der anderen Seite muß alles getan werden, um die FIO_2 so rasch wie möglich auf 0,5 oder weniger zu senken. Unnötige Behandlung mit zu hoher FIO_2 ist ein Kunstfehler.

2.4   Lungenfunktion unter Narkose (U. FINSTERER)

2.4.1   Oxygenierung

2.4.1.1   Venöse Beimischung unter Narkose

Wie in Kap. 2.3.1 dargestellt, hat arterielle Hypoxämie, die mit einer Erhöhung der $AaDO_2$ einhergeht, unter den Bedingungen der Anästhesie und Intensivpflege ihre Ursache in der Regel in einer erhöhten venösen Beimischung ($\dot{Q}_S/\dot{Q}_T$) durch vermehrten intrapulmonalen venoarteriellen Shunt und/oder erniedrigtes $\dot{V}_A/\dot{Q}$. Es steht fest, daß bei jeder Form von Vollnarkose die $AaDO_2$ und die venöse Beimischung gegenüber dem Wachzustand ansteigen. Dies führt bei Anwendung von Narkosegasgemischen mit FIO_2 von 0,2 - 0,3 nicht selten zur arteriellen Hypoxämie, bei FIO_2 von 0,35, wie wir es in der Regel unter Narkose anwenden (entsprechend PAO_2 um 200 mmHg), liegt die $AaDO_2$ in der Größenordnung von 60 - 80 mmHg und bei Anwendung von reinem Sauerstoff liegt die $AaDO_2$ um 200 mmHg (jeweils entsprechend einer kalkulierten venösen Beimischung von 10 - 12 % vom HZV). Die Hypoxämie unter Narkose wurde bis zur Mitte der sechziger Jahre, als Spontanatmung unter Narkose oder Beatmung mit niedrigen Atemhubvolumina und höheren Atemfrequenzen die Regel waren, auf die fortschreitende Entwicklung von Atelektasen zurückgeführt. Es konnte gezeigt werden, daß Shunt und $AaDO_2$ durch manuelles Blähen der Lunge, durch maschinelle Beatmung mit eingestreuten 'Seufzern' und durch maschinelle Beatmung mit hohem Einzelhub von 8 - 10 ml/kg und niedriger Frequenz erniedrigt werden konnte. Es gibt jedoch einige Tatsachen, die dafür sprechen, daß die fortschreitende Atelektasenbildung in der Lunge, die durch Blähen jeweils gebessert werden kann, nicht die einzige und möglicherweise nicht einmal die entscheidende Ursache für die Hypoxämie bzw. die Zunahme der venösen Beimischung und der $AaDO_2$ unter Narkose ist:

a)   Shunts von im Mittel 10 % des HZV sind bereits wenige Minuten nach Narkosebeginn erkennbar, ohne daß genügend Zeit für die Entstehung von Atelektasen vergangen ist,

b)   Shunts von ca. 10 % des HZV bleiben auch nach Blähen und unter maschineller Beatmung mit Einzelhüben von mehr als 8 ml/kg unter Narkose bestehen,

c)   Shunts unter Narkose sind oft bei jungen Menschen wesentlich niedriger als bei älteren Patienten; in der Regel nimmt der Shunt unter Narkose mit dem Lebensalter zu,

d) die venöse Beimischung unter Narkose nimmt mit zunehmender Narkosezeit nicht zu, was man bei der fortschreitenden Entwicklung von Atelektasen erwarten sollte.

Es sollte demnach neben der fortschreitenden Atelektasenbildung unter Narkose, die durch maschinelle Beatmung mit hohem Einzelhub zu vermeiden ist, noch andere Ursachen geben, die zur Zunahme von venöser Beimischung und $AaDO_2$ unter Narkose führen. Als eine solche Ursache wurde das Airway closure erkannt.

2.4.1.2   Grundlagen zum Verständnis des Airway closure

Die funktionelle Residualkapazität (vgl. Kap. 2.2.3.1) ist das Gesamtvolumen in der Lunge am Ende einer normalen Exspiration und beinhaltet demnach das exspiratorische Reservevolumen und das Residualvolumen (FRC = ERV + RV). Die FRC beträgt rund 50 % des Gesamtlungenvolumens (TLC) und steigt etwas mit dem Alter, wenn die Elastizität des Lungengewebes nachläßt und der Thorax die Lunge sozusagen 'etwas mehr ausweiten' kann. Die FRC ist am größten im Stehen und Sitzen und nimmt immer weiter ab, wenn eine halbschräge und flache Lage und schließlich eine Kopftieflage eingenommen wird. Für diese Abnahme der FRC mit Flachlagerung dürfte am ehesten das Höhertreten des Zwerchfells durch Druck der Baucheingeweide verantwortlich sein.

Der transpulmonale Druck (ptp) ist der Druck, der die Lunge an der Thoraxwand ausgespannt hält (ptp = pao - ppl), wobei pao der Druck in der Trachea ist und ppl der Druck im Pleuraspalt, der dem Druck im mittleren Ösophagus weitgehend entspricht. pao ist bei geöffneter Glottis gleich dem Atmosphärendruck, also Null, und ppl ist bei Spontanatmung negativ. Der Druck im Pleuraspalt ist also niedriger als der Atmosphärendruck. Dies kommt dadurch zustande, daß im Lungeninterstitium elastische Zugelemente wirken, die bei entfalteter Lunge immer gedehnt sind und sozusagen 'die Pleura visceralis von der knöchernen Thoraxwand in Richtung Lungenhilus ziehen möchten'. Der Pleuradruck schwankt mit Ein- und Ausatmung und mit der Höhe, in der er gemessen wird. So kann ppl z.B. bei Inspiration in aufrechter Haltung in der Lungenspitze -10 cm H_2O betragen, womit der transpulmonale Druck 0 - (-10) = 10 cm H_2O wäre und am Zwerchfell, also etwa 30 cm tiefer, durch das Gewicht der dort lastenden Lunge nur noch -1 cm H_2O messen, womit der transpulmonale Druck hier nur noch 1 cm H_2O wäre. Nun ist die Dehnung der Lunge und damit der Alveolen und der kleinsten Bronchien, die keinen Knorpel mehr enthalten, an eine bestimmte Größe des transpulmonalen Drucks gebunden. Wird dieser unterschritten, z.B. auch bei Lungengesunden bei maximaler Exspiration an der Lungenbasis oder bei Zwerchfellhochstand und Adipositas, so kollabieren die Alveolen und die kleinen Luftwege (Airway closure), da der transpulmonale Druck zu einer Entfaltung nicht mehr ausreicht. Weiterhin kommt es im alternden Lungengewebe zu einer zahlenmäßigen Abnahme und zu einer Abnahme der Zugkraft der elastischen Fasern, womit beim alten Menschen der transpulmonale Druck niedriger als beim jungen ist und erhöhte Neigung zum Airway closure, insbesondere in den abhängigen Lungenpartien, besteht.

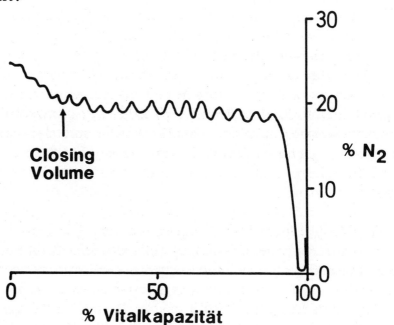

Abb. 76:   Messung des Closing volume. Kurve einer langsamen Ausatmung nach maximaler Einatmung von reinem Sauerstoff. Auf der X-Achse das Lungenvolumen in Prozent der Vitalkapazität von rechts nach links, auf der Y-Achse Verhalten der Stickstoffkonzentration der Ausatemluft mit Knick bei Erreichen des Closing volume.

Das Lungenvolumen, bei dem der Verschluß der Luftwege beginnt, wird 'Closing volume' genannt. Die Methode zur Messung des Closing volume zeigt Abb. 76. Die Versuchsperson atmet einige ruhige Atemzüge Luft, dann atmet sie maximal aus bis zum Residualvolumen (RV). Jetzt sind die abhängigen Luftwege kollabiert und Alveolen an der Basis luftleer, während die Alveolen in den oberen Lungenabschnitten noch Luft enthalten. Nun nimmt die Versuchsperson einen tiefen, ruhigen Atemzug Sauerstoff bis zur TLC. Die abhängigen Alveolen, die vorher luftleer waren, enthalten jetzt reinen Sauerstoff, während

der Sauerstoff in den oberen Alveolen durch den Stickstoff der hier
vorhandenen Luft verdünnt wird. Während der nachfolgenden, langsamen Exspiration der Versuchsperson bis zum Residualvolumen (RV)
wird auf der X-Achse das Lungenvolumen in Prozent der Vitalkapazität (VC) aufgetragen und auf der Y-Achse die N_2-Konzentration des
ausgeatmeten Gases (die Kurve in Abb. 76 ist von rechts nach links
zu verfolgen). Zunächst ist die Stickstoffkonzentration Null, da in
Mundhöhle und Trachea nur Sauerstoff vorhanden ist, dann erreicht
die Stickstoffkonzentration des ausgeatmeten Gases rasch ein Plateau,
wenn aus der gesamten Lunge ein Gemisch aus Stickstoff und Sauerstoff gleichmäßig entleert wird. Bei etwa 20 % VC (entsprechend ca.
1 Liter über RV, entsprechend ca. 3 Liter Lungenvolumen) zeigt die
Stickstoffkonzentration einen Knick nach oben, steigt also plötzlich
steiler an. In diesem Moment beginnen basale Alveolen, die nur
Sauerstoff enthalten, zu kollabieren, und es wird nur noch Gas aus
den oberen Lungenanteilen ausgeatmet. Das Ausatemgas enthält jetzt
plötzlich mehr Stickstoff, da seine Verdünnung durch den Sauerstoff
der unteren Alveolen fortfällt. Durch den Knick der Stickstoffkonzentration wird das Closing volume der Versuchsperson angezeigt. Das
Verständnis für diese Meßmethode erleichtert das Verständnis des Be-
griffs 'Airway closure'.

Wie Abb. 77 zeigt, nimmt das Closing volume (CV) in % der TLC, also
derjenige Prozentsatz des Gesamtlungenvolumens (TLC), bei dem Luftwegsverschluß beginnt, mit zunehmendem Lebensalter relativ rasch
zu. Unterstellen wir einen relativ großen und kräftigen Mann mit
5,5 Liter Vitalkapazität und 7 Liter TLC, so hätte er nach Abb. 77
mit 20 Jahren ein CV von 0,3 x 7 = 2,1 Liter (ca. 30 % TLC), der
Luftwegsverschluß würde also erst kurz vor Erreichen des Residualvolumens (RV = TLC - VC = 1,5 Liter) beginnen. Mit 70 Jahren hätte
der gleiche Mann ein CV von etwa 0,6 x 7 = 4,2 Liter (60 % TLC),
also oberhalb der FRC, und der Luftwegsverschluß mit seinen Folgen
für den Gaswechsel wird mit Sicherheit während eines normalen Atemzyklus erfolgen. Die Zunahme des Closing volume in der alternden
Lunge muß mit der Abnahme der elastischen Zugkräfte des Lungengewebes erklärt werden. Nimmt der Zug, mit dem sich die Lungenober-
fläche von der Thoraxwand lösen möchte, ab, so ist insbesondere in
den abhängigen Lungenpartien der Druck im Pleuraspalt weniger negativ, und der transpulmonale Druck ist so niedrig, daß Alveolen und
kleine Luftwege schon bei wesentlich größeren Lungenvolumina kollabieren, als sie dies beim gesunden Menschen tun.

Der entscheidende Effekt des Airway closure auf die Sauerstoffaufnahme des Blutes in der Lunge kommt durch das Verhältnis von

Closing volume zu FRC zustande, da dieses darüber entscheidet, ob
das Airway closure im Rahmen eines normalen Atemzyklus erfolgt oder
nicht.

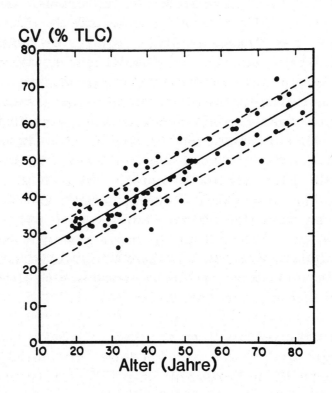

Abb. 77:   Zunahme von CV in Prozent der TLC mit zunehmendem Lebensalter

Wir hatten gesehen, daß die FRC mit steigendem Alter leicht zunimmt,
aber CV nimmt offensichtlich wesentlich rascher zu, so daß es eine
Zeit im Leben jedes Menschen gibt, wenn er alt genug wird, in der
die CV so groß ist wie die FRC und diese dann sogar überschreitet.
Nehmen wir am obigen Beispiel des großen kräftigen Mannes an, daß
seine FRC mit 20 Jahren 3,5 Liter und mit 70 Jahren 3,9 Liter beträgt, so ist bei ihm im jugendlichen Alter FRC - CV = 3,5 - 2,1 =
1,4 Liter, und das Airway closure kann nur auftreten, wenn der
junge Mann mindestens 1,4 Liter unter seine normale Atemruhelage
und damit fast maximal ausatmet. Mit 70 Jahren ist bei ihm
FRC - CV = 3,9 - 4,2 = -0,3 Liter, d.h., das Airway closure beginnt
jetzt bereits 300 ml über der FRC oder etwa in der Mitte eines normalen Atemzuges, und ab Mitte eines normalen Atemzuges sind bei
dem alten Mann kleine Luftwege und Alveolen kollabiert. Im Durchschnitt überschreitet CV die FRC im Stehen und Sitzen etwa zu Zeiten

des 65. Lebensjahres, im Liegen bereits zu Zeiten des 45. Lebensjahres. Überschreitet CV die FRC um mehr als das normale Atemhubvolumen, so sind während des gesamten Atemzyklus Lufträume kollabiert.

Welche Effekte auf den Gaswechsel hat nun das Verhältnis von CV
und FRC? Im Moment des Airway closure werden sicherlich kleine
Bronchien verschlossen und die Luft in den dahinterliegenden Alveolen wird eingeschlossen. Werden die betreffenden Alveolen weiter
perfundiert, so wird der in ihnen enthaltene Sauerstoff rasch ins Blut
aufgenommen, das Gasvolumen der Alveolen wird verkleinert, der Alveolarkollaps wird relativ rasch eintreten, womit dann das diese Alveolen umströmende Blut echtes Shuntblut wird und zu einer Vergrößerung von $\dot{Q}_S/\dot{Q}_T$ und $AaDO_2$ beiträgt. Liegt CV über FRC, aber
unter FRC + V_T, so wird der Luftwegskollaps nur während eines (relativ großen) Teils des Atemzyklus vorhanden sein, nämlich während
eines Teils der Inspiration und während der ganzen Exspiration.
Liegt CV über FRC + V_T, so ist Luftwegsverschluß und Shunt während des gesamten Atemzyklus vorhanden.

Merke: Airway closure führt immer zu $\dot{V}_A/\dot{Q}$-Störungen und Alveo-
          larkollaps und damit zur Zunahme von $AaDO_2$ und $\dot{Q}_S/\dot{Q}_T$.
          Je höher CV im Verhältnis zur FRC ist, umso größer wer-
          den $AaDO_2$ und venöse Beimischung werden. Im Laufe des
          Lebens kommt es auch unter normalen Bedingungen zur
          fortlaufenden Erhöhung der $AaDO_2$ mit Erniedrigung von
          PaO_2 (20 Jahre 95 mmHg, 70 Jahre 70 mmHg). Diese
          Hypoxämie des alten Menschen kommt durch vermehrtes
          Airway closure bei erniedrigten transpulmonalen Drucken
          aufgrund einer verschlechterten Funktion der elastischen
          Zugelemente in der Lunge zustande.

Es sei darauf hingewiesen, daß beim Übergang von der stehenden und
sitzenden Position zum Liegen sich das Closing volume nicht vergrößert, wohl aber die FRC im Mittel um 20 % abfällt. Damit kann im
Sitzen bei bestimmten Menschen FRC - CV noch einen positiven Wert
haben, was bedeutet, daß Airway closure während eines normalen
Atemzyklus nicht auftritt. Im Liegen kann die FRC dann aber unter
CV absinken, und Airway closure mit vergrößerter $AaDO_2$ tritt auf.
In jedem Falle besteht die Möglichkeit zum Airway closure in Flachlage
eher als im Sitzen, und jeder Patient mit Tendenz zum Airway closure
sollte nicht flach, sondern zumindest halbsitzend gelagert werden, um
die Oxygenierung des Blutes in der Lunge durch Reduktion der
$AaDO_2$ zu verbessern.

2.4.1.3   Airway closure unter Narkose

Es darf als hinreichend gesichert gelten, daß jede Art von Vollnarkose zur Reduktion der FRC gegenüber dem Wachwert im Liegen unmittelbar vor Narkosebeginn um etwa 20 % führt. Dabei scheinen ohne
Einfluß auf die Abnahme der FRC unter Narkose zu sein:

a) der inspiratorische oder exspiratorische Muskeltonus, da die Ab-
    nahmen der FRC mit und ohne Muskelrelaxation gleich ausfallen,

b) die Anästhesietechnik, da Abfälle der FRC in der gleichen
    Größenordnung bei Spontanatmung und maschineller Beatmung,
    bei Intubation und Maskenbeatmung und bei intravenöser Narkose
    und Inhalationsanästhesie beschrieben sind,

c) Blähen, da die Reduktionen der FRC unter Narkose durch
    zwischenzeitliches manuelles Überblähen der Lunge mit 30 - 40 cm
    H_2O Trachealdruck für 30 - 40 sec nicht nennenswert beeinflußt
    werden können,

d) die inspiratorische Sauerstoffkonzentration, da die Abfälle der
    FRC unter sonst gleichen Narkosebedingungen bei $FIO_2 = 0,35$
    und 1,0 in gleichem Ausmaß gefunden werden,

e) die Anästhesiedauer, da die Abfälle der FRC um rund 20 % bereits
    10 - 20 min nach Narkosebeginn nachgewiesen werden können und
    dann über mindestens 2 - 3 Stunden unverändert bestehen blei-
    ben.

Einfluß auf die Abnahme der FRC unter Narkose scheinen zu haben:

a) das Gewichts-/Größenverhältnis (kg/cm) des Patienten, da bei
    kurzen und adipösen Patienten die Abfälle der FRC unter Narkose
    am ausgeprägtesten sind,

b) das Lebensalter, da die Abfälle der FRC unter Narkose mit stei-
    gendem Lebensalter ausgeprägter werden,

c) der Einfluß der Lagerung in Narkose ist noch nicht völlig ge-
    klärt. Airway closure durch Abnahme der FRC ist wohl bei Kopf-
    tieflage (Rektumchirurgie, Gynäkologie) ausgeprägter als bei
    sitzender Lagerung. Ebenso ist die Rolle des operativen Eingriffs
    noch nicht ausreichend geklärt. Läßt man thorakale Eingriffe
    außer acht, so darf angenommen werden, daß Oberbaucheingriffe
    die FRC mehr reduzieren als Extremitäteneingriffe.

Eine schlüssige Erklärung für die Abnahme der FRC unter Narkose gibt es noch nicht!

Ein Höhertreten des Zwerchfells um nur 1 - 2 cm würde ausreichen, die Abnahme der FRC zu erklären, dies ist jedoch bisher nicht bewiesen. Eine Zunahme der elastischen Rückstellkräfte in Lunge und Bronchialsystem würde die FRC ebenfalls reduzieren, da die Lunge die Brustwand sozusagen nach innen ziehen würde. Eine Zunahme der elastischen Kräfte des Respirationssystems wäre durch Kontraktion der Bronchiolenmuskulatur oder verminderte Aktivität des Surfactant denkbar. Unsere Kenntnisse über Effekte der Narkose schlechthin auf den Surfactant der Lunge sind bisher noch äußerst spärlich, eine Reduktion der Surfactantaktivität durch Methoxyfluran und Halothan scheint gesichert, alles andere ist spekulativ.

Das Closing volume wird durch Narkose offenbar nicht beeinflußt. Abnahmen der FRC unter Narkose in Rückenlage um 20 %, d.h. um 400 bis 600 ml, sind nur unschädlich, wenn das Closing volume jetzt immer noch unter der FRC liegt, was nur bei jungen schlanken Menschen der Fall sein kann. Bei dem Großteil aller Patienten übersteigt das Closing volume jetzt die FRC oder sogar FRC + V_T, so daß unter Narkose Bronchiolen- und Alveolarkollaps entweder zeitweilig oder ständig bei den meisten Patienten erfolgt. Die eingangs beschriebene Zunahme der $AaDO_2$ unter Narkose steht in enger Beziehung zur Abnahme der FRC, und als Hauptursache der vermehrten venösen Beimischung in Narkose darf das Airway closure angesehen werden. Unter Narkose kommt es also zur Abnahme der FRC bei gleichbleibendem CV, wodurch bei fast allen Patienten Airway closure auftritt, was eine Zunahme der venösen Beimischung und der $AaDO_2$ zur Folge hat.

Um die Gefahr einer arteriellen Hypoxämie unter Narkose bei besonders gefährdeten Patienten (Alte und Adipöse, Oberbaucheingriffe und Kopftieflagerungen) zu vermeiden, ist die Beatmung mit Narkosegasgemischen durchzuführen, die höhere Sauerstoffkonzentrationen als die Luft enthalten (FIO_2 = 0,35 oder höher). Gleichzeitig ist eine niedrige Atemfrequenz oder ein relativ hoher Einzelhub anzustreben. Der Wert manueller Überblähung für die Verbesserung der Oxygenierung unter Narkose ist zumindest zweifelhaft. Bestehen bei Risikopatienten Zweifel an einer adäquaten Oxygenierung unter Narkose, so ist eine arterielle Blutgasanalyse durchzuführen.

2.4.1.4   Anwendung von PEEP unter Narkose

Die Hauptwirkungen von Beatmung mit positiv endexspiratorischem Druck (positive-end-expiratory-pressure = PEEP, vgl. Kap. 2.6 und 2.7) auf Gaswechsel und Herzkreislauffunktion sind uns von der Behandlung von Patienten mit respiratorischer Insuffizienz relativ gut geläufig:

a) Die FRC wird bei Anwendung von PEEP erhöht, ganz gleich, ob sie primär pathologisch erniedrigt (respiratorische Insuffizienz), normal oder gar erhöht war (Emphysem). Da das Closing volume durch PEEP offenbar nicht beeinflußt wird, wird FRC - CV größer und damit die Wahrscheinlichkeit des Airway closure unter PEEP kleiner. Zunahme der FRC unter PEEP müßte Abnahme der venösen Beimischung und bei konstantem PAO_2 Zunahme von PaO_2 und Abnahme der $AaDO_2$ zur Folge haben (Abb. 78). Die Untersuchungen der Effekte von PEEP unter Narkose zeigen jedoch selten spektakuläre Anstiege von PaO_2, in vielen Fällen sogar deutliche Abnahmen. Demnach muß es Mechanismen mit nachteiligen Wirkungen auf die Oxygenierung geben, die unter Narkose mit PEEP den günstigen Effekt der Erhöhung der FRC aufheben oder gar überwiegen können.

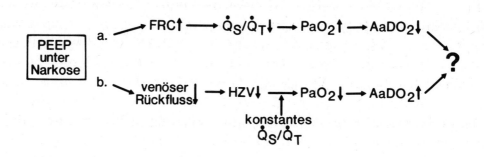

Abb. 78:   Denkmodell zur Wirkung von PEEP unter Narkose

b) Unter PEEP kommt es über Drosselung des venösen Rückstroms zum Herzen zur Abnahme des HZV (vgl. Kap. 2.6). Dies ist umso stärker der Fall, wenn unter Narkose Verluste des zirkulierenden Blutvolumens oder Sympathikolyse mit Hypotension auftreten. Betrachten wir nochmals die Shuntformel (vgl. Kap. 2.3.1.3):

$$\dot{Q}_S / \dot{Q}_T = \frac{CcO_2 - CaO_2}{CcO_2 - C\bar{v}O_2}$$

und das FICK'sche Prinzip (vgl. Kap. 1.2.3):

$$\dot{V}O_2 = \frac{HZV \times (CaO_2 - C\bar{v}O_2)}{100}$$

die man nach

$$CaO_2 - C\bar{v}O_2 = \frac{\dot{V}O_2 \times 100}{HZV}$$

umformen kann, so ist zu erkennen, daß bei konstantem Sauerstoffverbrauch eine Abnahme des HZV, eine Zunahme der $a\bar{v}DO_2$ und damit eine Abnahme von $C\bar{v}O_2$ durch vermehrte venöse Ausschöpfung zur Folge hat. Wollen wir nun mit Abnahme des HZV einen konstanten Shunt unterstellen, so wird in der Shuntformel der Nenner größer, und wenn der Quotient konstant bleiben soll, muß auch die Differenz im Zähler größer werden, d.h., bei konstantem Shunt muß mit Abfall des HZV CaO_2 und damit PaO_2 abfallen (Abb. 78). Nun haben wir unter a) gesehen, daß in der Regel unter PEEP die venöse Beimischung eben nicht konstant bleibt, sondern abnimmt, und will man die Effekte von PEEP unter Narkose vorhersehen, so kommt alles auf das Verhältnis Abnahme von $\dot{Q}_S / \dot{Q}_T$ zu Abnahme des HZV durch PEEP unter Narkose an. Sinkt die venöse Beimischung relativ stärker als das HZV durch PEEP, so wird sich die Oxygenierung des Blutes verbessern. Dies scheint unter Narkose besonders bei Oberbaucheingriffen, bei Adipösen und bei alten Patienten mit großem Closing volume gelegentlich der Fall zu sein. Halten sich die Effekte von PEEP auf venöse Beimischung und HZV gerade eben die Waage, so werden PaO_2 und $AaDO_2$ sich nicht ändern. Dies scheint unter Narkose sehr viel häufiger zu sein, als bei akuter respiratorischer Insuffizienz. Sinkt unter Narkose mit PEEP das HZV aber relativ stärker als die venöse Beimischung, und dies ist besonders bei Hypovolämie, Sympathikolyse, negativ inotropen Wirkungen der Anästhetika und primär kleinen venösen Beimischungen der Fall, dann wird PaO_2 nach Zugabe von PEEP sogar sinken und die $AaDO_2$ größer werden.

Merke:

- PEEP-Beatmung unter Narkose hat nur selten den günstigen Effekt auf die Oxygenierung wie bei akuter respiratorischer Insuffizienz.

- Effekte von PEEP unter Narkose auf die Oxygenierung können nicht vorhergesehen werden und müssen ständig durch Messung von PaO_2 überprüft werden.

- Abnahmen von PaO_2 unter Narkose mit PEEP kommen häufiger vor.

- PEEP unter Narkose ist nicht angezeigt, wenn die $AaDO_2$ primär niedrig liegt.

2.4.2 CO_2-Transport unter Narkose

Der pulmonale CO_2-Transport ist wesentlich einfacher zu überblicken als der pulmonale Sauerstofftransport, da hier lediglich die zwei Größen Kohlensäureproduktion und alveoläre Ventilation eine Rolle spielen, während das Verhältnis von Durchblutung und Belüftung der Lunge nur für den Anteil der Totraumventilation an der Gesamtventilation Bedeutung hat. Wir hatten gesehen (vgl. Kap. 2.3.2.1), daß ein Patient mit normalem Sauerstoffverbrauch von 250 ml/min und normaler CO_2-Produktion von 200 ml/min eine alveoläre Ventilation von etwa 3,6 Liter und bei normalem Totraumquotienten ($V_D/V_T = 0,3$) ein Atemminutenvolumen von etwa 5,1 Liter benötigt, um Normokapnie aufrecht zu erhalten. Unter Narkose mit Relaxation und mäßigem Abfall der Körpertemperatur werden Sauerstoffverbrauch und Kohlensäureproduktion in der Regel gegenüber dem Wachwert um 10 - 20 % reduziert, was eine Abnahme der erforderlichen alveolären Ventilation auf etwa 3 Liter bedeutet. Da jedoch gleichzeitig unter Narkose durch eine Zunahme belüfteter, aber nicht oder relativ zu wenig durchbluteter Lungenbezirke der Totraumquotient bis auf 0,5 und mehr zunehmen kann (vgl. Kap. 2.3.2.2), wird das Atemminutenvolumen eines 70 kg-Patienten unter Narkose wohl mindestens 6 l/min betragen müssen. Unsere Patienten werden unter Narkose häufig nach der 'Zehnerregel' beatmet, d.h., V_T = 10 x Körpergewicht und AMV = 10 x V_T. Dabei findet sich jedoch in relativ vielen Fällen eine leichte bis mäßige Hypokapnie, die zu respiratorischer Alkalose (vgl. Kap. 3.1) führen kann. Hypokapnie ist nicht immer wünschenswert, da sie isoliert und natürlich besonders in Kombination mit Hypothermie und der Transfusion von Konservenblut, zur Linksverschiebung der

O$_2$-Dissoziationskurve und verschlechterter Gewebsoxygenierung (vgl. Kap. 2.2.7.1) führen kann. Die Kontrolle der endexspiratorischen CO$_2$-Konzentration mittels URAS-Gerät oder von PaCO$_2$ mittels Blutgasanalyse ist daher besonders bei komplizierten und langdauernden Narkosen empfehlenswert.

2.4.3   Postoperative Phase

2.4.3.1   Frühe Hypoxämie

Störungen der Lungenfunktion in den ersten postoperativen Stunden manifestieren sich häufig, ja nahezu regelmäßig, als Hypoxie bei Luftatmung mit vermehrter venöser Beimischung und vergrößerter AaDO$_2$. In den ersten postoperativen Stunden bestehen keine nennenswerten Unterschiede zwischen Patienten mit Vollnarkose mit abdominellen und extraabdominellen Eingriffen. Während sich die Oxygenierung bei letzteren jedoch wenige Stunden nach Operationsende normalisiert, besteht die Hypoxämie nach bauchchirurgischen Eingriffen nach 24 Stunden noch unverändert. Patienten mit abdominellen Eingriffen in Periduralanästhesie zeigen die Hypoxämie erst zunehmend in den ersten postoperativen Stunden, sind aber nach 24 Stunden von Patienten mit Vollnarkose nicht mehr zu unterscheiden. Für die frühe postoperative Hypoxämie spielen sicher Abnahmen des HZV bei konstanter venöser Beimischung (s.o.) eine Rolle. Diese wirken sich umso nachteiliger aus, wenn der Sauerstoffverbrauch durch Kältezittern oder durch Schmerzen mit Unruhe noch gesteigert ist. Auch Atemdepression durch Opiate oder Atmung mit niedrigen Volumina durch Wundschmerz spielen bei der frühen postoperativen Hypoxämie eine Rolle.

2.4.3.2   Späte postoperative Hypoxämie

Die späte postoperative Hypoxämie (mehr als 24 Stunden nach der Operation) spielt abgesehen von thorakalen Operationen und Patienten mit Schock und Trauma hauptsächlich bei Oberbaucheingriffen eine große Rolle. Sie besteht auch bei sonst unkomplizierten postoperativen Verläufen bis etwa zum 5. Tag fort, wobei PaO$_2$ um 50 mmHg bei Luftatmung auch bei präoperativ Lungengesunden keine Seltenheit ist und die FRC auf 60 - 70 % vom Sollwert abfällt. Wie Abb. 79 zeigt, sind nach Oberbaucheingriffen in besonderem Maße exspiratorisches und inspiratorisches Reservevolumen (um 2/3) und die Vitalkapazität (um rund die Hälfte) reduziert, etwas weniger das Gesamtlungenvolumen (um 40 %) und die FRC (um 33 %), letztere deswegen geringer, weil das Residualvolumen vor und nach Operation nahezu unverändert ist. Das Closing volume nimmt nach Oberbaucheingriffen nicht annähernd in dem Maße wie die FRC ab, so daß die späte Hypoxämie nach Oberbaucheingriffen als Folge der reduzierten FRC und vermehrter Tendenz zum Airway closure interpretiert werden darf.

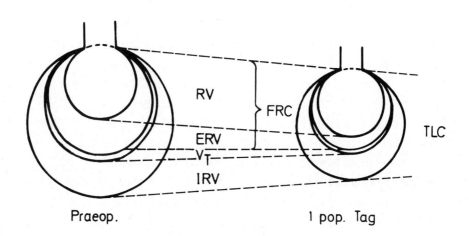

Abb. 79:   Abnahmen der Lungenvolumina am 1. Tag nach bauchchirurgischen Eingriffen. Besonders betroffen ist die FRC durch Abnahme des exspiratorischen Reservevolumens

Wenn wir als Hauptursache der späten postoperativen Hypoxämie nach abdominellen Eingriffen das Airway closure erkannt haben, das sicherlich durch Darmblähung, Luft im Peritoneum oder Wundschmerz der Bauchdecken weiter verstärkt wird, so sollten wir alles tun, um dieses Airway closure so wenig wie möglich wirksam werden zu lassen, indem wir die FRC so groß wie möglich halten. Die FRC ist, wie wir gesehen haben, am größten in aufrechter Haltung (Stehen und Sitzen), niedriger in halbsitzender Lage und am niedrigsten bei Flachlage oder gar Kopftieflage. So sollten wir bei postoperativen Patienten, insbesondere bei Alten, bei Adipösen, bei Patienten mit Oberbaucheingriffen und bei geblähtem Abdomen so weit wie möglich eine aufrechte Lage des Oberkörpers, zumindest aber eine halbsitzende Lagerung anstreben. Abb. 80 zeigt die $AaDO_2$ bei Luftatmung bei adipösen jungen Patientinnen am 1. - 3. postoperativen

Tag in Flachlage und halbsitzender Position. Es zeigt sich, daß am 1. und 2. postoperativen Tag die $AaDO_2$ in Flachlage deutlich größer ist als in halbsitzender Position. In Oberkörperhochlage betragen die mittleren PaO_2-Werte 64,2 bzw. 60,4 mmHg, während sie in Flachlage mit 58,6 bzw. 54,5 mmHg kritisch niedrige Werte erreichen. Hält man postoperativ Patienten ohne triftigen Grund in flacher Lagerung, so führt dies häufig zu einer leicht vermeidbaren Beeinträchtigung der Oxygenierung des Blutes.

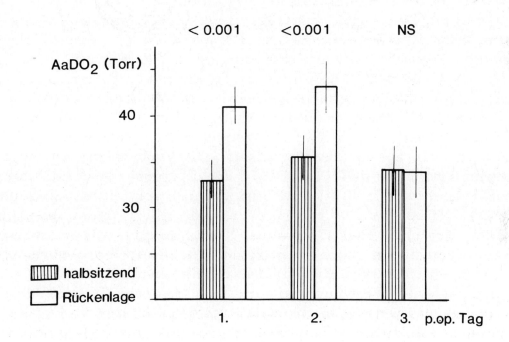

Abb. 80:   Höhere $AaDO_2$ am 1. und 2. Tag in Rückenlage im Vergleich zu halbsitzender Lage

2.5   Akute respiratorische Insuffizienz (A. BEYER)

2.5.1   Definition

Die akute respiratorische Insuffizienz ist ein Krankheitsbild, das erst in den letzten Jahren erkannt und erforscht worden ist. Die Fortschritte der Medizin haben es möglich gemacht, daß Patienten Phasen einer Erkrankung überstehen, die früher zum Tode führten und Spätkomplikationen erleben, die früher gar nicht bekannt waren. Dazu gehören zum Beispiel das akute Nierenversagen und die akute respiratorische Insuffizienz. Die Definition nach PONTOPPIDAN sagt aus, daß wir als akute respiratorische Insuffizienz (ARI) einen Zustand mit akuter Hypoxämie bezeichnen, d.h. mit arteriellen PO_2-Werten unterhalb der entsprechenden Altersnorm, unter Berücksichtigung von FIO_2 und Barometerdruck. Diese Definition setzt die Abwesenheit von präexistenten Lungenerkrankungen und intrakardialen Rechts-Links-Shunts voraus. Auch eine akute Hyperkapnie mit einem $PaCO_2$ von 50 mmHg und mehr würde zur Diagnose 'ARI' führen, ganz gleich, ob sie mit Hypoxämie verbunden ist oder nicht, sofern diese Hyperkapnie nicht zur Kompensation einer metabolischen Alkalose dient (vgl. Kap. 3.1). Damit wird eine wichtige Feststellung gemacht: Diese Erkrankung tritt bei primär lungengesunden Patienten auf, jedoch immer, wie wir aus Erfahrung wissen, in Verbindung mit bestimmten schweren Erkrankungen (Tab. 15). Die Diagnose wird uns durch das Wissen erleichtert, daß eine ARI im Gefolge von diesen Erkrankungen besonders häufig ist. Hierzu gehört vor allem der Kreislaufschock jedweder Ursache. Die sogenannte 'Schocklunge', die akute respiratorische Insuffizienz nach Schock, wurde von den Amerikanern im Vietnam-Krieg erstmals besonders häufig beobachtet. Die schnelle Evakuierung der Verwundeten und die moderne Schockbekämpfung machten es möglich, daß Soldaten selbst schwerste Hypotensionszustände überlebten, was in früheren Kriegen nur ausnahmsweise der Fall war. Es zeigte sich jedoch, daß in der Folgezeit akute Ateminsuffizienzen auftreten konnten, die unbehandelt zum Tode führten. Im 'Journal of Trauma' 1968 wurde zum ersten Mal in großem Maßstab über die anatomischen und pathophysiologischen Aspekte dieses Krankheitsbildes berichtet, was das weltweite Aufmerksamwerden auf diese 'neue Erkrankung' zur Folge hatte. Wir wissen heute, daß die ARI nicht nur im Gefolge eines hämorrhagischen Schocks, sondern auch jeder anderen Schockursache auftreten kann (vgl. Kap. 1.8).

Nicht nur Schock ist eine häufige Ursache der ARI, sondern Sepsis, Trauma und Massivtransfusionen sind ebenso Erkrankungen, die häufig zu ARI führen. Weiter gehören dazu Pankreatitis, Aspiration, Fettembolie, Verbrauchskoagulopathie und Zustand nach Schädel-Hirn-Trauma (Tab. 15). Jede Hypoxämie im Verlauf dieser Krankheiten macht uns aufmerksam auf eine ARI, wenn wir nicht schon in Erwartung darauf den Patienten behandeln.

Tab. 15:   Erkrankungen, die häufig zu ARI führen

Schock jeder Ätiologie
Schweres Trauma, Lungentrauma
Sepsis
Massivtransfusionen
Pankreatitis
Aspiration
Fettembolie
Verbrauchskoagulopathie

Man kann die ARI auch als ein klinisches Syndrom auffassen, das aus drei Komponenten zusammengesetzt ist, nämlich

a)   den Symptomen der akuten Ateminsuffizienz (s.o.)

b)   einem relativ typischen Verlauf (siehe Stadieneinteilung) und

c)   charakteristischen   pathologisch-anatomischen   Veränderungen (vgl. Kap. 2.5.4). Man spricht dann auch von Atemnotsyndrom des Erwachsenen (adult respiratory distress syndrome = ARDS).

2.5.2   Stadieneinteilung der ARI

Bei der Entwicklung einer ARI können wir drei Stadien beobachten. Das erste Stadium tritt nach einer Latenz von Stunden bis höchstens einigen Tagen ein. Der Patient hat subjektiv keine Beschwerden. Nur der aufmerksame Beobachter bemerkt eine Hyperventilation und leichte Dyspnoe. Die arteriellen Blutgase zeigen eine deutliche Hypoxämie und respiratorische Alkalose. Veränderungen im Röntgenbild sind meistens nicht vorhanden. Dies bedeutet, daß Patienten nach den entsprechenden Primärerkrankungen (Tab. 15) bezüglich des Auftretens einer Hypoxämie sorgfältig überwacht werden müssen. Diese ist im Anfang in der Regel keine klinische, sondern eine Labordiagnose (Blutgasanalyse). Das zweite Stadium bildet den Übergang in die manifeste Ateminsuffizienz mit ausgeprägter Ruhedyspnoe, verstärkter Hypoxämie und unveränderter respiratorischer Alkalose. Der Patient klagt über Atemnot. Dieses Zeichen abnorm gesteigerter Atemarbeit ist vor allem der verminderten Dehnungsfähigkeit der Lunge (abnehmende Compliance) zuzuschreiben. Tachypnoe, Tachykardie und Zyanose (bei ausreichend hohem Hb-Gehalt, vgl. Kap. 1.3.2) sind erkennbar. Radiologisch finden sich nun Zeichen eines interstitiellen Lungenödems, das diffus über der gesamten Lunge oder lokalisiert ausgebildet sein kann. Der Auskultationsbefund ist bis auf vereinzelte feuchte Rasselgeräusche wenig eindrucksvoll. Das dritte Stadium stellt die Endphase einer Schocklunge dar und ist gekennzeichnet durch eine therapierefraktäre Ateminsuffizienz, d.h., trotz aggressiver Respiratortherapie und trotz des Einsatzes aller anderen Möglichkeiten der modernen Intensivbehandlung können Hypoxämie und Hyperkapnie nicht verhindert werden, und über kurz oder lang tritt Tod durch Herzversagen ein.

2.5.3   Ätiologie

Die Ätiologie dieses Syndroms ist noch unbekannt, und ihre Klärung wird durch die Tatsache erschwert, daß die Reaktion der Lunge auf verschiedene Noxen unspezifisch und gleichförmig ist. Es gibt eine Reihe von ätiologischen Faktoren, die teilweise tierexperimentell gut belegt sind. Ob diese Ergebnisse auf den Menschen übertragbar sind, inwieweit einzelne Faktoren bei einem bestimmten Krankheitsbild vorherrschen oder ob es sich um ein multifaktorielles Geschehen handelt, ist jedoch noch ungeklärt. Besonders diskutiert werden die Einflüsse von zirkulierenden Endotoxinen, die Freisetzung von vasoaktiven Substanzen, Mikroembolisation der Lunge oder eine zentralneurogene Auslösung. Letzteres bedeutet, daß z.B. nach Schädelhirntrauma oder zerebraler Hypoxie eine Stimulation des zentralen Sympathikus zu funktionellen und morphologischen Veränderungen in der Lungenstrombahn führt, die das typische Bild der Schocklunge zur Folge haben. Die Verminderung des Surfactant durch Schädigung des Alveolarepithels, der für eine Stabilisierung der Lunge besonders bei kleinen Volumina eminent wichtig ist, spielt sicher eine wichtige Rolle bei der Entwicklung des Geschehens (vgl. Kap. 2.3.4). Eine intensive venöse Vasokonstriktion der Lungenstrombahn, eventuell ausgelöst über einen zentralen Reflexmechanismus, wird ebenfalls diskutiert.

2.5.4   Pathologische Anatomie

Im frühen Stadium der Schocklunge ist eine wesentliche Gewichtszunahme mit Vermehrung des extravaskulären Lungenwassers (vgl. Kap. 2.3.3) charakteristisch. Diese Zunahme des Wassergehalts läßt sich

bereits einige Minuten nach Trauma und Schock infolge eines perivas-
kulären und peribronchialen Ödems nachweisen und nimmt mit Überle-
ben des Schockzustands zu. Dies schließt in den meisten Fällen eine
Volumentherapie ein, es konnte jedoch keine direkte Beziehung zwischen Flüssigkeitsbilanz und dem beim Tod gefundenen interstitiellen
Lungenwasser gefunden werden. Das histologische Bild zeigt als auf-
fälligstes Merkmal eine Verbreiterung der Alveolarwände und deutlich
verkleinerte bzw. kollabierte Alveolen. Als Zeichen der Zellschädigung
finden sich zahlreiche Endothelnekrosen, wobei vor allem Granulozyten
in der Nachbarschaft der Endothelschäden beobachtet werden. Aus
diesen sollen Enzyme freigesetzt werden, die zur weiteren Verstärkung des interstitiellen Ödems und Auflösung der Zellkontakte (Vergrößerung der Poren) beitragen. Außerdem kommen Thrombozytenag-
gregate, Fibrin- und Fettthromben zur Beobachtung, was zu den
Begriffen Mikrothrombosierung und Mikroembolisierung geführt hat.
An das primär exsudative Stadium ('Stadium des Flüssigkeitsaustritts')
schließt sich in der Regel nach Stunden bis Tagen ein proliferatives
Stadium an ('Stadium der Gewebsneubildung und des Gewebsumbaus').
Auch in diesem fortgeschrittenen Stadium sind die übermäßig verbrei-
terten Alveolarsepten das auffälligste Merkmal. Sie sind einesteils
Resultat der proliferativen Reaktion im Interstitium, anderenteils die
Folge der beinahe epithelartigen Auskleidung der restlichen Alveolen
mit granulären Pneumozyten (Alveolozyten Typ II). Zusätzlich finden
sich noch mehr oder weniger dicke hyaline Membranen, welche die
Alveolen auskleiden, also die respiratorische Oberfläche bedecken und
dadurch den pulmonalen Gasaustausch zusätzlich behindern. Das Endstadium ist gekennzeichnet durch die Ausbildung einer irreversiblen,
interstitiellen Lungenfibrose. Diese beginnt an den vom interstitiellen
Ödem am stärksten betroffenen Stellen, was den Verdacht nahelegt,
daß die proliferationsstimulierende Eigenschaft des Ödems ursächlich
für die Bindegewebsreaktion ist. Anhalt für diesen Verdacht liefern
erste experimentelle Untersuchungen.

Aus diesen Ausführungen geht hervor, daß die Vermehrung des
extravaskulären Wassergehalts, das interstitielle Ödem, das pathologische Substrat der akuten respiratorischen Insuffizienz darstellt.
Eine zentrale Frage lautet nun: Gehen die Veränderungen auf eine Änderung der Kapillarwandpermeabilität zurück, oder müssen sie auf
eine Änderung des kolloidosmotisch-hydrostatischen Druckgradienten
im Gefäß bezogen werden?

Wie Experimente gezeigt haben, trifft das STARLING'sche Gesetz über
den transkapillären Flüssigkeitsaustausch auch für die Lunge zu
(vgl. Kap. 2.3.3.2). Dieses besagt, daß die über die Kapillarwand

netto filtrierte Flüssigkeitsmenge (filtriertes minus reabsorbiertes Volumen - vgl. Kap. 1.2.6) eine Funktion der Permeabilität und der Differenz aus hydrostatischem und kolloidosmotischem Druckgradienten ist. Faktoren, die zu vermehrter Filtration führen, sind Erhöhung des hydrostatischen Kapillardrucks, Abnahme des intravasalen kolloidosmotischen Drucks, sowie Zunahme der Kapillarwandpermeabilität für Wasser und Albumin. Es konnte gezeigt werden, daß der hydrostatische Kapillardruck, angezeigt durch den pulmo-kapillären Verschlußdruck (PCWP, vgl. Kap. 1.7.3) oder Linksvorhofdruck im Frühstadium einer ARI im allgemeinen nicht pathologisch erhöht ist und daß eine Erniedrigung des kolloidosmotischen Drucks bei intakter Gefäßwand und normalem Linksvorhofdruck nicht zum Lungenödem führt. Eine erhöhte Permeabilität der Lungenkapillaren wird daher als Ursache für das interstitielle Lungenödem bei ARI angenommen.

2.5.5   Störungen der Lungenfunktion bei ARI

Die Störungen der Lungenfunktion ergeben sich aus den pathophysiologischen Gegebenheiten. Diese lassen sich in der Reduktion aller Lungenvolumina und in einer Erhöhung des pulmonal-vaskulären Widerstandes zusammenfassen. Die weiteren Charakteristika der ARI, die mit den verminderten Lungenvolumina eng korreliert sind, bestehen in einer Verminderung der Compliance, einer Zunahme der Resistance und der Atemarbeit und in einer Zunahme von Ventilations-Perfusionsmißverhältnissen in der Lunge mit Erhöhung des intrapulmonalen Rechts-Links-Shunts und des physiologischen Totraums.

2.5.5.1   Abnahme des Lungenvolumens

Kleine Lungenvolumina stellen ein Charakteristikum der ARI dar. Ursachen sind die Vermehrung des interstitiellen Lungenwassers und die Atelektasenbildung infolge Alveolarkollaps. Neben Auswirkungen auf die Lungenmechanik, wie Abnahme der Compliance und Zunahme der Resistance, hat die Größe des Lungenvolumens einen außerordentlich wichtigen Einfluß auf die Effektivität der Oxygenierung. Abb. 81 demonstriert die Abnahme aller Lungenvolumina bei ARI. Die große schraffierte Säule gibt die Verhältnisse beim jungen gesunden Erwachsenen an. Die totale Lungenkapazität beträgt ungefähr 7 Liter, die funktionelle Residualkapazität 3 Liter, das Residualvolumen 1,25 Liter. Die kleinere schraffierte Säule bezeichnet die Werte, die bei ARI gefunden werden. Die totale Lungenkapazität ist beinahe auf ein Drittel des Ausgangswerts reduziert, die FRC liegt in der Nähe des Residualvolumens und auch das Residualvolumen ist vermindert. Wie bereits erwähnt, haben diese Verhältnisse außerordentlich wichtige Auswirkungen auf die Lungenmechanik und Lungenfunktion.

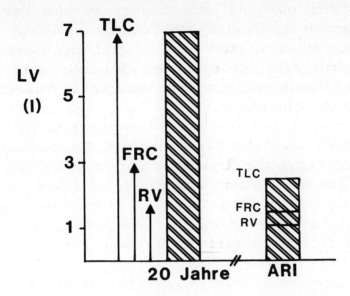

Abb. 81:   Reduktion der Lungenvolumina bei ARI im Vergleich zu den Normalwerten eines 20-jährigen
LV = Lungenvolumen, TLC = gesamte Lungenkapazität, FRC = funktionelle Residualkapazität, RV = Residualvolumen

2.5.5.2   Veränderungen der Atemmechanik

Die Bestimmung der Volumendehnbarkeit der Lunge (Compliance) ist in Kap. 2.2.8.2 dargestellt. Sie erfordert die Bestimmung des transpulmonalen Drucks (vgl. Kap. 2.4.1.2) als Differenz aus Munddruck und Druck im Pleuraspalt. Letzterer steht in enger Beziehung zum Druck im mittleren Ösophagus. Soll also bei einem Patienten die Lungencompliance isoliert gemessen werden, so muß der Ösophagusdruck erfaßt werden, was auf technische Schwierigkeiten stößt. Man begnügt sich daher in der Regel beim Dauerbeatmeten mit der Bestimmung der Compliance von Lunge und Thorax zusammen (s.u. und Kap. 2.6.6). Der Abfall der Lungencompliance findet sich bereits als Frühzeichen des exsudativen Stadiums bei ARI. Er dürfte hier seine Ursachen in dem interstitiellen und intraalveolären Ödem und in der Zunahme der Oberflächenspannung in den Alveolen bei Surfactantschädigung haben (vgl. Kap. 2.3.4). Außerdem war in Kap. 2.2.8.2

dargelegt worden, daß allein die Reduktion des Lungenvolumens schon
zu einer Abnahme der Compliance führt, da bei niedrigem Lungenvolumen für gleiche Erhöhungen des Volumens höhere Drucke erforderlich sind als bei Lungenvolumina im Bereich der FRC. Im proliferativen Stadium der ARI wird bei zunehmender Fibrose der Elastizi-
tätsverlust der Lunge so groß, daß die Compliance weiter entscheidend abnimmt. Die Lunge wird 'steif' und 'starr'. Sie kollabiert auch
beim Pneumothorax nicht mehr wie eine normale Lunge, und die Beat-
mungsdrucke steigen ständig an, wenn ein konstantes Atemminutenvolumen aufrecht erhalten werden soll.

Wie die Compliance wird auch die Resistance vom Lungenvolumen beeinflußt. Abb. 82 zeigt, daß die Resistance mit Abnahme des Lungenvolumens zunimmt. Dies hängt damit zusammen, daß der Durchmesser
der kleinen Luftwege, die im interstitiellen Gewebe gleichsam aufge-
hängt sind, beim 'Zusammensinken' der Lunge abnimmt, wodurch nach
dem HAGEN-POISEUILLE'schen Gesetz (vgl. Kap. 1.2.5 und 2.2.8.3)
der Strömungswiderstand steigt.

Können wir diese Parameter messen? Die Messung der Resistance bei
beatmeten Patienten ist problematisch und wird nicht routinemäßig
durchgeführt. Einen Anhalt über die Compliance von Lunge und Thorax eines beatmeten Patienten gewinnt man leichter. Dazu teilt man
das Zugvolumen, mit dem ein Patient beatmet wird, durch den Druck,
den der Respirator aufwenden muß, um dieses Volumen zu applizie-
ren. Damit erhält man die sogenannte effektive Compliance des gesamten Beatmungssystems. Beispiel: Der Respirator liefert pro
Atemzug 1 000 ml Zugvolumen, und wir lesen am Respirator einen
Plateaudruck (s.u.) von 30 cm H_2O ab. Die effektive Compliance bei
diesem Patienten beträgt dann 33 ml/cm H_2O. Der Normalwert ist ca.
100 ml/cm H_2O.

Veränderungen der Compliance und Resistance sind deshalb von Bedeutung, weil sie entscheidende Parameter der Atemarbeit sind. Diese
setzt sich zusammen aus der Arbeit, die notwendig ist, um die elastischen Rückstellkräfte des Thorax zu überwinden, plus der Arbeit,
die die Strömungswiderstände der Atemluft überwindet. Patienten mit
ARI müssen also vermehrt Atemarbeit leisten, sie atmen flach (niedriges V_T) und müssen daraufhin ihre Atemfrequenz steigern, um bei
steigender Totraumventilation ihre alveoläre Ventilation konstant zu
halten. Atmen mit hoher Frequenz erhöht wiederum die Reibungs-
arbeit. Die flache frequente Atmung hat noch eine zweite Konse-
quenz: Sie begünstigt die Entstehung von Mikroatelektasen. Fehlende

Seufzeratmung und fehlendes Husten tragen weiterhin zur Verschlechterung der Lungenfunktion durch Atelektasenbildung bei. Dies wiederum verstärkt die ohnehin schon vorhandene Hypoxämie (s.u.). Am
Ende dieses Circulus vitiosus steht die Erschöpfung, vor der der
Patient nur durch künstliche Beatmung bewahrt werden kann.

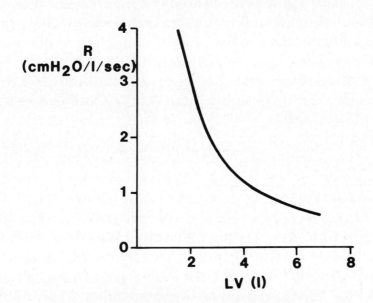

Abb. 82: Zunahme der Resistance (R) bei Abnahme des Lungenvo-
          lumens (LV)

2.5.5.3   Veränderungen im kleinen Kreislauf

Wie oben ausgeführt, wird die primäre Schädigung der Lunge bei ARI
im Bereich der Gefäßbahn angenommen. So ist sowohl im exsudativen
Stadium als auch im Stadium der Fibrose sowohl mit einer Zunahme
des Pulmonalarterienmitteldrucks (PAP) als auch des pulmonalen Gefäßwiderstandes (PVR) zu rechnen (vgl. Kap. 1.7.3). Für die Entstehung eines erhöhten pulmovaskulären Widerstandes in der Frühphase kommen eine ganze Reihe von Mechanismen in Betracht, so zum
Beispiel eine aktive Vasokonstriktion durch alveoläre Hypoxie und
metabolische Azidose im Blut, eine Kompression von Gefäßen durch
das interstitielle Ödem oder eine Verlegung der Strombahn durch
Mikrothrombosen. Diese frühe pulmonale Hypertonie kann zum Beispiel
mit Isoproterenol und Phentolamin (vgl. Kap. 6.6.5) therapeutisch an-
gegangen werden. Im Rahmen der Lungenfibrose kommt es dann durch

zunehmenden Untergang von Gefäßen regelmäßig zu zunehmender pulmonaler Hypertonie, die weitgehend therapierefraktär ist und häufig
im Rechtsherzversagen endet. Eine regionale Verlegung der Lungenstrombahn bei erhöhter Belüftung der zugehörigen Alveolen führt zur
Zunahme des alveolären Totraums (vgl. Kap. 2.3.2.2). Sie ist im
Frühstadium der ARI häufig diskret, so daß der Patient selbst mit
Spontanatmung häufig noch eine Hypokapnie erzeugen kann. Bei fort-
geschrittener Fibrose ist jedoch die Hyperkapnie durch hohen alveolären Totraum neben zunehmender Verschlechterung der Compliance
und pulmonaler Hypertonie das klassische Kennzeichen der bedrohlich
veränderten Lungenstruktur und -funktion. In diesem Stadium gelingt
es häufig trotz Atemminutenvolumina um oder über 20 Liter nicht
mehr, die Hyperkapnie zu beseitigen, da V_D/V_T auf 0,8 - 0,9 ange-
stiegen ist.

2.5.5.4   Regionale Abnahme der Oxygenierung durch $\dot{V}_A/\dot{Q}$-Störung und Shunt

Die funktionelle Residualkapazität hat nicht nur einen Einfluß auf die
Lungenmechanik, sondern auch einen außerordentlich wichtigen Einfluß auf die Effektivität der Oxygenierung. Dies geht aus Untersuchungen hervor, die eine Korrelation zwischen FRC und der Größe
des intrapulmonalen Shunts zeigen. Wir sehen in Abb. 83, daß mit
Abnahme der FRC der intrapulmonale Rechts-Links-Shunt linear ansteigt. Messungen der FRC bei Patienten mit ARI haben gezeigt, daß
diese häufig bis auf 600 bis 1 000 ml erniedrigt ist. Dies bedeutet,
daß bis zu zwei Drittel aller verfügbaren Alveolen kollabiert oder
auf andere Weise von der Ventilation ausgeschlossen sein müssen.

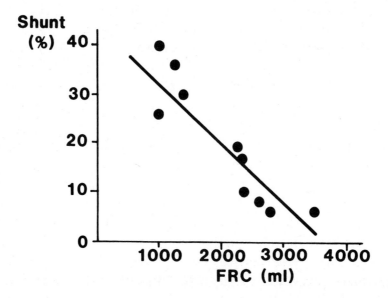

Abb. 83:   Lineare Beziehung zwischen Abnahme der FRC und Zunahme des intrapulmonalen Rechts-Links-Shunts

Aus der Perfusion dieser Alveolen resultiert der intrapulmonale
Rechts-Links-Shunt. Dieser ist bei ARI immer erhöht und ist die Ursache des Leitsymptoms, der Hypoxämie. Die Hypoxämie durch niedriges
$\dot{V}_A/\dot{Q}$ spielt eine zusätzliche Rolle, charakteristisch für die ARI ist
jedoch das Vorhandensein eines großen Rechts-Links-Shunts. Ursache
für den Alveolarkollaps ist die bereits mehrfach erwähnte Vermehrung
des interstitiellen Lungenwassers mit daraus resultierender Alveolar-
instabilität, später auch die Verlegung der Alveolen durch Zellen und
hyaline Membranen. Ein zusammenfassendes Gedankenschema zur
Pathophysiologie der ARI zeigt Abb. 84. Insbesondere sollte der Ent-
stehungsmechanismus der Kardinalsymptome Hypoxämie, Hyperkapnie,
erniedrigte Compliance und Rechtsherzbelastung deutlich werden.

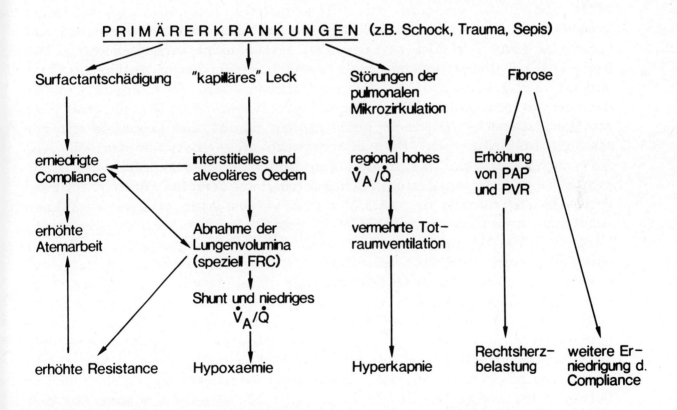

Abb. 84:   Gedankenschema zur Pathophysiologie der ARI

2.5.6   Therapie der ARI

Die Therapie der ARI besteht in erster Linie in der künstlichen Beatmung. Diese muß frühzeitig erfolgen, da wir wissen, daß man den Verlauf damit günstig beeinflussen kann. Es gilt heute der Grundsatz, daß jede <u>akute</u> respiratorische Insuffizienz so früh wie möglich beatmet werden muß. Das heißt, daß man nicht das Stadium II abwarten darf, sondern den Patienten bereits im Stadium I intubieren und beatmen sollte. Eine prophylaktische Behandlung ist zur Zeit noch nicht in Sicht, da man dafür die ätiologischen Faktoren genau kennen müßte. Die Gabe von Methylprednisolon in höheren Dosen zur Membranstabilisierung ist umstritten. Eindeutige Beweise für eine günstige Wirkung stehen noch aus.

In vielen Fällen reichen künstliche Beatmung und Erhöhung der inspiratorischen Sauerstoffkonzentration nicht aus, den arteriellen PO_2 eines Patienten mit ARI zu normalisieren. Aus Abb. 68 im Kap. 2.3.1.4 geht hervor, daß bei einem Shunt über 30 % des Herzminutenvolumens (was bei ARI oft der Fall ist), selbst eine Erhöhung von FIO_2 auf 1,0 die Hypoxämie nicht mehr beheben kann. Außerdem wissen wir, daß Sauerstoff in Konzentrationen über 50 % auf die Dauer toxisch auf die Lunge wirkt (vgl. Kap. 2.3.5). Was können wir tun, um bei Patienten mit einem sehr großen Shunt die arterielle Oxygenierung zu verbessern? Hier bedient man sich eines Kunstgriffs: Man läßt nach beendeter Exspiration den Druck im Thorax nicht auf Null, den atmosphärischen Druck zurückgehen, sondern beläßt einen Überdruck in der Lunge, dessen Höhe man wählen kann. Dieses Verfahren heißt im Sprachgebrauch 'PEEP' = positive-end-expiratory-pressure. Läßt man bei Exspiration den Druck im Beatmungssystem nicht auf Null absinken, verbleibt ein Teil des Zugvolumens im Thorax und verhindert, daß die Alveolen bei der Exspiration kollabieren. Man kann sich vorstellen, daß PEEP bei ARI ein künstliches exspiratorisches Reservevolumen bewirkt und damit die FRC, die ja pathologisch niedrig ist, normalisiert. In der Tat gibt es Untersuchungen, die zeigen, daß steigender PEEP die FRC fast beliebig erhöht. Wir sehen aus Abb. 85, daß die FRC ohne Respirator weniger als 1 000 ml beträgt. Mit steigendem PEEP wird die FRC künstlich wieder auf den Normalwert gebracht. Das Verhindern des Alveolarkollapses bei Exspiration und die Wiedereröffnung von kollabierten Alveolen ist der Hauptmechanismus, über den PEEP eine Verbesserung der Oxygenierung bewirkt. Nach welchen Kriterien die Höhe des einzustellenden PEEP gesteuert werden soll, ist noch Gegenstand der Diskussion. In der Praxis wird in den meisten Fällen die Höhe gewählt, die eine

Reduktion des Sauerstoffs in der Inspirationsluft auf nicht toxische Konzentrationen erlaubt. Die Nebenwirkungen dieser Therapie können sein: eine Abnahme des HZV, eine Erhöhung des pulmonal-vaskulären Widerstandes (PVR) und die Entwicklung eines Pneumothorax (vgl. Kap. 2.6.7).

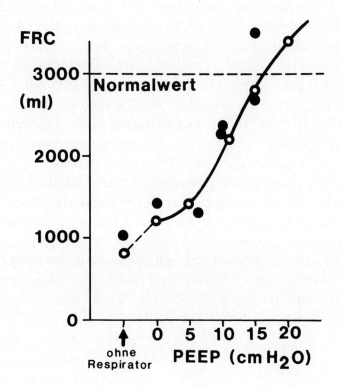

Abb. 85: Zunahme der FRC bei ARI mit steigendem endexspiratorischem Druck

2.6   Maschinelle Dauerbeatmung (U. FINSTERER)

2.6.1   Historisches

Die Anwendung der Dauerbeatmung in der Form, wie wir sie heute
verstehen, nämlich intermittierend positive Druckbeatmung als thera-
peutisches Prinzip, angewendet auf Intensivstationen entsprechend
den Gesichtspunkten der klinischen Anästhesie, ist datiert auf 1952.
Damit ist nicht gesagt, daß nicht schon vorher Versuche der Dauerbeatmung sowohl mit Tank- und Kürassrespiratoren als auch spora-
disch mit den Urgroßvätern unserer heutigen Respiratoren durchgeführt wurden. Die breite klinische Anwendung der Langzeitbeatmung
nahm jedoch offenbar ihren Ausgang von der großen Polioepidemie in
Dänemark im Sommer und Herbst 1952. Einzelheiten darüber wurden in
Form eines vorläufigen Berichts im Januar 1953 von LASSEN in 'The
Lancet' mitgeteilt. Vom 24. Juli bis 3. Dezember 1952 nahm das Zentrale Krankenhaus für Infektionskrankheiten in Kopenhagen 2 722 Patienten mit Poliomyelitis auf. 866 Patienten hatten Lähmungen, von
diesen hatten 316 Lähmungen der Atemmuskulatur und/oder Hirnner-
venlähmungen, die spezielle therapeutische Maßnahmen erforderten.
Die Letalität der Atemlähmung bei Poliomyelitis lag bis zu diesem
Zeitpunkt trotz Kürassbeatmung und allerdings ungeblockter Tracheotomiekanülen bei 80 %. Von den ersten 31 Patienten mit Lähmung der
Atemmuskulatur, die im Juli 1952 aufgenommen wurden, starben 27,
die meisten innerhalb der ersten drei Tage. Zu diesem Zeitpunkt
wurde der Anästhesist BJÖRN IBSEN hinzugezogen, der folgendes
therapeutische Vorgehen empfahl:

a) Frühzeitige Tracheotomie in Vollnarkose nach vorheriger oro-
    trachealer Intubation,

b) Einlegen von weitlumigen geblockten Tracheotomiekanülen,

c) häufiges tracheales Absaugen, evt. mit Bronchoskopie,

d) Lagerungsdrainage, Umlagern und Physiotherapie des Thorax, und

e) positive Druckbeatmung mit Atembeutel mit einer Mischung von
    50 % Sauerstoff und 50 % Stickstoff.

So wurden rund 200 Patienten, maximal 70 zur gleichen Zeit, von Stu-
denten und Schwestern in Schichten rund um die Uhr über Tage und
Wochen von Hand beatmet und die Letalität der Atemgelähmten auf
rund 40 % gesenkt. Während dieser Zeit wurden viele entscheidende
Prinzipien der Dauerbeatmung erkannt, so zum Beispiel die enorme

Bedeutung der Physiotherapie, Trachealtoilette und Atemgasbefeuch-
tung, die Wichtigkeit der geblockten Kanülen und der intermittierenden Überblähung der Lunge zur Atelektasenprophylaxe, die negativen Einflüsse erhöhter Atemwegsdrucke auf den Kreislauf und ihre
Aufhebung durch Erhöhung des Blutvolumens, Probleme bei der Entwöhnung des Patienten und die Bedeutung der psychischen Führung
des Gelähmten und Beatmeten.

Weitere wichtige Schritte in der Entwicklung der Langzeitbeatmung
liefen folgendermaßen ab:

1955 bis 1959 - erste interdisziplinäre Beatmungsstationen in Oxford
und Toronto und Entwicklungen von pH-Elektroden zum klinischen
Gebrauch. 1960 - 1964 - PO_2-Elektroden für den klinischen Gebrauch,
Indikationen zur maschinellen Beatmung auch bei akuter respiratorischer Insuffizienz (ARI) mit internistischem und chirurgischem
Grundleiden. 1965 - 1969 - pulmonale Sauerstofftoxizität 'wiederent-
deckt', kardiovaskuläre Wirkungen von IPPV quantifiziert, Sicherheit
und Praktikabilität der prolongierten oro- und nasotrachealen Intubation bewiesen und Indikationen zur Tracheotomie neu überdacht.
1970 - 1976 - Ära des PEEP, CPAP und 'Airway closure', pulmonale
Zirkulation und transkapillärer Flüssigkeitsaustausch in der Lunge
bearbeitet, extrakorporale Membranoxygenierung geprüft, ethische
Aspekte, Kosten und Bedeutung der Intensivpflege in der Debatte.

2.6.2   Indikationen zur Beatmung

Bei pathophysiologischer Betrachtungsweise findet man lebensbe-
drohliche Störungen des Gaswechsels bei drei Gruppen von Patienten,
nämlich:

Gruppe A:
Patienten mit alveolärer Hypoventilation. Zu diesen gehören neurologische Patienten, Patienten unter dem Einfluß bestimmter Pharmaka
(z.B. Opiate, Relaxantien) und schließlich auch Patienten mit
Krämpfen (Tetanus, Status epilepticus). Bei ihnen besteht die Gefahr
der arteriellen Hypoxämie (insbesondere bei Luftatmung) und der
Hyperkapnie mit respiratorischer Azidose (vgl. Kap. 2.3.1.2).

Gruppe B:
Patienten mit chronischen Lungenerkrankungen (Asthma, Emphysem,
Bronchitis), die aufgrund erhöhter Atemwegswiderstände (Resistance)
und erhöhten alveolären Totraums durch Lungenbezirke mit hohem
$\dot{V}_A/\dot{Q}$ ständig erhöhte Atemarbeit leisten müssen. Hier besteht häufig

eine beträchtliche venöse Beimischung aus Bezirken mit niedrigem $\dot{V}_A/\dot{Q}$, die in arterieller Hypoxämie resultiert. Oft besteht auch chronische Hyperkapnie. Bei diesen Patienten werden die Störungen der Lungenfunktion lebensbedrohlich, wenn eine andere schwere Belastung des Organismus (Narkose und Operation, großes Trauma, akute Infektion) dazutritt (vgl. Kap. 2.3.2.2).

Gruppe C:
Patienten mit akuter respiratorischer Insuffizienz. Sie haben niedrige Lungenvolumina und eine Zunahme des extravaskulären Lungenwassers, häufig auch einen erhöhten alveolären Totraum. Folgen sind Hypoxämie durch Shunt und niedriges $\dot{V}_A/\dot{Q}$, erniedrigte Compliance, erhöhte Resistance, erhöhte Atemarbeit (vgl. Kap. 2.5).

Beatmung kann 'ersetzend', 'unterstützend' oder 'prophylaktisch' sein. Ersetzend, seltener auch unterstützend, wird sie angewandt bei Patienten der Gruppe A. Bei Patienten der Gruppe B stellt man die Indikation zur Beatmung generell sehr streng, d.h., man toleriert häufig eine erhebliche Hyperkapnie und bessert die Hypoxämie durch eine geringe Erhöhung der inspiratorischen Sauerstoffkonzentration. Wenn Beatmung unumgänglich ist, sollte diese unterstützend sein. Bei Patienten der Gruppe C kommt in frühen Stadien der Erkrankung eine prophylaktische Beatmung in Betracht, um zu starke Reduktionen der Lungenvolumina mit Atelektasen und Shunt gar nicht erst zuzulassen. Meist ist die Beatmung aber in Gruppe C zuerst ersetzend und dann unterstützend.

Es ist schwierig, für jeden Patienten der Gruppen A bis C die Indikation zur Beatmung (und dazu noch zum richtigen Zeitpunkt) zu stellen. Objektive Meßwerte (Blutgasanalysen, Shunt, V_D/V_T, forciertes Exspirationsvolumen u.a.) sind häufig nicht leicht zu erhalten und sind nicht allein ausschlaggebend. Auch andere Kriterien, wie die psychische Verfassung des Patienten, die Art des Grundleidens, das Lebensalter u.a. sind für die Indikation zur Beatmung bedeutend. Einige Anhaltspunkte für die Indikation zur Beatmung gibt Tab. 16.

Kommentar zur Tab. 16:

Unter 'forciertem Exspirationsvolumen' (FEV) wird die Vitalkapazität verstanden, die unter den Bedingungen eines bettlägerigen, ateminsuffizienten Patienten am besten mit Mundstück und WRIGHT-Spirometer ('BIRD-Uhr') gemessen wird. Als Körpergewicht sollte bei sehr schlanken und sehr adipösen Patienten eher das ideale Körpergewicht herangezogen werden. Wenn z.B. eine Patientin mit 165 cm und 85 kg

Körpergewicht 1 000 ml FEV hat, so wäre ihr ideales Körpergewicht
etwa 65 kg und FEV wäre 1 000 : 65 = 15,4 ml/kg. Will man FEV als
Indikation zur Beatmung heranziehen, so muß man auch auf den
'Trend' sehen, d.h., ob das maximale Exspirationsvolumen im Laufe
von Stunden zu- oder abnimmt. Auch Werte unter 15 ml/kg Körpergewicht können noch hingenommen werden, wenn der Patient noch wir-
kungsvoll abhusten kann und wenn ausreichende Oxygenierung und
Normokapnie gewährleistet sind.

Tab. 16:   Einige Parameter beim Gesunden und deren Grenzwerte beim
           Patienten mit akuter respiratorischer Insuffizienz, die zur
           Intubation und Beatmung Anlaß geben können

Parameter	Normal	Indikation zur Intubation und Beatmung
Atemmechanik		
Atemfrequenz	12 - 20	über 35
Forciertes Exspirationsvolumen (FEV) (ml/kg Körpergewicht)	65 - 75	unter 15
'Inspiratory force' (cm H_2O)	75 - 100	unter 25
Oxygenierung		
PaO_2 (mmHg)	100 - 75 (Luft)	unter 70 (Masken-O_2)
$AaDO_2$ bei $FIO_2 = 1$ (mmHg)	25 - 65	über 450
Ventilation		
$PaCO_2$ (mmHg)	35 - 45	über 55
V_D/V_T	0,25 - 0,40	über 0,60

'Inspiratory force' mißt man mit der in Abb. 86 angegebenen Vorrichtung, bestehend aus einem Aneroidmanometer, das auch die Ab-
lesung negativer Drucke erlaubt und einem Y-Stück, das mit dem

Mundstück des Patienten verbunden wird. Verschließt man den zweiten Schenkel des Y-Stücks und läßt den Patienten maximal einatmen,
so erreichen Lungengesunde einen Sog bis zu 100 cm H_2O, während
Patienten mit Ateminsuffizienz nur noch einen sehr niedrigen Sog erzeugen können.

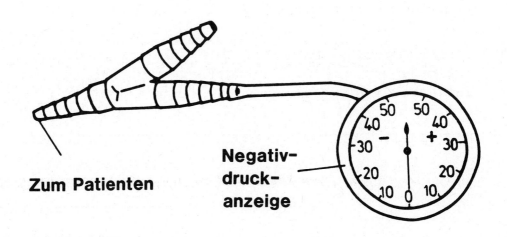

Zum Patienten   **Negativ-
                                     druck-
                                     anzeige**

Abb. 86:   Vorrichtung zur Messung des Inspirationssogs, Y-Stück
           zum Patienten und Aneroidmanometer mit Positiv- und
           Negativ-Druckskala

'Masken-O_2' bedeutet ein FIO_2 von etwa 0,4 - 0,5 unter der Sauerstoffmaske. Die $AaDO_2$ (FIO_2 = 1) soll nach mindestens 10 Minuten
Atmung von reinem Sauerstoff gemessen werden. Für die Bestimmung
von V_D/V_T benötigt man über 2 - 3 Minuten gesammeltes Exspirationsgas zur Bestimmung von $PECO_2$ (siehe BOHR'sche Gleichung in
Kap. 2.2.3) und weiterhin $PaCO_2$ aus der Blutgasanalyse. Totraumventilation von mehr als 60 % des AMV wird bei ARI mit Spontanatmung selten über längere Zeit ertragen.

2.6.3   Durchführung der Beatmung

Wie Abb. 87 zeigt, wird bei Spontanatmung durch Erweiterung des
knöchernen Thorax und Tiefertreten des Zwerchfells ein Unterdruck
gegenüber Atmosphäre in den Luftwegen erzeugt, und Gas strömt in
die Lunge ein. Dieser Unterdruck beträgt beim Lungengesunden und
bei einem ruhigen Atemzug nur 2 - 3 cm H_2O. Bei der Ausatmung

fällt der knöcherne Thorax etwas zurück, und das Zwerchfell steigt hoch. Dadurch wird ein minimaler Überdruck in den Luftwegen erzeugt, und die Exspirationsluft entweicht bei geöffneter Glottis nach außen. Bei Spontanatmung herrscht also in der Lunge bei Inspiration ein geringer Unterdruck und bei Exspiration ein geringer Überdruck. Bei allen derzeit üblichen Methoden der maschinellen Beatmung werden die Druckabläufe der Spontanatmung umgekehrt, d.h., während Inspiration wird durch den Respirator (oder auch durch Druck auf einen Atembeutel) ein überatmosphärischer Druck in den Luftwegen des Patienten erzeugt und Gas in die Lunge hineingepreßt. Dabei hängt der Druck, der in der Lunge des Patienten entsteht, vom Atemhubvolumen, von der Compliance der Lunge und von der Resistance der Atemwege ab.

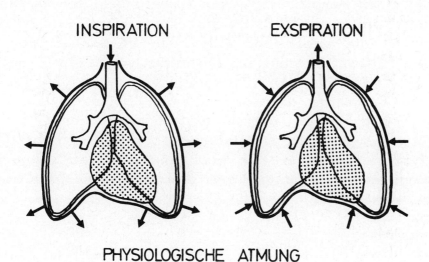

Abb. 87: Inspiration und Exspiration bei Spontanatmung

2.6.3.1 IPPV (IPPB)

Unter IPPV ('intermittent-positive-pressure-ventilation') oder IPPB ('intermittent-positive-pressure-breathing') oder 'intermittierend-positiver Druckbeatmung' versteht man demnach, daß, unterbrochen von Pausen für die Exspiration, positiver Druck in den Luftwegen des Patienten aufgebaut wird und damit ein bestimmtes Gasvolumen in die

Lunge hineinfließt, das nach Abbau des Drucks in der Exspirationsphase wieder 'abgelassen' wird. Gasflüsse und Drucke können in der
Inspiration erheblich variiert werden, wobei man die Gasverteilung in
der Lunge möglichst günstig gestalten möchte. Im allgemeinen sind
niedrige Atemfrequenzen, hohe Einzelhübe und niedrige inspiratorische Gasflüsse, demnach ein Atemzeitverhältnis (Inspirationszeit zu
Exspirationszeit) von etwa 1 : 1 zu empfehlen. Bei Beatmung mit
volumengesteuerten Respiratoren (Abb. 103 in Kap. 2.7.4) wird in
der Regel nur am Anfang der Inspiration ein Gasfluß erzeugt und
damit in den Atemwegen relativ rasch ein Druck aufgebaut, der dann
bis zum Ende der Inspiration unverändert bestehen bleibt ('endinspi-
ratorische Pause', 'endinspiratorisches Plateau', 'inflation hold').
Dabei stellt man sich vor, daß es in dieser endinspiratorischen Pause
in der Lunge zwischen Alveolen mit hoher und niedriger Dehnbarkeit
nachträglich noch zu einer günstigeren Verteilung von Inspirationsgas
und damit zu einer Verbesserung des Gaswechsels kommt. Am Anfang
der Exspirationsphase fließt dann das Atemvolumen relativ rasch ab,
getrieben durch die elastischen Zugkräfte in der Lunge, und der
Druck in den Luftwegen geht im Normalfall rasch auf Atmosphärendruck zurück und bleibt dort, bis die nächste Inspiration beginnt.
Die Varianten, bei denen exspiratorisch der Druck in den Luftwegen
negativ oder positiv bleibt, werden unten besprochen. Über die Zeit
betrachtet, ist der Beatmungsmitteldruck bei IPPB positiv (Abb. 100
in Kap. 2.7.3), während er bei Spontanatmung Null ist, und er ist
von der Compliance der Lunge, vom Atemminutenvolumen und Atemzeitverhältnis abhängig.

2.6.3.2   PEEP

Wir hatten gesehen, daß bei schwerer Lungeninsuffizienz die Lungenvolumina sehr niedrig und der Gehalt an extravaskulärem Lungenwasser (EVLW) hoch ist. Es besteht Hypoxämie durch Shunt und niedriges $\dot{V}_A/\dot{Q}$, der alveoläre Totraum ist hoch und die Compliance ist
gering. Man kann vereinfacht sagen, daß die Lunge bei akuter respiratorischer Insuffizienz 'zusammengeschnurrt' und 'steif' ist (vgl.
Kap. 2.5). Will man also bei diesen Patienten eine effektive Beatmung
durchführen, muß man das Lungenvolumen wieder erhöhen (und möglichst auf den Normalwert zurückbringen) und alles tun, um EVLW zu
reduzieren. Mit IPPB gelingt dies häufig nicht, der Shunt bleibt trotz
hohem (vielleicht sogar lebensgefährlich hohem) FIO_2 bestehen, und
die Lunge bleibt, insbesondere bei 'hämodynamischem Lungenödem',
also bei hohem Linksvorhofdruck, feucht. Hier hilft PEEP, wobei der
Druck in den Luftwegen des Patienten durch ein Ventil im Ausatem-
schenkel des Respirators um 5 - 10 cm H_2O, gelegentlich auch um

20 cm H_2O und mehr, über Atmosphärendruck gehalten wird. Damit gelingt es fast immer, den Shunt zu reduzieren und ein gefährlich hohes FIO_2 abzubauen (vgl. Kap. 2.5.6 und Abb. 100 in Kap. 2.7.3). Bei Lungenödem und hoher Oberflächenspannung kollabieren die Alveolen, insbesondere bei niedrigem Alveolarradius, wenn in der Exspiration Atmosphärendruck erreicht wird. Hält man in der Exspiration einen überatmosphärischen Druck, so bleiben die Alveolen offen, und es kommt nicht zum Shunt. PEEP vermindert das extravaskuläre Lungenwasser beim hohen Linksvorhofdruck, indem es den venösen Einstrom von Blut in den Thorax und damit auch den venösen Zustrom zum linken Vorhof drosselt (vgl. Kap. 2.6.4). Sinkt der venöse Zustrom zum linken Vorhof durch PEEP, dann sinkt auch der Druck im linken Vorhof und damit in den Lungenkapillaren, und die Ursache für das 'hämodynamische' Lungenödem entfällt. Lungenödem durch 'kapilläres Leck' kann durch PEEP nicht behoben werden, trotzdem wirkt auch hier PEEP günstig, da Atelektasen zurückgedrängt werden.

2.6.4   Rückwirkungen der Beatmung auf die Hämodynamik

Jede Form der derzeit üblichen Beatmung erhöht den Atemwegsmitteldruck über Atmosphärendruck. Liegt der Atemwegsmitteldruck bei IPPB vielleicht nur bei +5 bis +10 cm H_2O, so steigt er bei PEEP-Beatmung auf +20 bis +30 cm H_2O. Wir haben gesehen, daß diese hohen Drucke nötig sein können, um 'zusammengeschnurrte' und 'steife' Lungen wieder auszudehnen, aber sie haben auf der anderen Seite natürlich erhebliche Rückwirkungen auf den Kreislauf, indem sie

a) den venösen Rückstrom in den Thorax, also zum rechten und linken Herzen, drosseln. Gleichzeitig erhöhen sie den peripheren Venendruck, also den Druck in den Venen außerhalb des Thorax, was zu venöser Stauung in extrathorakalen Organen führen muß (Gehirn, Leber, Niere, Darm - Abb. 88).

b) Zudem werden durch Erhöhung des intraalveolären Mitteldrucks die Lungengefäße komprimiert. Die Einengung des Querschnitts der Lungengefäße führt zur Zunahme des pulmonalen Gefäßwiderstandes und zu vermehrter Widerstandsarbeit für das rechte Herz (Abb. 89).

Effekte des erhöhten Atemwegsmitteldrucks auf den Kreislauf werden sehr deutlich aus den Untersuchungen von QUIST (1975). Abb. 90 zeigt, daß bei lungengesunden Hunden in flacher Halothannarkose der Übergang von IPPB auf PEEP-Beatmung mit 12 cm H_2O endexspiratorischem Druck zu einer Abnahme des Herzminutenvolumens und des

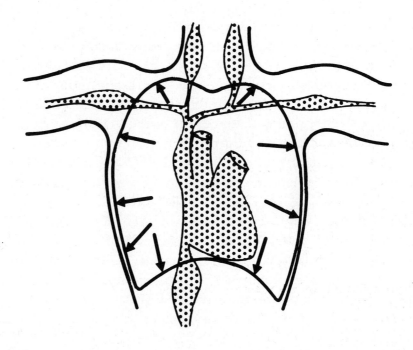

Abb. 88: PEEP führt zur Stauung der Venen vor Eintritt in den Thorax und zum verminderten venösen Rückstrom zum Herzen

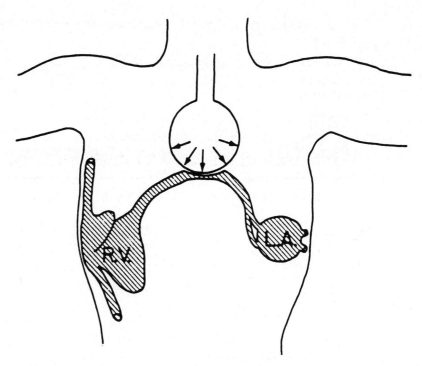

Abb. 89: Erhöhter intraalveolärer Druck führt zur Kompression der Lungengefäße und zur Erhöhung des pulmonalen Gefäßwiderstandes. LA = linker Vorhof, RV = rechter Ventrikel

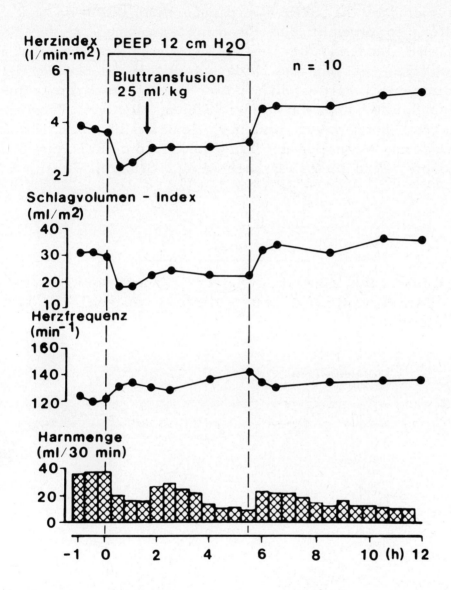

Abb. 90: Einfluß der PEEP-Beatmung auf Herzzeitvolumen und Urin-
          ausscheidung beim Hund

Schlagvolumens um jeweils etwa 40 bis 50 % führt. Die Herzfrequenz
nimmt zu, und die Urinausscheidung nimmt dramatisch ab. Während
der achtstündigen Dauer der PEEP-Beatmung ändert sich diese Beeinträchtigung des Kreislaufs nicht, d.h., der Organismus gewöhnt sich
von allein nicht an die PEEP-Beatmung. Wird PEEP nach 8 Stunden
ausgeschaltet, so erreicht das Herzminutenvolumen wieder den Ausgangswert. Mit Einschaltung des PEEP kommt es übrigens auch zu
einem erheblichen Anstieg des Widerstandes im Pulmonalkreislauf (in
der Abbildung nicht dargestellt). Abb. 91 zeigt im Prinzip die gleiche
Versuchsanordnung, nur wurde den Tieren hier vor Versuchsbeginn
Blut entzogen, konserviert und mit Dextran bis zur Normovolämie
ersetzt. Wiederum kommt es mit Einschalten von PEEP zur Depression
des Kreislaufs. Wird nun aber nach etwa 2 Stunden durch Rückgabe

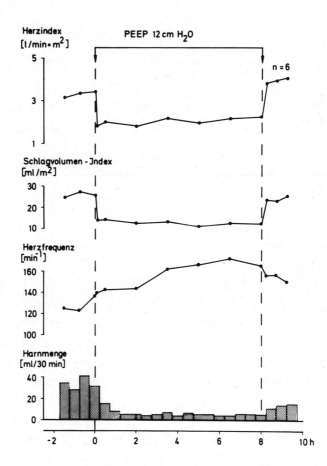

Abb. 91:   Einfluß einer Erhöhung des Blutvolumens um etwa ein Drittel beim Hund unter PEEP-Beatmung

des Eigenblutes das Blutvolumen der Hunde um etwa 30 % erhöht, so steigt das HZV nahezu auf den Kontrollwert und bleibt über weitere 5 Stunden PEEP-Beatmung etwa auf dieser Höhe. Bei Abschalten des PEEP kommt es jetzt sogar zu einem HZV, das etwa um ein Drittel über dem Ausgangswert liegt. Beachte auch die Änderungen in der Urinausscheidung!

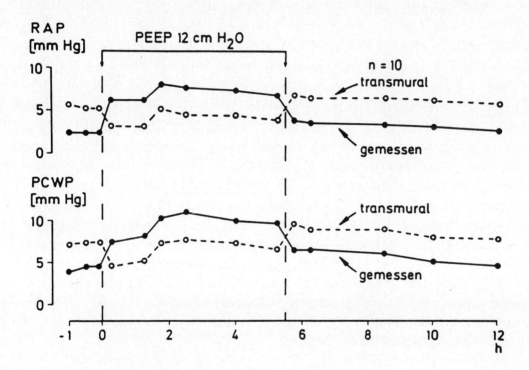

Abb. 92:   Absolute und transmurale Drucke unter den Bedingungen
            der Abb. 91
            RAP = Druck im rechten Vorhof, PCWP = Linksvorhofdruck

In Abb. 92 sind für die letzte Versuchsanordnung die Drucke im rechten (RAP) und linken (PCWP) Vorhof dargestellt. Dabei sind durchgezogen dargestellt die Drucke gemessen gegen Atmosphäre, und gestrichelt dargestellt die transmuralen Drucke. Mit Einsetzen des PEEP steigen die gegen Atmosphäre gemessenen Drucke. Dies entspricht unserer klinischen Erfahrung, z.B. bei der Venendruckmessung mit der typischen U-Rohr-Technik. Schalten wir während der Venendruckmessung einen PEEP ein, oder geben wir dem Patienten einen großen Atemzug, so steigt die Wassersäule unserer Venendruckmessung. Sollten wir hieraus jedoch schließen, daß mit Steigen unseres ZVD (gemessen gegen Atmosphäre) die Füllung der Hohlvenen oder des rechten Vorhofs besser geworden ist, so ist dies, wie Abb. 92 zeigt, ein Trugschluß. Das Gegenteil ist der Fall, wie die

Betrachtung der transmuralen Drucke zeigt: Transmuraler Druck bedeutet Druck innen minus Druck außen, wobei für Herz und große Gefäße 'Druck außen' Druck im Mediastinum bedeutet, der etwa mit dem Pleura- und Ösophagusdruck identisch ist. Transmuraler Druck ist also Druck im Gefäß gegen Atmosphäre minus Druck im Pleuraspalt oder Ösophagus gegen Atmosphäre:

$$P_{transmural} = P_{Gefäß} - P_{Pleura},$$

und nur dieser ist der echte Füllungsdruck der Gefäße. Bei Spontanatmung (und beim Lungengesunden auch bei IPPB) ist der Druck in der Pleura gegenüber Atmosphäre negativ, und der transmurale Druck im rechten Vorhof ist z.B. +3 - (-3) = 6 cm H_2O, wie in der Kontrollperiode in Abb. 92 dargestellt. Wird nun aber PEEP eingeschaltet oder der Atemwegsmitteldruck anderweitig erheblich erhöht, steigt der Druck in Pleuraspalt und Mediastinum stärker als in den großen Gefäßen. So steigt der Druck im rechten Vorhof (gegen Atmosphäre) z.B. von +3 auf +6 cm H_2O, also um 3 cm H_2O, der Druck in der Pleura aber von -3 auf +3 cm H_2O, also um 6 cm H_2O, und der transmurale Druck im rechten Vorhof geht auf +6 - (+3) = 3 cm H_2O zurück, der rechte Vorhof wird also schlechter gefüllt. Man sieht aus Abb. 92, daß mit Einschalten von PEEP die Füllungsdrucke beider Vorhöfe abnehmen, sich durch Bluttransfusion wieder normalisieren und nach Abschalten von PEEP (durch die Hypervolämie) deutlich über dem Ausgangsniveau liegen.

Merke also: Erhöhung des intrathorakalen Mitteldrucks bei der Dauerbeatmung, speziell der Beatmung mit PEEP, führt zur Drosselung des venösen Rückstroms zum Herzen. Die schlechtere Vorfüllung des Herzens führt zur Abnahme des HZV und der Organdurchblutung. Gleichzeitig wird der pulmonale Gefäßwiderstand erhöht. Der Organismus hat offenbar keine Möglichkeit, die verschlechterte Kreislaufsituation durch PEEP spontan zu verbessern. Erhöhung des Blutvolumens kann die Füllungsdrucke des Herzens und damit auch die Pumpleistung unter PEEP normalisieren. Therapeutische Hypervolämie resultiert also unter PEEP in funktioneller Normovolämie. Soll die PEEP-Beatmung beendet oder der erhöhte intrathorakale Mitteldruck abgebaut werden, so muß gleichzeitig (z.B. durch Diurese) auch die Hypervolämie abgebaut werden. Geschieht dies nicht, so führt die Hypervolämie ohne PEEP zu einem vermehrten venösen Rückstrom zum Herzen mit Zunahme des linken Vorhofdrucks und evt. hämodynamischem Lungenödem.

PEEP führt natürlich zu einer besonders katastrophalen Verschlechterung der Kreislaufsituation bei gleichzeitig bestehender Hypovolämie oder Sympathikolyse (Vorsicht mit PEEP unter Narkose - vgl. Kap. 2.4.1.4 - Sympathikolytika und Vasodilatantien sowie Periduralanästhesie). Die Zunahme des pulmonalen Gefäßwiderstandes unter PEEP kann therapeutisch nicht beeinflußt werden. Patienten mit chronischen Lungenerkrankungen und Cor pulmonale (Asthma, Emphysem) vertragen PEEP meist schlecht. Auch die venöse Stauung der peripheren Organe muß hingenommen werden. Es sei nochmals darauf hingewiesen, daß Effekte von IPPB und IPPB mit PEEP auf den Kreislauf sich nicht grundsätzlich oder qualitativ voneinander unterscheiden, sondern daß nur die Höhe des Atemwegsmitteldrucks entscheidet, der natürlich bei PEEP vielfach wesentlich höher ist als bei IPPB.

2.6.5   Beatmung und Nierenfunktion

Nach allgemeiner klinischer Erfahrung kommt es unter maschineller Dauerbeatmung häufig zu Oligurie sowie zur Retention von Wasser und Natrium. Die positive Bilanz für Wasser und Natrium führt zur Hypervolämie und zur Vergrößerung des Extrazellulärraums, nicht zuletzt auch in der Lunge. Damit kann wiederum durch Zunahme des EVLW die Lungenfunktion verschlechtert werden. Durch Gabe von Diuretika läßt sich die Plusbilanz in der Regel abtragen, und die Lungenfunktion bessert sich. Zwei Mechanismen führen im wesentlichen zur Veränderung der Nierenfunktion unter Dauerbeatmung, nämlich

a)   eine Beeinträchtigung der renalen Hämodynamik und

b)   eine Stimulation der Produktion von ADH (antidiuretischem Hormon) und Aldosteron.

Ein Denkschema über die Wirkungen der Beatmung auf die Nierenfunktion zeigt Abb. 93. Jede Form von Beatmung und Atemhilfe (IMV, CPAP) führt zur Erhöhung des intrathorakalen Mitteldrucks und damit zur Abnahme des HZV (s.o.), das so klein werden kann, daß die Organe und Gewebe unzureichend perfundiert werden (hohe $a\bar{v}DO_2$). Die Abnahme der Füllung des linken Vorhofs führt überdies zu einer vermehrten Freisetzung von ADH aus dem Hypophysenhinterlappen. ADH bewirkt am Sammelrohr der Niere Antidiurese und damit Wasserretention (vgl. Kap. 3.3.2.4). Die Erniedrigung des HZV setzt außerdem das Renin-Angiotensinsystem in Gang, das eine Abnahme von Nierendurchblutung (RBF) und Glomerulumfiltrat (GFR) bewirkt und die Ausschüttung von Aldosteron fördert (vgl. Kap. 3.2.2). Aldosteron wirkt am Nierentubulus im Sinne der vermehrten

Natrium- und Wasserrückresorption. Vermehrte Aktivität von ADH und
Aldosteron und die Drosselung von Nierendurchblutung und Glomerulumfiltrat bewirken gemeinsam Antidiurese und Antinatriurese und
damit Oligurie und Retention von Wasser und Natrium. Wird die GFR
sehr klein, so kann es auch zur Retention von harnpflichtigen
Substanzen im Blut (Azotämie) kommen.

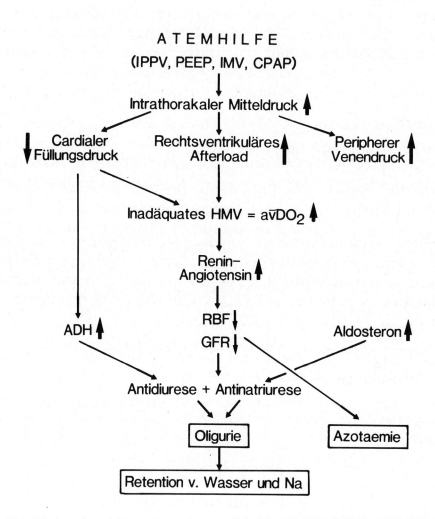

Abb. 93: Denkschema zur Wirkung der Beatmung auf die Nieren-
          funktion

Merke: Dauerbeatmete Patienten neigen aufgrund einer beeinträchtigten Nierenfunktion zur Retention von Wasser und Natrium. Ihr Flüssigkeitshaushalt muß daher streng überwacht werden und die Flüssigkeitsbilanz eventuell mit Diuretika oder Dopamin ausgeglichen werden.

2.6.6 Überwachung des Dauerbeatmeten

Neben den üblichen Messungen von arteriellem Blutdruck, Pulsfrequenz, Körpertemperatur und ZVD und der Überwachung des EKG ist die Kenntnis zusätzlicher Parameter für die Kontrolle der Dauerbeatmung unerläßlich, nämlich

Stufe I:

a) Arterielle Blutgasanalyse (PaO_2, SaO_2, $PaCO_2$, pH und BE), zusätzlich Hb-Gehalt des Blutes, daraus berechnet Sauerstoffgehalt des arteriellen Blutes (CaO_2), inspiratorische Sauerstoffkonzentration (FIO_2 mit Oxymeter), daraus berechnet PAO_2 und $AaDO_2$.

b) Respirator: Atemfrequenz, Atemminutenvolumen, Spitzendruck, Plateaudruck, endexspiratorischer Druck, Trigger, Befeuchtung. Berechnung der Compliance von Lunge und Thorax des Patienten als Quotient von Atemhubvolumen und endinspiratorischem Plateaudruck in ml pro cm H_2O.

c) Thorax-Röntgen, Diurese pro Zeit, Bilanz für Wasser und Natrium, Albumin im Serum.

Untersuchungen der Stufe I sollten in allen Stationen, in denen Dauerbeatmung betrieben wird, möglich sein und durchgeführt werden.

Stufe II:

Anwendung eines URAS-Gerätes zur Messung von CO_2-Konzentrationen in Gasgemischen (zusätzlich Douglas-Sack zum Sammeln von Exspirationsgas und eine Gasuhr). Damit können gemessen werden: $FACO_2$ = alveoläre oder endexspiratorische CO_2-Konzentration, die in fester Beziehung zum $PaCO_2$ steht, $FECO_2$ = gemischtexspiratorische CO_2-Konzentration, $\dot{V}CO_2$ = AMV x $FECO_2$, CO_2-Produktion pro Minute, aus der man auf den Sauerstoffverbrauch schließen kann und V_D/V_T = Totraumquotient nach der BOHR'schen Gleichung (vgl. Kap. 2.2.3).

Stufe III:

Bei Patienten mit schlechter Lungenfunktion und/oder instabilen Kreislaufverhältnissen muß ein Pulmonaliskatheter (SWAN-GANZ) eingelegt werden (vgl. Kap. 1.7.3). Damit werden u.a. zugänglich: 'Wedge'-Druck (PCWP) als Maß für den Linksvorhofdruck und $a\bar{v}DO_2$ als Hinweis auf das HZV (Kap. 1.7.4). Bei liegendem Pulmonaliskatheter kann auch die venöse Beimischung nach der Shuntformel berechnet werden (vgl. Kap. 2.3.1.4).

Wir hatten in Kap. 1.7.4 darauf hingewiesen, daß die routinemäßige Bestimmung des HZV immer noch mit erheblichen technischen Problemen behaftet ist. Warum wäre die genaue Kenntnis des HZV aber beim Dauerbeatmeten so wichtig? Wir haben gesehen, daß bei akuter respiratorischer Insuffizienz niedrige Lungenvolumina, hohes EVLW und niedrige Compliance zu hoher venöser Beimischung und Hypoxämie führen. Erhöhung des Atemwegsmitteldrucks, notfalls mit hohem PEEP, führt zur Erhöhung der FRC und zur Abnahme von venöser Beimischung und $AaDO_2$, erhöht also in der Regel den Sauerstoffgehalt des arteriellen Blutes (CaO_2). Gleichzeitig hatten wir gesehen, daß drastische Erhöhung des Atemwegsmitteldrucks auch erhebliche Nachteile für den Patienten bringen kann: Durch Abnahme des venösen Rückstroms und Zunahme des pulmonalen Gefäßwiderstands kommt es zur Abnahme des HZV, die allerdings durch sinnvolle Erhöhung des Blutvolumens häufig kompensiert werden kann. Betrachtet man nun den Sauerstofftransport im arteriellen Blut, z.B. als HZV x CaO_2, so kommt es häufig vor, daß mit Erhöhung des PEEP (oder des Atemwegsmitteldrucks) zwar CaO_2 auf befriedigende Werte steigt, aber das HZV so weit absinkt, daß das Produkt HZV x CaO_2 abfällt, also der Sauerstoffgehalt im Blut sich zwar verbessert, der Sauerstofftransport aber verschlechtert wird. Man muß demnach für jeden Dauerbeatmeten in einer kritischen Situation einen optimalen Atemwegsmitteldruck finden, bei dem bei günstigem Blutvolumen, günstiger Herzleistung und angemessenem Sauerstoffverbrauch auch das HZV ein Optimum aufweist. Diese exakten und fortlaufenden Messungen und Berechnungen sind zur Zeit technisch noch sehr schwierig.

2.6.7   Komplikationen durch Beatmung

Beeinträchtigung der Auswurfleistung des Herzens, der renalen Hämodynamik und Schädigungen der Lungenfunktion und -struktur durch zu hohes FIO_2 könnten als Komplikationen der Dauerbeatmung aufgefaßt werden. Diese Beeinträchtigungen sind jedoch vermeidbar oder zu korrigieren, und wir wollen von ihnen absehen und im folgenden drei typische Komplikationen der Dauerbeatmung betrachten, nämlich Barotrauma der Lunge, Steigerung des intrakraniellen Drucks und Stauungsleber.

2.6.7.1   Barotrauma der Lunge

Erhöhung der Atemwegsmitteldrucke kann zu Überblähung bestimmter Lungenbereiche führen. Finden sich Emphysemblasen oder subpleurale Abszedierungen in diesen Bereichen, so kann die Pleura einreißen. Damit kommt es zum Pneumomediastinum und zum subkutanen Emphysem, wenn die Pleura mediastinalis einreißt und zum Pneumothorax oder gar zum Spannungspneumothorax, wenn die Pleura visceralis im Bereich der Thoraxwand oder des Zwerchfells einreißt. Diese Schäden werden nur dann als Barotrauma der Lunge zusammengefaßt, wenn sie eindeutig im Zusammenhang mit erhöhtem Atemwegsmitteldruck auftreten und nicht, wenn sie in Verbindung mit Thoraxoperation, Thoraxtrauma, Pleurapunktion oder Venenkatheterisierung stehen. Die Häufigkeit des Barotraumas bei Dauerbeatmeten dürfte bei 10 - 15 % liegen. Die Anwendung von PEEP scheint dabei weniger Einfluß zu haben als die Spitzendrucke in den Luftwegen. Spitzendrucke über 80 cm H_2O führen häufig zum Barotrauma. Stärker gefährdet sind auch Patienten mit chronisch-obstruktiver Lungenerkrankung und mit abszedierenden Pneumonien. Subkutanes Emphysem sieht häufig gefährlicher aus, als es ist. Pneumomediastinum kann zur Kompression des Herzens und der großen Gefäße führen und muß dann mit einer Inzision im Jugulum entlastet werden. Spannungspneumothorax ist akut lebensgefährlich und muß sofort punktiert und drainiert werden. Ein Pneumothorax entwickelt sich häufig zu einer bronchopleuralen Fistel, über die, insbesondere bei PEEP-Beatmung, ständig ein Teil des Inspirationsvolumens entweicht. Damit schließt sich die Fistel häufig nur schlecht und es kann zur eitrigen Pleuritis kommen. Das Barotrauma der Lunge kann überwunden werden, trägt aber doch häufig zum erfolglosen Ausgang einer Dauerbeatmung bei. Die Prophylaxe besteht in der Vermeidung zu hoher Spitzendrucke in den Luftwegen des Dauerbeatmeten.

2.6.7.2   Hirndurchblutung

Erhöhter intrathorakaler Mitteldruck führt zur Erhöhung des peripheren Venendrucks und damit zur Drosselung des venösen Ausstroms aus dem System Gehirn-knöcherner Schädel. Dies führt zur Erhöhung

des intrakraniellen Drucks. Gleichzeitig reduziert erhöhter Atemwegsmitteldruck aber auch das HZV und kann zum Blutdruckabfall
führen. Zerebraler Perfusionsdruck ist gleich arterieller Druck minus
intrakranieller Druck, d.h., bei erhöhten Atemwegsmitteldrucken wird
durch Ansteigen des intrakraniellen Drucks und Abfallen des arteriellen Mitteldrucks der zerebrale Perfusionsdruck sinken. Damit kann
sich die Durchblutung gefährdeter Hirnbezirke (Trauma, Operation)
so verschlechtern, daß neurologische Ausfälle auftreten. Diese Zusammenhänge sind schematisch in Abb. 94 dargestellt.

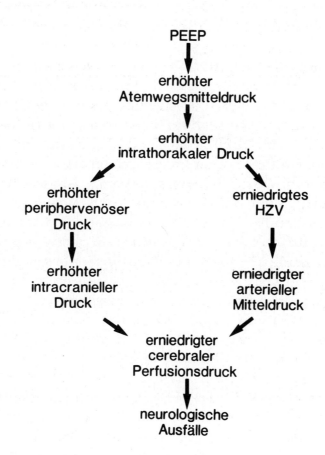

Abb. 94: Schema zur Wirkung von PEEP auf die intrakranielle
          Durchblutung

Ist PEEP demnach bei schwerem Schädelhirntrauma oder bei Hirn-
drucksteigerung aus anderer Ursache kontraindiziert? Wenn schlechte
Lungenfunktion mit Shunt und Hypoxämie trotz lebensgefährlich hohem
FIO_2 unter IPPB es verlangen, muß PEEP gegeben werden. Allerdings
sollten HZV und arterieller Druck dann ausreichend hoch sein, und
die neurologischen Untersuchungen müssen regelmäßig erfolgen.

2.6.7.3   Stauungsleber

Die Leber mit ihrer Lage unmittelbar unter dem Zwerchfell in direkter
Nachbarschaft zum rechten Vorhof reagiert natürlich besonders
empfindlich auf abrupte Steigerungen des Drucks in den Lebervenen,
wie er bei Erhöhung des Atemwegsmitteldrucks erfolgt. Es kommt zur
venösen Stauung mit Vergrößerung des Organs und zu Störungen
seiner Funktion, die klinisch durch den Bilirubinspiegel und die
Enzymaktivitäten von SGOT, SGPT und alkalischer Phosphatase erfaß-
bar sind. Abb. 95 zeigt den Verlauf der Respiratortherapie bei einem
jungen Mädchen mit Polytrauma und Aspirationspneumonie, die auf
unserer Intensivstation behandelt wurde. Bilirubin ist während der

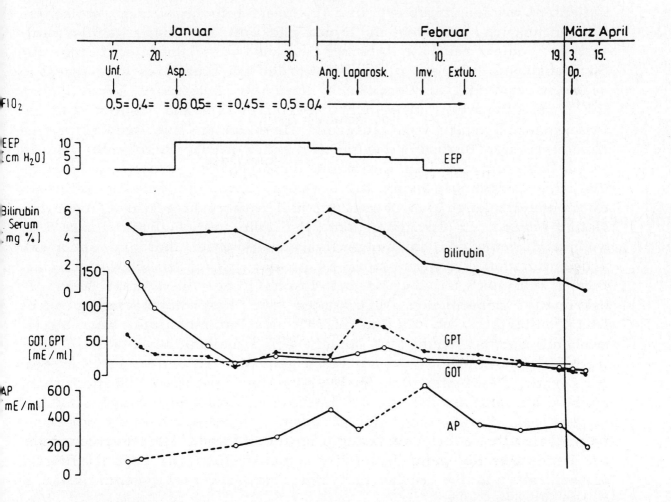

Abb. 95: Krankheitsverlauf bei einer Patientin mit Polytrauma und
          Aspiration
          Unf. = Unfall, Asp. = Aspiration, Ang. = Leberangiogra-
          fie, Laparosk. = Laparoskopie, EEP = endexspiratorischer
          Druck, AP = alkalische Phosphatase im Serum, Imv = IMV-
          Beatmung

ganzen Respiratortherapie mit 4 - 6 mg/100 ml erhöht. Die Transaminasen, die unmittelbar nach dem Unfallereignis mit Schock deutlich
erhöht sind, bleiben während der PEEP-Beatmung geringgradig erhöht. Am eindrucksvollsten verhält sich die alkalische Phosphatase
(Normalwert bis 80 mE/ml), die bis zum Ende der Beatmung bis auf
das 15-fache der Norm ansteigt und dann langsam wieder abfällt. Die
Stauungsleber unter Dauerbeatmung gehört sicherlich nicht zu den
ernsten Komplikationen und bildet sich mit Beendigung der Beatmung
rasch zurück.

2.6.8   Entwöhnung vom Respirator

Patienten werden intubiert und beatmet aufgrund einer schlechten
Lungenfunktion, die sich als Hypoxämie und evt. Hyperkapnie manifestiert, oder weil die Atemarbeit, also der Energieaufwand für
Spontanatmung, für sie zu groß geworden ist. Letzteres hat seine Ursache in erniedrigter Compliance, erhöhter Resistance, einer hohen
CO_2-Produktion oder einem hohen alveolären Totraum. Selten sind die
Patienten, bei denen 'nur' aufgrund einer reinen alveolären Hypoventilation mit der Beatmung begonnen wurde. In der Regel wird man zu
jedem Zeitpunkt der Dauerbeatmung daran denken, diese zum frühest-
möglichen Zeitpunkt wieder zu beenden, denn ein Patient soll nicht
durch unnütz lange Dauerbeatmung und Intubation gefährdet oder be-
lästigt werden. Im Prinzip besteht also dann die Möglichkeit zur Entwöhnung, wenn sich die Lungenfunktion gebessert hat und die Atemarbeit für den Patienten ohne Respirator wieder zu bewältigen ist.
Dieser Zeitpunkt ist aber in der Praxis häufig nicht ganz leicht zu
erkennen. Insbesondere wird unter der Respiratorbeatmung nicht
leicht ersichtlich, ob die Muskelkraft des Patienten und seine Atemmechanik Spontanatmung auf längere Zeit erlauben. Man ist also häufig gezwungen, einen Versuch zu wagen, den Patienten während dieser ersten Versuche der Spontanatmung besonders sorgfältig zu
überwachen und bei den ersten Anzeichen des Atemversagens wieder
zu beatmen. Entwöhnung gelingt leichter beim wachen und koopera-
tiven Patienten ohne Vorerkrankung der Lunge. Sie ist schwieriger
bei Patienten, die nicht mitarbeiten, bei solchen mit beeinträchtigter
Muskelkraft und bei solchen mit einer chronischen Lungenerkrankung
in der Vorgeschichte.

2.6.8.1   Kriterien für Spontanatmungsbereitschaft

Diese entsprechen in etwa denen, die auch am Anfang der Respiratortherapie die Indikation zur Dauerbeatmung stellen ließen (Tab. 16),
nämlich:

a) <u>Oxygenierung</u>: Die $AaDO_2$ (FIO_2 = 1) soll unter 300 mmHg sein, PaO_2 (FIO_2 = 0,4) soll über 80 mmHg sein, PaO_2 (FIO_2 = 0,21) soll über 60 mmHg sein und Q_s/Q_t ohne PEEP soll unter 20 % des HZV sein.

b) <u>Ventilation</u>: PCO_2 soll nach 30 min Spontanatmung nicht um mehr als 5 - 8 mmHg ansteigen, V_D/V_T muß unter 0,6 sein (dies ist sehr wichtig, denn bei Totraumquotienten über 60 % gelingt die Entwöhnung praktisch nie).

c) <u>Atemmechanik</u>: Das forcierte Exspirationsvolumen soll mindestens 10 ml/kg Körpergewicht, besser 15 ml/kg Körpergewicht betragen, der Inspirationssog soll -25 bis -30 cm H_2O betragen und der Patient soll ein Atemminutenvolumen von mindestens 10 l erreichen können.

Diese Zahlen sind natürlich nur Richtwerte, und im Einzelfall kann natürlich auch ein Versuch der Spontanatmung bei schlechteren Werten erfolgreich verlaufen. Zum Zeitpunkt der Entwöhnung sollte möglichst kein hohes Fieber und keine Stoffwechselentgleisung vorliegen, und die Herz-Kreislaufsituation sollte stabil sein.

2.6.8.2   IMV

Die Entwöhnung nach der 'Alles-oder-Nichts-Methode' oder dem 'Friß-Vogel-oder-Stirb-Verfahren', d.h., Abschalten des Respirators und sofortige Spontanatmung, führte häufig zur körperlichen Überforderung und erheblichen psychischen Belastungen des Patienten. Mit IMV = 'intermittent mandatory ventilation' oder 'intermittierend aufgezwungene Beatmung' besitzen wir seit einigen Jahren ein Verfahren, das es gestattet, die Entwöhnung vom Respirator langsam und schrittweise durchzuführen. Dabei erlaubt diese Methode dem maschinell beatmeten und intubierten Patienten, zwischen den mit langsamer Frequenz erfolgenden maschinellen (= mandatorischen) Atemzügen spontane Atemzüge einzuschieben (Abb. 99 in Kap. 2.7.2). Dabei muß die IMV-Frequenz und der Einzelhub am Respirator so eingestellt werden, daß keine Hyperkapnie auftritt. Fortschreitende Reduktion der maschinellen Atemfrequenz bei konstantem Einzelhub gibt dem Patienten stetig zunehmende Möglichkeiten der Spontanatmung. Auf diese Weise ist die Entwöhnung kein abrupter Alles-oder-Nichts-Prozeß, sondern eine langsame Steigerung der eigenen Atemleistung des Patienten, wobei aber auch jederzeit bei Ermüdung eine Erhöhung des maschinellen Atemvolumens erfolgen kann. IMV

hat, auch wenn es nicht direkt mit dem Ziel der Entwöhnung des
Patienten, sondern als eine spezielle Form der Langzeitbeatmung erfolgt, offenbar etliche Vorteile gegenüber der getriggerten oder
kontrollierten Beatmung: So werden die Atemmuskeln weiter trainiert,
die Spontanatmung hat möglicherweise günstige Einflüsse auf die Hämodynamik, obwohl sie noch nicht bewiesen sind, die Zwerchfellat-
mung begünstigt wahrscheinlich die Gasverteilung in den abhängigen
Lungenpartien, Sedierung und Relaxation ist nicht (oder weniger)
erforderlich, respiratorische Alkalose mit ihren nachteiligen Effekten
auf HZV, Hirndurchblutung und Sauerstoffdissoziationskurve tritt
nicht auf, die Dauer der Beatmung sollte, speziell bei Rippenserienfrakturen, verkürzt sein, da früher mit der Entwöhnung begonnen
werden kann, die Entwöhnung ist weniger gefährlich, die Überwachung kann großzügiger sein und evt. wird weniger Arbeit des
Pflegepersonals erforderlich. IMV wird häufig mit positiv endexspiratorischem Druck angewendet, wenn die Ventilation vom Patienten
schon wieder relativ gut bewältigt werden kann, Atmung oder Beatmung mit einem endexspiratorischen Druck von Null aber noch zu
einer zu starken Reduktion der FRC führen würde, so daß Alveolarkollaps eintritt und Shunt und $AaDO_2$ in die Höhe gehen.

2.6.8.3   CPAP

Die Spontanatmung gegen positiv-endexspiratorischen Druck wurde
erstmals 1878 von OERTEL in v. ZIEMSSEN's Handbuch der Therapie
beschrieben und im großen Stil 1971 nach der Arbeit von GREGORY
über die Behandlung des Atemnotsyndroms des Neugeborenen mit
'continuous positive airway pressure' (CPAP) wiederbelebt. Die
Anwendung von CPAP beim Erwachsenen nimmt erst in jüngster Zeit
breiteren Raum ein. Der technische Aufwand ist minimal (Abb. 102 in
Kap. 2.7.3). Es kommen hauptsächlich zwei Indikationen für CPAP in
Betracht, nämlich:

a) Patienten, die vom Respirator entwöhnt werden und bei denen die
    ventilatorische Reserve schon ausreichend ist, die Lungenvolumina
    aber noch so niedrig sind, daß aufgrund von Airway closure und
    venöser Beimischung arterielle Hypoxämie auch bei hohem FIO_2
    eintritt und

b) Patienten, die aufgrund von Airway closure und niedrigem Lun-
    genvolumen hohe venöse Beimischungen und arterielle Hypoxämie
    haben, so daß eine Intubation erforderlich wird, die aber kein
    ventilatorisches Versagen haben.

Die Vorteile von CPAP liegen auf der Hand: Es ist kein Respirator nötig, Relaxantien werden ganz, Sedativa fast völlig vermieden, inspiratorische Spitzendrucke wie bei der maschinellen Beatmung entfallen, womit möglicherweise die Pneumothoraxrate erniedrigt werden kann. Gleichzeitig können die Cuffdrucke in Tuben und Tracheotomiekanülen niedriger gehalten werden (vgl. Kap. 2.8). Das System wird technisch noch besser, wenn das inspiratorische Reservoir unter einem nahezu konstanten Druck gehalten wird, womit die Atemarbeit des Patienten auf ein Minimum absinkt. Ob CPAP-Atmung gegenüber Beatmung mit PEEP bei gleichem Atemwegsmitteldruck Vor- oder Nachteile bezüglich Hämodynamik und Sauerstoffverbrauch bringt, muß noch geklärt werden.

2.7   Respiratoren (R. WEBER)

Beatmungsautomaten (Respiratoren) wurden wegen der Notwendigkeit, Patienten über längere Zeit (Tage, Wochen, Monate) zu beatmen, aus den Narkoseapparaten entwickelt. Serienmäßig und in größerer Stückzahl werden Beatmungsgeräte seit etwa 25 Jahren hergestellt. Während die Geräte der früheren Jahre relativ einfach einzustellen waren, boten sie in ihrer Wartung Probleme. Sie hatten kompliziertere Aufbauten und Schlauchsysteme und waren meist nicht korrekt zu desinfizieren oder zu sterilisieren. Heute gibt es rund 50 - 60 verschiedene Geräte auf dem Markt. Sie sind teilweise sehr einfach zu warten. Ihre Schlauchsysteme sind unkompliziert, einfach zu verbinden und leicht sterilisierbar. Vielfach gibt es auch schon Wegwerfsysteme, die allerdings nicht sehr stabil sind und bei stärkerer Belastung Fehler zeigen. Moderne Geräte kann man recht genau auf das Atem- bzw. Beatmungsbedürfnis des Patienten einstellen. Dies erfordert allerdings, daß sich der Therapeut intensiv mit den Einstellmöglichkeiten und dem Leistungsspektrum der Maschine sowie den Atembedürfnissen des Patienten auseinandersetzt, um die optimale Einstellung des Automaten herauszufinden. Die Einstellung moderner Beatmungsautomaten ist also patientengerechter, schwieriger und differenzierter geworden.

2.7.1   Funktionssysteme bei Respiratoren

Nach dem Funktionsprinzip unterscheidet man Druckgeneratoren und Stromgeneratoren. Bei den Druckgeneratoren strömt während der Inspirationsphase Atemgas in Richtung Patientenlunge, bis ein am Gerät vorgegebener Druck erreicht ist (Abb. 96). Dann schaltet das Gerät in die Exspirationsphase um. Die Geräte sind klein und handlich. Die Patienten empfinden eine Beatmung mit dieser Geräteart als angenehm. Da bei diesem Funktionstyp das Beatmungsvolumen vom vorgegebenen Umschaltdruck und von der Compliance von Lunge und Thorax abhängt, ändert sich das Atemzugvolumen in Abhängigkeit vom Zustand des Patienten. Daraus folgt, daß sich diese Geräte in der Regel nur zur Kurzzeitbeatmung eignen und man häufig das Beatmungsvolumen kontrollieren muß. Sehr gut eigenen sich diese Geräte für die Atemgymnastik und zur lokalen, medikamentösen Therapie der Lunge. Sie funktionieren meist pneumatisch (d.h. mit Hilfe von Druckluft) und mechanisch (d.h. durch Federzug-, Kipp- und Magnet-Ventile).

Die Stromgeneratoren können flowgesteuert, volumen-zeitgesteuert und flow-zeitgesteuert sein. Rein flowgesteuerte Respiratoren verhalten sich ähnlich den Druckgeneratoren. Wird der Gasfluß aufgrund des

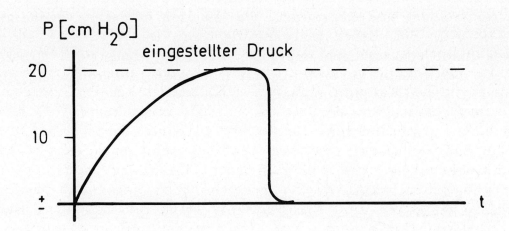

Abb. 96:   Druckkurve eines druckgesteuerten Respirators
P = Druck in den Luftwegen des Patienten, t = Zeit

Widerstandes kleiner als 1 l/min, so schalten sie in die Exspirationsphase um. Bei den volumen-zeitgesteuerten Respiratoren wird ein de-
finiertes Atemhubvolumen (V_T) und die Frequenz (f) vorgegeben. Der
Patient erhält somit ein innerhalb bestimmter Toleranzgrenzen konstantes Atemminutenvolumen (AMV = V_T x f). Der arterielle PCO_2
kann über längere Zeit konstant bleiben, auch wenn Compliance und
Resistance sich kurzfristig ändern. Der volumengesteuerte Respirator
wird eine Abnahme der Compliance und eine Zunahme der Resistance
über die Erhöhung des Plateau- bzw. Spitzendrucks kompensieren
(Abb. 103). Bei richtig eingestellten volumengesteuerten Geräten muß
am Manometer (Beatmungsdruckmesser) bzw. an der Beatmungsdruck-
kurve immer ein Plateau sichtbar sein. Die Beatmung mit festem Volumen erzwingt im Rahmen einer einstellbaren oberen Sicherheitsdruck-
grenze eine bestimmte Thoraxdehnung beim Patienten, was häufig zu
Beginn der Beatmung bei Thoraxverletzungen als unangenehm und
schmerzhaft empfunden wird. Volumengesteuerte Beatmungsautomaten
werden meist pneumatisch und elektronisch betrieben. Elektronisch
heißt: Zeittakt, Volumen, Druck und inspiratorische Patientenimpulse
werden elektronisch bestimmt und auch kontrolliert. Bei flow-zeitge-
steuerten Beatmungsgeräten ergibt ein genau bestimmbarer Gasfluß

über eine bestimmte Zeit ein vorherberechenbares, weitgehend konstantes Volumen (Abb. 97). Zeittakt, Gasfluß und Volumenstabilität werden durch pneumatische Steuerkreise und Ausgleichsdrucke bestimmt, kontrolliert und korrigiert. Sie arbeiten mit einer Genauigkeit von ±10 - 20 %. Bei dieser Schwankung kann man natürlich strenggenommen nicht von volumenkonstanter Beatmung sprechen. Trotzdem wird diese Technik in Verbindung mit moderner Elektronik die Beatmungsgeräte erneut revolutionieren.

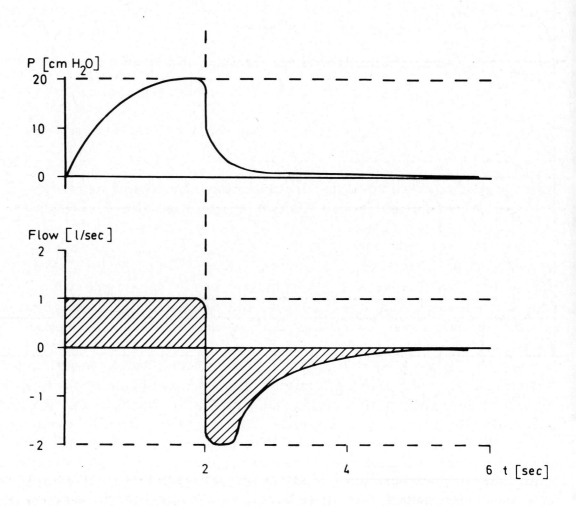

Abb. 97:   Beatmung mit einem Stromgenerator mit konstantem Gasfluß während der gesamten Inspiration. Oben der Druckablauf in den Luftwegen des Patienten, unten die Flowkurve während Inspiration und Exspiration.
V_T = Flow x Zeit = 1 l/sec x 2 sec = 2 l

2.7.2   Grundtypen der Beatmung

Die Beatmung kann kontrolliert, assistiert oder nach Art des IMV
durchgeführt werden. Bei der kontrollierten Beatmung (Abb. 98A)
wird eine evt. Eigenatmung des Patienten unberücksichtigt gelassen.

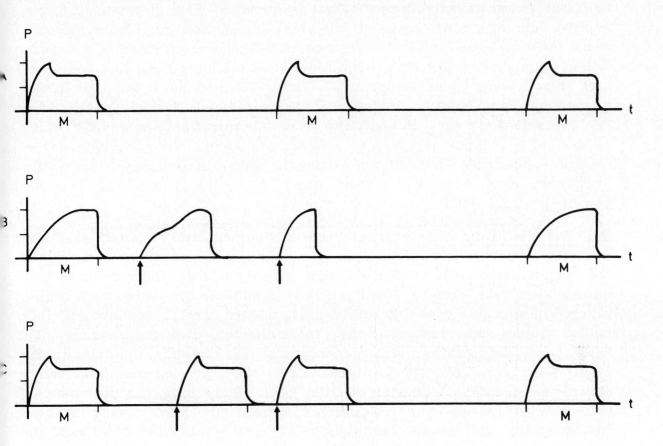

Abb. 98:   A: kontrollierte Beatmung, B: assistierte druckgesteuerte
Beatmung, C: assistierte volumengesteuerte Beatmung. In
B und C ist jeweils der 2. und 3. Atemzug 'getriggert',
d.h. durch einen Patientenimpuls ausgelöst, während je-
weils der 1. und 4. Atemzug bei Ausbleiben des Patienten-
impulses vom Respirator ausgelöst wird. Beachte die starke
Variation des Druckverlaufs bei druckgesteuerter Beat-
mung.
M: von der Maschine ausgelöste Atemhübe,
Pfeile: durch Patientenimpuls 'getriggerte' Atemhübe

Der Beatmungsautomat bestimmt die Beatmungsfrequenz und das Beatmungsvolumen. Atemzugvolumen, Atemzeitverhältnis (d.h. das Verhältnis von Inspirationszeit zu Exspirationszeit), die Beatmungsfrequenz und damit auch das Atemminutenvolumen sind konstant.

Bei der assistierten oder 'getriggerten' Beatmung (Trigger bedeutet Impuls) kann der Patient je nach Maschinentyp und dessen Einstellung Beatmungsfrequenz, Atemzeitverhältnis, Atemhubvolumen und natürlich das Atemminutenvolumen selbst bestimmen. Der Patient gibt den Impuls, die Maschine reagiert mit der Applikation des Atemzugvolumens. Dieses kann bei druckgesteuerten Geräten unterschiedlich ausfallen, wenn der Patient während der Inspirationsphase des Respirators durch willentliche Exspiration, d.h. willentliche Erhöhung seines intrathorakalen Drucks, denjenigen Luftwegsdruck rasch erzeugt, der den Respirator zur Beendigung der Inspirationsphase veranlaßt (Abb. 98B). Bei assistierter Beatmung mit volumengesteuerten Geräten bestimmt der Patient durch den Inspirationsimpuls die Frequenz. Das Atemhubvolumen kann er nicht verändern, es ist konstant (Abb. 98C).

Bei IMV-Beatmung (intermittent-mandatory-ventilation) wird eine bestimmte, eher niedrige Frequenz pro Minute vorgegeben (sozusagen 'zwingend befohlen'). Zwischen den einzelnen mandatorischen Atemhüben kann der Patient beliebig viele spontane Atemzüge mit beliebigem Volumen aus einem kontinuierlichen Atemgasfluß entnehmen. Das heißt, neben der festgelegten, kontrollierten Beatmung kann der Patient mit der gleichen Atemgaskonzentration beliebig spontan atmen (vgl. Kap. 2.6.8.2). Man unterscheidet zwischen starrem und synchronisiertem IMV. Beim starren IMV (Abb. 99A) wird für die 'mandatorischen' Atemzüge eine bestimmte Frequenz pro Minute vorgegeben. Die Maschine hält ihren Zeittakt strikt ein, ohne Rücksicht auf die Spontanatmung des Patienten. Dabei kann es vorkommen, daß der Atemhub der Maschine auf das Ende einer spontanen Inspiration des Patienten fällt. Der Patient muß dann zu seinem Inspirationsvolumen noch das Hubvolumen der Maschine aufnehmen. Dies wird von manchen Patienten als unangenehm empfunden. Deshalb sind Maschinen mit der Möglichkeit des synchronisierten IMV vorzuziehen. Beim synchronisierten IMV (Abb. 99B) hat die Maschine eine meist fest programmierte Inspirationserkennungszeit, z.B. 2 Sekunden. Nehmen wir an, die eingestellte IMV-Frequenz betrüge 6 Atemzüge pro Minute, so wäre der automatische Zeittakt der Maschine für die Beatmung 10 Sekunden. Die Maschine würde dann von der 9. bis 11. Sekunde auf eine spontane Inspiration des Patienten hin mit einem 'mandatorischen' Atemhub reagieren. Bleibt die Inspiration des Patienten während dieser Zeit aus, erfolgt nach 11 Sekunden ein Atemhub der

Maschine. Die Reaktionszeit des Respirators beim synchronisierten IMV wird als 'inspiratorisches Fenster' bezeichnet.

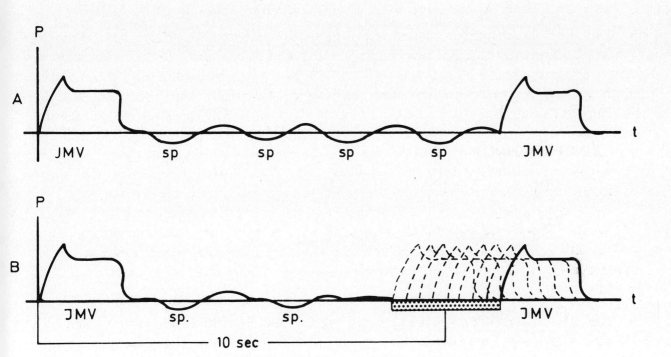

Abb. 99:   IMV-Beatmung   mit   starrem   (A)   und   synchronisiertem
           Muster (B)
           IMV: 'mandatorischer' Atemhub des Respirators,
           sp.: spontane Atemzüge des Patienten. Das schraffierte
           Feld in B kennzeichnet das 'inspiratorische Fenster'

2.7.3   Beatmungsmuster nach dem Druckverlauf

<u>IPPB</u>   (intermittent-positive-pressure-breathing)   ist   die   einfachste
Form der Beatmung. Sie liegt zum Beispiel auch bei der Mund-zu-
Mund-Beatmung eines Atemgelähmten vor. Von Zeit zu Zeit (intermittierend) wird gegenüber dem Atmosphärendruck ein positiver Druck
in den Luftwegen des Patienten erzeugt mit dem Zweck, ein bestimmtes Gasvolumen in die Lunge einzublasen. Die Ausatmung erfolgt dabei
passiv, mit der Elastizität der Lunge und des Thorax als treibender
Kraft, bis auf Atmosphärendruck (relativer Druck: Null). Der Atemwegsmitteldruck ist immer mehr oder weniger deutlich positiv (über-
atmosphärisch, Abb. 100A).

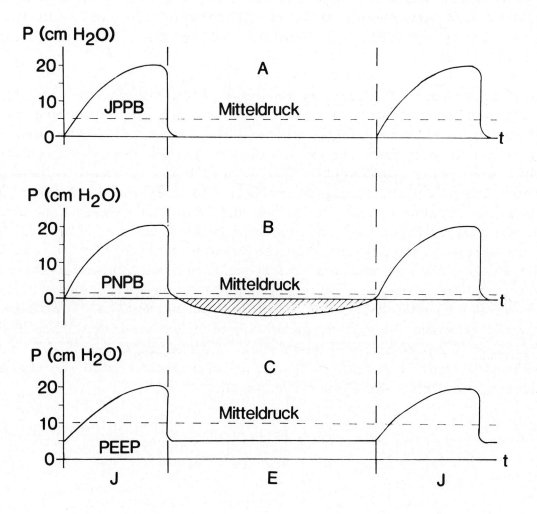

Abb. 100: IPPB, PNPB und PEEP. Das Verhältnis von Inspirationszeit
zu Exspirationszeit ist 1 : 2. Beachte die sehr unterschiedlichen Mitteldrucke. Die Schraffur in B deutet die
Sogphase des Respirators an.

Bei PNPB (positive-negative-pressure-breathing) folgt dem mit posi-
tivem Druck eingeblasenen Atemhub mit Beginn der Exspiration ein
negativer Druck (Sog) der Maschine, der die Ausatmung unterstützt.
Der Atemwegsmitteldruck kann Null sein (Abb. 100B).

Bei PEEP (positive-end-expiratory-pressure)-Beatmung erfolgt die
Ausatmung passiv, wird aber bei einem bestimmten, einstellbaren,

positiven Druck blockiert. Der Patient kann nicht bis zum Druck Null
ausatmen. Der Atemwegsmitteldruck liegt höher als der endexspiratorische Druck (PEEP) und deutlich höher als der vergleichbare
Druck bei IPPB.

Bei der Beatmung mit Ausatemwiderstand (Abb. 101) wirkt das Exspi-
rationsventil als verstellbare Stenose, so daß der Ausatemgasfluß
nicht frei und maximal erfolgt, sondern langsamer und gedrosselt. Die
Zeit, während der der Atemhub aus der Lunge des Patienten entweicht, wird damit gegenüber den bisher beschriebenen Beatmungs-
mustern deutlich verlängert. Wesentlich ist, daß der Patient im Gegensatz zur Beatmung mit PEEP bis auf den atmosphärischen Druck
ausatmen kann. Würde die nächste Inspiration erfolgen, ehe das Gas
vom vorherigen Atemzug ausgeblasen worden ist, so würden das intrathorakale Volumen und der intrathorakale Druck ständig steigen,
und der Patient käme rasch in Lebensgefahr. Beatmung mit Ausatemwiderstand darf nicht mit PEEP-Beatmung verwechselt werden, obwohl
bei beiden Mustern die Atemwegsmitteldrucke höher sind als bei IPPB.
Merke also: Exspiratorische Resistance (Ausatemwiderstand) ist nicht
ungefährlich, und man muß sich davon überzeugen, daß der Patient
immer auf den Druck Null ausatmen kann.

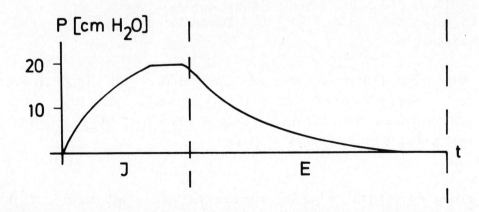

Abb. 101: Beatmung mit Ausatemwiderstand

Jeder Mensch nimmt im Abstand von wenigen Minuten völlig unbewußt einen oder mehrere tiefe Atemzüge, um seine Lunge zu dehnen und Atelektasen zu öffnen. Man versuchte, diese 'Seufzeratmung' bei der Dauerbeatmung zu imitieren, indem die Respiratoren etwa nach 100 Atemzügen das Atemhubvolumen für 3 - 4 Atemzüge verdoppelten oder verdreifachten. Heute wird die Seufzeratmung dank PEEP kaum noch angewendet.

CPAP (Continuous-positive-airway-pressure, vgl. Kap. 2.6.8.3 und Abb. 102) ist Spontanatmung mit PEEP über ein halboffenes System. Durch hohen Frischgasfluß auf der einen Seite und ein PEEP-Ventil auf der anderen Seite wird durch Blockade der Ausatmung bei einem einstellbaren positiven Druck ein erhöhter Atemwegsmitteldruck erreicht. Abb. 102 zeigt eine einfache Anordnung zur CPAP-Atmung.

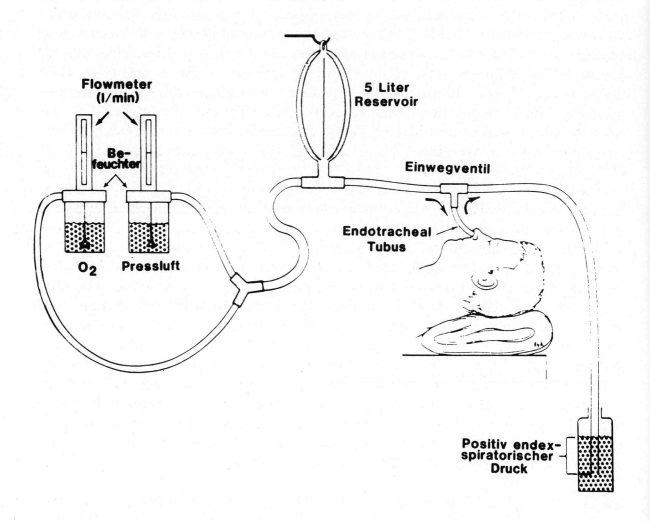

Abb. 102: Einfache Anordnung einer CPAP-Atmung

Preßluft und Sauerstoff werden über Rotameter geleitet und beliebig gemischt. Im Inspirationsschenkel befindet sich ein ca. 5 l fassendes Gasreservoir. Tubusnahe liegt ein Nichtrückatemventil. Der Exspirationsschenkel wird in diesem Falle über ein Wasserschloß abgeleitet, das über die Höhe des end-exspiratorischen Drucks im System entscheidet.

2.7.4.   Die Atemdruck- und Flowkurven

Beatmungsdruckkurven werden heute noch zu selten dargestellt bzw. aufgezeichnet, obwohl man bei modernen Respiratoren jeden Teil der Kurve beliebig gestalten und verändern kann. Die Höhe der inspiratorischen Flows bestimmt zusammen mit dem Atemwegswiderstand (Resistance) den Druckkurvenanstieg. Er beeinflußt bei druckgesteuerten Geräten den Zeitpunkt, zu dem das Gerät in die Exspirationsphase umschaltet. Bei volumengesteuerten Geräten wird durch den inspiratorischen Gasfluß und den Atemwegswiderstand die Differenz von Spitzendruck zu Plateaudruck bestimmt. Er kann bei Kleinkindern mit kleinem Tubuslumen und damit hohem Luftwegswiderstand sehr hoch sein. Wie in Kap. 2.5 und 2.6 ausgeführt wurde, kann beim Dauerbeatmeten die Compliance von Lunge und Thorax überschlägig als Quotient aus Atemhubvolumen (V_T) und end-inspiratorischem Plateaudruck kalkuliert werden. Dieser ist in Abb. 103 mit d gekennzeichnet. Die Differenz von Plateaudruck und Spitzendruck (e-d in Abb. 103) kann zur Abschätzung des gesamten Luftwegswiderstandes herangezogen werden. Abb. 103 zeigt drei verschiedene Druckkurven von volumengesteuerten Beatmungsgeräten, bedingt durch unterschiedliche inspiratorische Flowmuster. Bei konstantem Flow (a) wird von Anfang bis Ende der Einblasphase ein gleichmäßiger Gasfluß erzeugt. Die Druckkurve weist einen nahezu linearen Anstieg auf. Bei akzelierendem Flow (b) ist der Gasfluß zu Anfang schwächer und steigert sich dann bis zum eingestellten Maximum. Der Anstieg der Druckkurve ist zunächst langsamer und am Ende der Einblasphase am steilsten. Bei dezelerierendem Flow (c) ist der Gasfluß zu Anfang sehr hoch und wird gegen Ende der Einblasphase deutlich schwächer. Die zunächst steile Druckkurve flacht gegen den Spitzendruck deutlich ab. Bei den meisten Geräten kann man zwischen mindestens zwei Flowmustern wählen. Auch die Höhe des Inspirationsgasflusses kann an den meisten Respiratoren eingestellt werden.

An der Atemdruckkurve lassen sich fünf Parameter ablesen bzw. berechnen, nämlich der Spitzendruck, der Plateaudruck, die Differenz aus beiden, der Mitteldruck und die Druckanstiegsgeschwindigkeit.

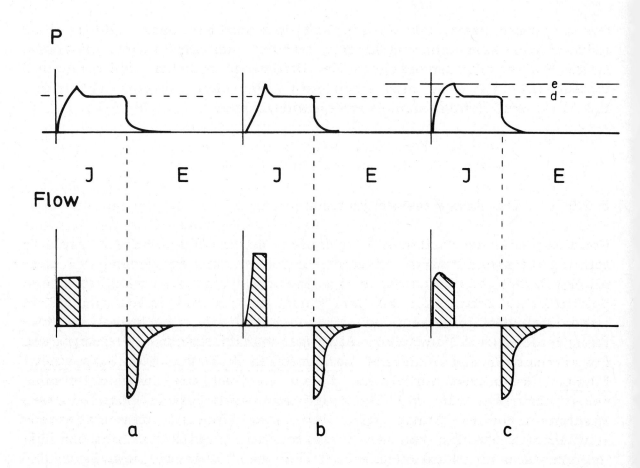

Abb. 103: Druck- und Flowkurven bei volumenkontrollierter Beatmung
a) konstanter Flow, b) akzelerierender Flow, c) dezelerie-
render Flow, d) kennzeichnet den Plateaudruck, e) den
Spitzendruck in der Inspiration, e-d = P res zur Bestimmung des gesamten Luftwegswiderstandes

Die Druckanstiegsgeschwindigkeit und der Spitzendruck (e in
Abb. 103) sind von Flowmuster, Flowhöhe und Atemwegswiderstand
abhängig. Erreichen des Spitzendrucks bedeutet bei volumengesteuerten Geräten, daß das eingestellte Hubvolumen vollständig abgegeben
ist. Das heißt, das gesamte Hubvolumen befindet sich in der Patientenlunge und dem Patientensystem der Maschine. Dann kommt das Stadium der Volumenverteilung, ein Gasfluß in Richtung entlegener Lungenbezirke. Dies bedeutet einen Abfall des Spitzendrucks auf das
Plateau. Der Plateaudruck (d in Abb. 103) ist der eigentliche 'Beatmungsdruck'. Er ist abhängig vom Hubvolumen und der Compliance
der Lunge (s.o.). Durch Veränderung des inspiratorischen Flows,

der Inspirationszeit, der Ausatemzeit oder der Frequenz kann die Plateauzeit verkürzt oder verlängert werden. Im allgemeinen wird eine
lange Plateauzeit bevorzugt. Die Differenz zwischen Spitzen- und
Plateaudruck (P res) gibt nach dem OHM'schen Gesetz (vgl. Kap.
1.2.5) Auskunft über den Atemwegswiderstand:

$$R = P \; res/Flow \; (cm \; H_2O/1 \; x \; sec).$$

2.7.5   Das kompressible Volumen

Wenn man in eine Spritze Luft aufzieht, mit dem Finger die Ausspritz-
öffnung verschließt und auf den Stempel drückt, so verringert (komprimiert) sich das Volumen in der Spritze. Verringert man den Stem-
peldruck, so dehnt sich die Luft wieder aus: Das Volumen vergrößert
sich. Dasselbe geschieht bei volumengesteuerten und manchen flow-
zeit-gesteuerten Respiratoren während des mit Überdruck erfolgenden
Inspirationsvorgangs. Dieses kompressible Volumen, den Maschinentotraum, kann man berechnen. Er ist ein Teil des Atemminutenvolumens, der nicht zur alveolären Ventilation beiträgt. Die Größe dieses
Maschinentotraums hängt von der Beschaffenheit des Patienten-
schlauchsystems und des Atemgasanfeuchters sowie von dessen Füllungszustand ab. Das kompressible Volumen ist in der jeweiligen Ge-
rätebeschreibung angegeben und beträgt im allgemeinen 1 - 5 ml pro
cm H_2O Beatmungsdruck.

Ein Beispiel:

Atemzugvolumen, das der Patient erhalten soll	500 ml
kompressibles Volumen	5 ml/cm H_2O
Plateaudruck	20 cm H_2O
kompressibles Volumen im Respirator je Atemzug	100 ml
einzustellendes Hubvolumen des Respirators	600 ml

In der Praxis wird man das Beatmungsvolumen von vornherein etwas
höher veranschlagen und dann nach den Blutgasen korrigieren.
Trotzdem sind solche Überlegungen, z.B. bei Anfeuchtern mit großem
Füllungsvermögen, nicht ganz unwichtig.

2.7.6   Das Patientenschlauchsystem

Es wird auch Patientenkreis oder Sekundärkreis genannt. Bei den
meisten Geräten beginnt das Patientensystem beim Anschlußstutzen für

den Inspirationsschlauch am Gerätekorpus und endet hinter dem Ausatemventil. Zwischen Maschine und Inspirationsschlauch soll ein
Bakterienfilter eingeschaltet sein. Der Inspirationsschlauch wird durch
den Atemgasanfeuchter und den Kondenswasserabscheider unterbrochen. Möglichst patientennah werden Inspiration und Exspiration
getrennt. Von dieser Stelle führen ein nicht zu langer Schlauch und
ein Drehkonnektor zum Patiententubus. Dieser Schlauch muß bei der
Abschätzung des anatomischen Totraums des Patienten berücksichtigt
werden. Das Ausatemventil ist ebenfalls patientennah angebracht. Dies
hat den Vorteil, daß das kompressible Volumen kleiner wird und man
sich ein Stück Schlauch spart. Nachteilig dabei ist, daß man einerseits das Atemvolumen nur umständlich messen kann und andererseits
das verkeimte Ausatemgas des Patienten direkt in seine nächste Umgebung abgeblasen wird.

Ausatemventile sind in der Regel pneumatisch betriebene Ventile. Während der Inspirationszeit wird über einen Steuerflow ein Gummiballon
gebläht, der die Ausatemöffnung abdichtet. Manche Ausatemventile
funktionieren auch als einstellbare PEEP-Ventile, meistens muß aber
ein zusätzliches Feder- oder Kugelventil nachgeschaltet werden. Ausatemventile sind gewöhnlich wartungsfrei, manchmal aber etwas feuch-
tigkeitsempfindlich. Man kann sie leicht öffnen und durch Föhnen
trocknen oder mit komprimiertem Gas trocken blasen. Nach ein paar
Minuten sind sie wieder funktionsfähig.

2.7.7   Der Atemgasanfeuchter

Da in der maschinellen Dauerbeatmung prinzipiell mit halboffenen
Systemen beatmet wird, ist die Anfeuchtung des Inspirationsgases von
größter Wichtigkeit. Es gibt verschiedene Befeuchtersysteme. Das
derzeit beste auf dem Markt befindliche Befeuchtersystem dürfte der
Bennet-Kaskaden-Befeuchter sein. In einem Behälter wird enthärtetes,
steriles Wasser von Raumtemperatur stufenlos bis auf 70 °C erhitzt.
Über ein Kaskadensystem wird das Inspirationsgas mit Wasserdampf
aufgesättigt. Wichtig ist, daß das Atemgas am Tubusbeginn 37° C
Temperatur hat.

Merke: Zu niedrige Temperatur bedeutet zu geringe Befeuchtung. Zu
hohe Temperatur bedeutet mitunter zu starke Befeuchtung. Der
Patient muß zu oft abgesaugt werden, das Ausatemventil bereitet
Schwierigkeiten und die Körpertemperatur des Patienten kann unnötig
ansteigen.

Der Füllungszustand des Flüssigkeitsreservoirs beim Befeuchter beeinflußt das kompressible Volumen des Respirators. Man achte also dringend auf die exakte Füllung des Befeuchterreservoirs. Bei nahezu
entleertem Wasservorrat nimmt der Maschinentotraum zu, und ein kontrolliert beatmeter Patient kann bei konstantem Atemminutenvolumen
des Respirators hyperkapnisch werden. Ultraschallvernebler an Beatmungsgeräten wurden lange Zeit für die günstigsten Geräte zur optimalen Atemgasanfeuchtung gehalten. Heute ist man nicht mehr so sehr
davon überzeugt. Dies hat folgende Gründe: Ultraschallvernebler
sättigen das Atemgas nicht mit Wasserdampf, sondern erzeugen einen
Nebel aus feinsten Wassertröpfchen, der inspiriert wird. Die durchschnittliche Teilchengröße dieses Nebels liegt so niedrig, daß sehr
leicht zuviel Wasser in die Alveolen gelangen kann, wo es entweder
ins Blut resorbiert wird (entsprechend einer Infusion von osmotisch
freiem Wasser) oder zu einer überschießenden tracheobronchialen
Sekretion führt. Dies schadet mehr als es nützt. Atemgas und Nebel
haben häufig weniger als 30 °C, dies reizt die Atemwege. Ultraschallvernebler sind schwieriger einzustellen und viel reparaturanfälliger,
sie sind auch teurer. Zur Vernebelung von Medikamenten und zur
schnellen Raumanfeuchtung (große Leistung) sind Ultraschallvernebler
die Geräte der Wahl.

2.7.8   Die Volumenmessung

Die Messung des Atemhubvolumens findet immer am Exspirationsteil
des Patientensystems statt. So ist gewährleistet, daß nur das Volumen
erfaßt wird, welches den Respirationstrakt des Patienten passiert hat.
Zusätzlich wird natürlich das kompressible Volumen gemessen, das
aber, wie das anatomische Totraumvolumen, am Gasaustausch in der
Lunge nicht teilgenommen hat. Nicht gemessen wird das Volumen, welches während der Inspiration über ein Leck oder über einen undich-
ten Tubus entweicht. Läge das Volumeter im Inspirationsteil, so würde auch dieses Volumen gemessen. Es gibt Geräte, die sowohl das
Hubvolumen als auch das Atemminutenvolumen kontinuierlich anzeigen.
Andere Respiratoren haben fest installierte oder mobile Gasuhren, an
denen man das Hubvolumen ablesen kann. Das Minutenvolumen muß
dann mit einer Stopuhr gemessen werden. Bei sehr großer Feuchtig-
keit 'hinken' die Volumeter hinterher, das heißt, sie zeigen zu wenig
an. Man muß sie dann trocknen. Kleine Volumeter können bei heftiger
Ausatmung auch 'vorlaufen', das heißt, sie zeigen zuviel an. Bei IMV
mit kontinuierlichem Flow ist ebensowenig wie bei CPAP-Atmung eine
Volumenmessung möglich, da während der gesamten Exspirationszeit
der Maschine ein hoher Gasfluß in Richtung Ausatemventil strömt, aus
dem der Patient nur einen geringen Teil einatmet. Es gibt inzwischen

aber auch IMV-Systeme, bei denen der Gasfluß sich nach der Inspiration des Patienten richtet. Bei diesen ist dann natürlich auch eine Messung des Exspirationsvolumens möglich.

2.7.9   Sauerstoffmischer

Aufgrund der pulmonalen Sauerstofftoxizität (vgl. Kap. 2.3.5) ist heute für jedes Beatmungsgerät ein Sauerstoffmischer zu fordern. Der kritische Wert der O_2-Toxizität liegt bei 0,5 - 0,6 Volumenteilen. Eine fixe FIO_2 ist gerade bei hohem Shunt unerläßlich. Die Toleranz darf auf keinen Fall mehr als ±5 % betragen. Eine häufige Kontrolle aller O_2-Mischer mit einem geeichten Oxymeter (täglich und bei Verdacht) ist unerläßlich.

2.7.10   Alarme an Beatmungsgeräten

Sofern überhaupt vorhanden, ist nichts so unterschiedlich in Anordnung, Funktion und Qualität wie Alarmeinrichtungen an Beatmungsgeräten. Jeder, der ein Beatmungsgerät überwacht, tut gut daran, die Alarmeinrichtung genau zu studieren. Der Niederdruckalarm (low pressure alarm) wird ausgelöst, wenn innerhalb einer bestimmten Zeit, die gelegentlich vorwählbar ist, ein vorher eingestellter Mindestdruck am Beatmungsanzeiger nicht erreicht oder überschritten wird. Dieser Alarm (auch Leckagealarm genannt) soll vor Undichtigkeiten am Patientenschlauchsystem und vor unbemerkter Diskonnektion des Patienten vom Respirator schützen. Wichtig ist, daß man die Druckgrenze, bei der der Alarm ansprechen soll, nicht zu niedrig wählt, sonst reicht der Staudruck innerhalb des Schlauchsystems aus, den Alarm zu blockieren. Die Einstellung sollte bei 5 - 10 cm H_2O unter dem Spitzendruck vorgenommen werden. Bei Geräten, die einen Plateaudruck erzeugen (s.o.), sollte die Einstellung der Alarmgrenze am Plateaudruck liegen. Die Zeitverzögerung sollte nicht länger als 7 - 10 Sekunden sein. Der Alarm wird gewöhnlich optisch und akustisch gegeben. Den akustischen Alarm kann man meist für 30 Sekunden bis zu 2 Minuten abstellen, dann ertönt er wieder, sofern die Ursache nicht behoben ist. Man sollte sich hüten, den Niederdruckalarm ganz abzustellen. Allzu leicht vergißt man, ihn wieder anzustellen. Eine unbemerkte Diskonnektion des Patienten von der Maschine kann für ihn tödlich sein.

Der Hochdruckalarm (high pressure alarm) soll vermeiden, daß ein Patient durch zu hohe Atemwegsdrucke geschädigt wird. Mit dem Einsetzen des Alarms öffnet sich gleichzeitig ein Überdruckentlastungsventil oder das Ausatemventil. Je nach Modell hält das Gerät den

Alarmdruck bis zum Ende der Inspirationszeit, oder es öffnet das
Ausatemventil und beendet damit die Inspirationsphase. Der Hochdruckalarm sollte 20 - 30 cm H$_2$O über dem Spitzendruck liegen. Ist
er zu niedrig eingestellt, gibt das Gerät bei jedem Hustenstoß oder
bei jeder Unruhe des Patienten Alarm.

Der Stromausfallalarm ertönt bei Stromausfall, entsprechend der TÜV-
Vorschrift auch bei Abschalten des Gerätes. Der akustische Alarm
wird durch einen Kondensatorentladungsstrom gespeist, er ertönt bis
zur vollen Entladung des Kondensators, also 2 - 3 Minuten und wird
gegen Ende dieser Zeit leiser. Der Gasmangelalarm wird optisch und
akustisch gegeben, wenn ein Gas (Druckluft, Sauerstoff) ausfällt oder
die Sauerstoffkonzentration den eingestellten Wert unterschreitet. An
manchen Geräten gibt es auch noch Alarme für minimale und maximale
Atemminutenvolumina, für die Atemfrequenz und für die Atemgasanfeuchtung, die über Grenzwerteinstellungen funktionieren. Bei assistierter Beatmung wird ein Triggerimpuls des Patienten optisch über
ein Lämpchen oder ein Schauzeichen sichtbar gemacht.

Beatmungsgeräte sind Maschinen. Sobald sie angeschlossen sind, bilden sie mit dem Patienten eine funktionelle Einheit. Weder Patient
noch Maschine dürfen dann isoliert betrachtet werden. Fehler und
Störungen können an beiden liegen. Alarme sind wichtig, sie müssen
aber so eingestellt sein, daß sie sinnvoll Alarm geben. Unnötiger
Alarm verursacht beim Personal einen Abstumpfungseffekt und belastet den Patienten. Das Wichtigste im Umgang mit Respiratoren ist
die technische Sicherheit. Sie kann nur durch Training mit dem Gerät
am Modell, nicht etwa am Patienten, erworben werden. Die häufigsten
Störfaktoren an Respiratoren müssen bekannt sein und nach Möglichkeit auch vom Pflegepersonal selbst behoben werden können.

2.8   Der künstliche Luftweg (H.G. LÜHR, A. BEYER)

Im Jahre 1952 wurden während der Polioepidemie in Skandinavien erstmals Trachealkanülen mit aufblasbarer Manschette zur kontrollierten Beatmung eingesetzt. Die Tracheotomie war damals bereits eine seit langem praktizierte klinische Methode zur Behandlung obstruktiver Erkrankungen der oberen Luftwege. In den folgenden Jahren wurden erstmals Langzeitintubationen durchgeführt. Die Hinwendung zu dieser neuen Technik war bedingt durch die nicht unerheblichen Komplikationen der Tracheotomie sowie durch ständige Verbesserungen der Materialien der Tuben und der Intubationstechnik. Die Diskussion über das Für und Wider beider Verfahren ist bis heute nicht entschieden.

2.8.1   Die Tracheotomie

Eine reguläre Tracheotomie kann an drei Lokalisationen der Trachea durchgeführt werden (Abb. 104), nämlich

a)   als Tracheotomia superior im Bereich der ersten beiden Trachealringe oberhalb des Schilddrüsenisthmus,

b)   als Tracheotomia media im Bereich des dritten Trachealringes nach Durchtrennung des Schilddrüsenisthmus und

c)   als Tracheotomia inferior im Bereich unterhalb des vierten Trachealringes und unterhalb des Schilddrüsenisthmus.

Im allgemeinen wird die Tracheotomia media bevorzugt. Jede Tracheotomie sollte in Intubationsnarkose erfolgen, sofern nicht unüberwindliche Hindernisse im supraglottischen Raum, wie schwere Ödeme, Tumoren oder Gesichtsschädelverletzungen eine primäre Intubation unmöglich machen. Dann muß die Tracheotomie in Lokalanästhesie erfolgen.

Eine Tracheotomie hat folgende Vorteile: Nach Anlegen eines Tracheostomas wird der anatomische Totraum durch Ausschaltung des Mund-Nasen-Rachenraumes verkleinert und der Atemwegswiderstand verringert. Die Pflege des Patienten wird erleichtert, die Bronchialtoilette durch kurze Absaugwege effektiver. Unter den Komplikationen der Tracheotomie kennen wir Sofort- und Spätkomplikationen. Die Sofortkomplikationen, wie Blutung, Pneumothorax und Pneumomediastinum sind in der Regel durch den operativen Eingriff bedingt. Die Mehrzahl der Spätkomplikationen werden durch die im Tracheostoma

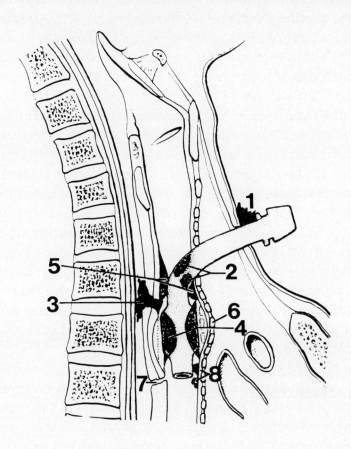

Abb. 104: Komplikationen der Tracheotomie
        1 = Blutung aus dem Tracheostoma, 2 = Tubusobstruktion,
        3 = Arrosionsblutung, 4 = Stenose im Cuffbereich,
        5 = Stenose im Stomabereich, 6 = Trachealdilatation,
        7 = ösophago-tracheale Fistel

liegende Kanüle und/oder die Beatmung über diese verursacht. Die
gefürchtetste spätpostoperative Komplikation ist die mit hoher Letalität
behaftete arterielle Arrosionsblutung. Stenosen im Bereich des

Tracheostomas oder der Kanülenmanschette führen bei klinischer Relevanz zu größeren Eingriffen, wie etwa der Tracheaquerresektion. Seltener findet man Trachealdilatation oder ösophago-tracheale Fisteln
(Abb. 104). Narbenkeloide des Tracheostomas sind für den Patienten
häufig ein kosmetisches Problem. Die primäre Letalität der Tracheotomie wird mit einer Häufigkeit zwischen 0,3 und 3 %, die Häufigkeit
von Stenosen bei tracheotomierten Patienten mit 0,4 bis 21 % angegeben.

2.8.2   Die Intubation

Die erste orale Intubation zur Vermeidung einer Aspiration bei Operationen im Mundbodenbereich erfolgte 1880 durch Sir W. McEWEN. Nach
dem Ende des 2. Weltkrieges wurde die perorale Intubation standardi-
siert und mit der Modernisierung von Tuben und Material sowie der
Verfeinerung von Narkoseverfahren und Intubationstechnik zu einem
allgemein anerkannten Verfahren entwickelt. Die endotracheale Intubation wurde also primär zur besseren Durchführung operativer Eingriffe entwickelt. Wachsendes Verständnis für die Pathophysiologie
von Operation und Narkose führte zur Verlängerung der Intubationsdauer über die Operationszeit hinaus. Schließlich fand die prolongierte Intubation ihren Platz im Rahmen der Beatmung auf der Intensivstation. Im allgemeinen wird eine Intubationsdauer von mehr als
24 Stunden als prolongierte Intubation bezeichnet.

Vorteile der prolongierten Intubation sind, daß sie schnell wiederhol-
bar und mit wenig Aufwand überall durchzuführen ist, und daß keine
kosmetischen Probleme durch Narben entstehen. Bei den Komplikationen der prolongierten Intubation unterscheidet man Sofort- und
Spätkomplikationen. Sofortkomplikationen ergeben sich vor allem aus
Verletzungen von Mund, Nase, Rachen und Larynx durch ein Intuba-
tionstrauma. Fehlintubation in den Ösophagus oder zu tiefe Intubation
in einen Hauptbronchus zwingen zur sofortigen Korrektur. Tubuskom-
pression entsteht durch zu enge Naseneingänge oder durch Abknicken
des Tubusschaftes. Sekrete oder Blutkoagel können das Tubuslumen
verlegen (Abb. 105). Spätkomplikationen der prolongierten Intubation
gehen aus Tab. 17 und Abb. 105 hervor. Sie sind nur in seltenen
Fällen direkte Folgen eines Intubationstraumas. Sehr viel häufiger
kommt es durch den Druck, den Tubusspitze und Cuff auf die Trache-
alwand ausüben, sowie durch Scherkräfte des Tubusschaftes im Nasen-
Rachenraum und am Larynx zu den dargestellten Veränderungen.

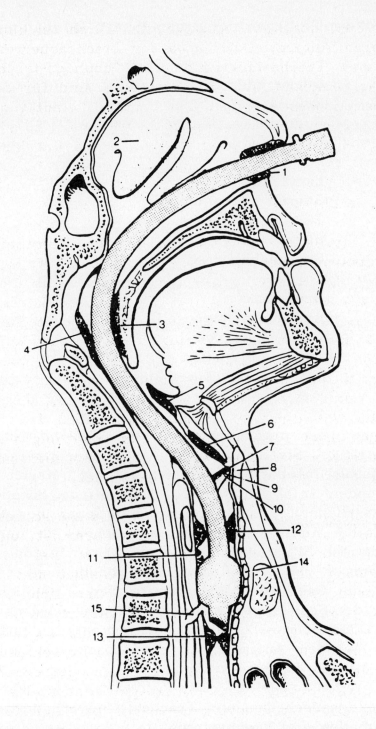

Abb. 105: Komplikationen der prolongierten nasalen Intubation:
1 = Verletzungen der Nase, 2 = Sinusitis maxillaris,
3 = Epipharynxödem, 4 = Epipharynxulkus, 5 = Epiglotti-
tis, 6 = Laryngitis, 7 - 10 = Stimmbandveränderungen,
11 = Granulome, 12 = Ringknorpelstenose, 13 = Trachealstenose, 14 = Trachealdilatation und 15 = ösophago-tracheale Fistel

Tab. 17:   Spätkomplikationen der prolongierten Intubation

supraglottisch:	Ödeme oder Ulzera
	Epiglottitis
	Sinusitis maxillaris
	Otitis media
glottisch:	Laryngitis
	Stimmbandgranulome
	Stimmbandpolyposis
	Stimmbandsynechien
	Stimmbandparese
subglottisch:	Granulome
	Ringknorpelstenose
	Trachealstenose
	Trachealdilatation
	ösophago-tracheale Fistel

Kontraindikationen der prolongierten Intubation sind erheblich verengte Naseneingänge. Sie limitieren den Tubusdurchmesser und können so eine nasale Intubation unmöglich machen. Wegen der Gefahr
einer aufsteigenden Infektion werden auch offene Schädelbasisfrak-
turen, Gesichtsschädelverletzungen und Infektionen der Nasennebenhöhlen als relative Kontraindikationen angesehen. In der Klinik ist
jedoch in bestimmten Situationen eine prolongierte Intubation auch bei
Vorliegen genannter relativer Kontraindikationen nicht zu umgehen.
Angaben über die Gesamtkomplikationsrate der Intubation ohne Berücksichtigung der Schweregrade sind selten und schwanken zwischen
1,4 und 20 %. Eine primäre Letalität der Intubation dürfte kaum ins
Gewicht fallen. Mit dem Auftreten einer Stenose nach Langzeitintubation ist in 1 - 3 % der Fälle zu rechnen.

2.8.3   Blockermanschetten und Trachealwandveränderungen bei
            Intubation und Tracheotomie

Die in der Klinik gebräuchlichen Endotrachealtuben und Trachealkanülen sind zur Vermeidung einer Aspiration bzw. um eine kontrollierte
Beatmung durchführen zu können, mit Blockermanschetten (Cuffs) versehen. Sollen diese die Luftwege des Patienten gegen die Atmosphäre
abdichten, so sind alle a priori mit dem Makel behaftet, daß sie im
Bereich ihres Kontaktes mit der Trachealschleimhaut einen Druck auf

diese ausüben müssen, der zu Ernährungsstörungen und ihren Folgen wie Ödem, Entzündung, Nekrose und Narbenstriktur führen kann (Abb. 106). Man unterscheidet drei verschiedene Cufftypen (Abb. 107), nämlich:

a)   low volume - high pressure cuffs (LVHP),

b)   high volume - low pressure cuffs (HVLP) und

c)   high volume - low pressure cuffs mit Druckausgleich.

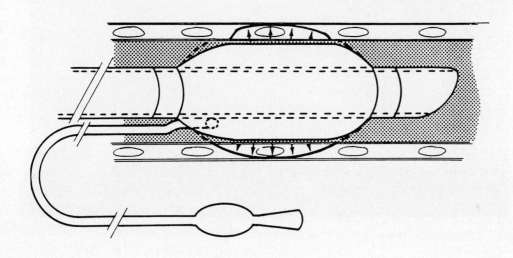

Abb. 106: Schematische Darstellung einer Blockermanschette eines endotrachealen Tubus in situ

Form und Beschaffenheit der Cuffs spielen eine wesentliche Rolle bei der Pathogenese der Druckulzera der Trachealschleimhaut und damit bei der Ausbildung von Stenosen, d.h., diese werden umso eher auftreten, je höher der Druck in der Blockermanschette und je kleiner die Auflagefläche zwischen Manschette und Trachealschleimhaut ist. Die HVLP-Cuffs mit Druckausgleich dürften hier im Moment die günstigsten Ergebnisse liefern.

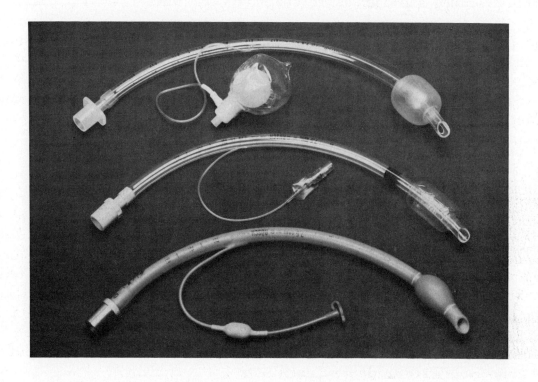

Abb. 107: Unterschiedliche Cufftypen von Endotrachealtuben.
Unten: Cuff mit geringem Volumen und hohem Innendruck
(LVHP), Mitte: Cuff mit hohem Volumen und niedrigem Innendruck ohne Druckausgleich (HVLP), oben: Cuff mit
hohem Volumen und niedrigem Innendruck mit Druckaus-
gleichsvorrichtung

Cuffprobleme treten bei allen langzeitbeatmeten Patienten unabhängig
vom primär gewählten Zugangsweg auf, da sich die Manschettendrucke
in Abhängigkeit von den Beatmungsdrucken ständig ändern. Veränderungen der Trachealschleimhaut, mikroskopisch bereits nach zwei
Stunden nachweisbar, finden sich bevorzugt im Bereich des geblähten
Cuffs, wie Nachuntersuchungen und Autopsiebefunde bei beatmeten
Patienten ergaben. Erklärt wird dies durch eine Unterbrechung der

Mikrozirkulation der Schleimhaut, wenn die Cuffdrucke die Kapillar-
drucke deutlich überschreiten. Untersuchungen an der Kaninchen-
trachea zeigten, daß Cuffdrucke von mehr als 30 mmHg die Kapillar-
perfusion zum Erliegen bringen. Diese Durchblutungsstörungen treten
besonders in der Schleimhaut im Bereich der Knorpelspangen auf und
können zu gefährlichen Folgeschäden wie Ulcerationen, Trachealdilata-
tionen, Trachealstenosen oder ösophago-trachealen Fisteln führen. Es
dürfte sicher sein, daß neben vielen indirekten Faktoren (s.u.) der
hohe Cuffdruck bei LVHP-Cuffs und bei HVLP-Cuffs ohne Druckaus-
gleichsvorrichtung der wichtigste pathogenetische Faktor bei der
Entstehung einer Trachealstenose ist. Zu den indirekten Faktoren, die
bei prolongierter Intubation die Komplikationsrate erhöhen können,
zählen z.B. Schock und arterielle Hypotension, motorische Unruhe des
Patienten, lokale Infektionen und die Intubationsdauer.

2.8.4   Das Vorgehen bei der Langzeitbeatmung

Die prolongierte orale Intubation ist zur Langzeitbeatmung nicht gut
geeignet. Mangelnde Tubustoleranz durch den Patienten, schlechtere
Möglichkeiten der Mundpflege und unsichere Tubusfixation mit unkon-
trollierbaren Tubusbewegungen wirken sich nachteilig aus. Weitere
Nachteile sind die Neigung zum Abknicken und verstärktes Auftreten
von Ödemen oder Druckulzera an der Epiglottis. Auch setzt die Tubusspitze bei oraler Intubation vermehrte Läsionen im Bereich der
Tracheavorderwand. Eine Begrenzung der oralen Intubation auf die
Zeitdauer von 24 Stunden erscheint deshalb sinnvoll.

Der nasotracheale Zugang (Abb. 105) ist immer dann anzustreben,
wenn Intubationszeiten von mehr als 24 Stunden zu erwarten sind. Da
Schleimhautläsionen und Blutkoagel einen guten Nährboden für Keime
bilden, die beim Einführen des Tubus aus dem Nasen-Rachenraum in
die Trachea gelangen und Ausgangspunkt einer Pneumonie sein können, ist auf eine möglichst atraumatische Durchführung der Intubation
großen Wert zu legen. Schäden im Trachealbereich nach Langzeitbeatmung scheinen bei primär intubierten Patienten bessere Aussichten
auf Rückbildung zu haben als bei tracheotomierten Patienten. Eine
Ausnahme bildet die seltene, aber sehr schwer therapierbare Ringknorpelstenose, die für den Patienten als eine sehr große Belastung
aufzufassen ist. Bei der Verwendung moderner, thermolabiler Kunst-
stofftuben, die ihre Form den anatomischen Gegebenheiten anpassen
sowie bei sachgerechter Lagerung des Patienten mit leichter Ante-
flexion des Kopfes zur Vermeidung ungünstiger Scherkräfte im
Larynxbereich und Verwendung von Cuffs, die mit Druckausgleichs-
vorrichtungen versehen sind, lassen sich die Komplikationen durch

prolongierte nasale Intubation in Zukunft hoffentlich weiter reduzieren.

In der Praxis erhalten zahlreiche Patienten nach anfänglicher Langzeitintubation ein Tracheostoma. Die Frage, welcher Zeitraum zwischen
Intubation und Anlegen des Tracheostomas vergehen darf, um Schäden durch eine prolongierte Intubation zu reduzieren, wird sehr unterschiedlich beantwortet. Die Angaben schwanken innerhalb eines
Zeitraumes von Stunden bis zu 10 Tagen und länger. Während ein
Teil der Autoren der Meinung ist, daß die Durchführung einer sekundären Tracheotomie die Gesamtkomplikationsrate im Vergleich zur
prolongierten Intubation vermindert, sieht ein anderer Teil keine
Unterschiede bzw. weist auf neue Probleme wie eine signifikant höhere
bronchopulmonale Infektionsrate und eine größere Schädigungsquote
der Luftwege nach Tracheotomie hin.

Beatmete Patienten bedürfen einer besonders intensiven und fachge-
rechten Betreuung durch Arzt und Pflegekräfte, um Spätschäden im
Bereich der Luftwege zu vermindern. Sorgfältige Inspektion der Kopf-
Halsregion ist notwendig, um Komplikationen wie etwa entzündliche
Veränderungen des Tracheostomas, der Nase oder der Nasennebenhöhlen sofort zu erfassen. Nicht übersehen werden dürfen das Auftreten einer Sinusitis maxillaris, verursacht durch eine Abflußbe-
hinderung durch zu große Tuben oder Schädigungen des Mittelohres
durch Verlegung der Tuba Eustachii. Sehr wichtig ist eine gewissen-
hafte Mund- und Tubuspflege, um Sekretstauungen oberhalb des
Cuffs zu vermeiden. Um Veränderungen der Trachealschleimhaut oder
des Larynx frühzeitig erkennen zu können, müssen beatmete Patienten
von Zeit zu Zeit tracheoskopiert werden. Die Endoskopie über einen
liegenden Tubus ist mit einem Fiberendoskop einfach und sicher
durchführbar.

2.8.5   Allgemeine Richtlinien zur Pflege von Endotrachealtuben

a) Alle Endotrachealtuben müssen strengstens aseptisch behandelt
    werden. Jedes Tracheostoma ist eine chirurgische Wunde und muß
    als eine solche behandelt werden.

b) Zur Langzeitintubation werden in erster Linie nasotracheale Tuben
    verwendet. Die Tuben werden durch die Nase in die Trachea ein-
    geführt. Bei Erwachsenen haben sie stets einen sog. Cuff
    (Blockermanschette). Diese Tuben sind für die Langzeitbeatmung
    angenehmer und werden besser toleriert als orale Endotracheal-
    tuben. Der Tubus wird mit Pflaster an der Nase befestigt.

c) Die Langzeitintubation über unbegrenzte Zeit wird ausschließlich mit Tuben durchgeführt, die einen sog. 'high volume-low pressure'-Cuff haben und bei denen ein Sicherheitssystem existiert, das Überblockung der Manschette anzeigt oder vermeidet. Bei beatmeten Patienten wird der Cuff so weit geblockt, daß gerade kein Leck mehr zu hören ist. Überblähung des Cuffs muß vermieden werden, um ischämische Schäden an der Trachealschleimhaut zu vermeiden. Bei Lanz-Tuben darf der innere, sog. Pilot-Ballon, keineswegs den äußeren Ballon berühren. Dies zeigt immer Überblähung des Cuffs an. Ist es nicht möglich, den Cuff ohne Überblähung gegen die Trachea abzudichten, muß der Tubus gegen einen größeren ausgewechselt werden. Ist dies nicht möglich, ist zu erwägen, mit einem kontrollierten Leck zu beatmen.

d) Die Verbindung von Endotracheal- oder Tracheotomietubus zum Respirator muß immer mit einem Dreh-Konnektor hergestellt werden, der um 360° beweglich ist, um das Maß an Bewegung und Zug am Tubus zu reduzieren. Dieser Konnektor kann zum Absaugen oben geöffnet werden.

e) Zweimal täglich muß der Cuff entblockt werden und das Sekret, das sich oberhalb des Cuffs angesammelt hat, durch Blähen mit dem Handbeatmungssystem oder der Maschine herausgeblasen werden. Dazu wird der Mund zuerst gründlich abgesaugt, dann der Cuff entblockt und die Lunge des Patienten für 4 - 5 Atemzüge gebläht. Danach wird der Cuff wieder geblockt und das Sekret aus Trachea und Mund abgesaugt. Durch Abhören wird festgestellt, ob sich noch Sekret in der Trachea befindet. Diese pflegerische Maßnahme ist außerordentlich wichtig, um Schäden der Trachealschleimhaut oberhalb des Cuffs zu vermeiden.

f) Atmet ein Patient spontan über den Tubus, soll der Cuff entblockt sein. Es muß jedoch zuerst geprüft werden, ob ein funktionierender Schluckreflex vorhanden ist. Dazu wird der Cuff entblockt. Dann erhält der Patient Tee über eine Spritze zum Trinken. Gelingt dies ohne Verschlucken, kann der Tubus entblockt gelassen werden. Erhält der Patient Sondennahrung und ist es nicht ganz sicher, ob sich der Magen richtig entleert, muß der Cuff für 2 Stunden nach Verabreichung der Sondennahrung geblockt werden.

g) Die Atemluft von intubierten Patienten muß immer gut befeuchtet werden, weil sonst das Sekret im Tubus antrocknet und den Tubus verlegen kann. Dies bedeutet Lebensgefahr für den Patienten.

h) Alle Patienten mit Tracheotomie-Tubus müssen einen Reserve-
   Tubus der gleichen Größe sowie einen kleineren am Bett haben.
   In den ersten fünf Tagen nach einer Tracheotomie kann ein
   Tubuswechsel sehr schwierig sein, da noch kein richtiger 'Kanal'
   in die Trachea führt. Deshalb sollte auch immer ein überlanges
   Nasenspekulum und ein sog. 'Lebensretter', ein gebogenes Me-
   tallrohr mit perforiertem Ende, am Bett vorhanden sein. Ersteres
   dient zum notfallmäßigen Aufsuchen der Trachea, letzteres zum
   Beatmen. Tracheotomietuben werden stets mit einem festen Stoff-
   band befestigt, das um den Nacken gebunden wird, niemals mit
   einem elastischen Gummiband. Nach frischer Tracheotomie sind
   Todesfälle durch versehentliches Dekanülieren beim Hängenbleiben
   des elastischen Bandes vorgekommen.

Inhaltsübersicht über Band II:
Anatomie und klinische Physiologie 2

Inhaltsübersicht über Band III:
Allgemeine und spezielle Anästhesie

Allgemeine Anästhesie

Der Aufwachraum (P. Eberl-Lehmann)

Reanimation (E. Trinkl, H. Vogel)